MEDICAL SPANISH:
The Instant Survival Guide

Third Edition

D1122193

MEDICAL SPANISH:
The Instant Survival Guide
Third Edition

Cynthia J. Wilber

Susan Lister
West Valley College
Saratoga, California

Butterworth–Heinemann
Boston Oxford Melbourne Singapore Toronto Munich New Delhi Tokyo

Copyright © 1995 by Butterworth–Heinemann

A member of the Reed Elsevier group

All rights reserved.

No part of this publication may be reproduced, stored in a retrieval system, or transmitted, in any form or by any means, electronic, mechanical, photocopying, recording, or otherwise, without the prior written permission of the publisher.

Every effort has been made to ensure that the drug dosage schedules within this text are accurate and conform to standards accepted at time of publication. However, as treatment recommendations vary in the light of continuing research and clinical experience, the reader is advised to verify drug dosage schedules herein with information found on product information sheets. This is especially true in cases of new or infrequently used drugs.

Recognizing the importance of preserving what has been written, Butterworth–Heinemann prints its books on acid-free paper whenever possible.

The publisher offers discounts on bulk orders of this book.
For information, please write:

Manager of Special Sales
Butterworth–Heinemann
313 Washington Street
Newton, MA 02158-1626

10 9 8 7 6 5 4 3 2 1

Printed in the United States of America

Library of Congress Cataloging-in-Publication Data

Wilber, Cynthia J.
Medical Spanish : the instant survival guide / Cynthia J. Wilber, Susan Lister — 3rd ed.
p. cm.
English and Spanish.
Includes bibliographical references and index.
ISBN 0-7506-9597-8 (alk. paper)
1. Spanish language—Conversation and phrase books (for medical personnel) 2. Spanish language—Textbooks for foreign speakers—English. 3. Medicine—Terminology. I. Lister, Susan. II. Title.
[DNLM: 1. Medicine—phrases—Spanish. W 15 W66m 1995]
PC4120.M3L5 1995
468.3′421′02461--dc20
DNLM/DLC
for Library of Congress 95-13931
CIP

British Library Cataloguing-in-Publication Data

A catalogue record for this book is available from the British Library.

DEDICATIONS

To my husband Tony, in loving memory.

Susan Lister

To Bill, Matthew, and Simon, with thanks for their patience.

Cynthia Wilber

ACKNOWLEDGMENTS

It is with sincere gratitude that we thank all those who have been part of the writing, revision, and production of *Medical Spanish: The Instant Survival Guide* through three editions. Their names are too numerous to mention, but their contributions have been invaluable in making this book the practical tool it has proved to be.

CONTENTS

SECTION C

Patient Information 193

SECTION H

For Other Medical Personnel 289

SECTION I

Language Necessities 325

PREFACE

Medical Spanish: The Instant Survival Guide evolved directly from observations and personal experiences in the medical field. We have worked for many years with and among health-care providers in the San Francisco Bay Area and have become aware of the need for an adequate medical language guide to assist in meeting the needs of Spanish-speaking patients. Illustrations of the language problem range from humorous to tragic. For example, the Spanish word for years, *años* (áhn yós), is very similar to the Spanish word for anus, *ano* (áhn nó), and if the health professional interchanges the two words, he or she may unwittingly ask how many anuses the patient has.

A few years ago a diabetic baby was born to a Hispanic-American mother at a major West Coast hospital. Vital information and literature on dietary and medical management of diabetes were presented to the mother in English only. A short time after discharge the baby was brought back to the hospital in a diabetic coma and subsequently died.

In another case a man was diagnosed as needing a colostomy. The only interpreter available was a janitor, who attempted to relay the information to the patient. The custodial employee, unwilling to disclose that he did not understand in English what the physicians were asking him to translate, simply told an entirely different and false story to the patient, who signed the surgical consent form.

Unlike the foregoing examples, many language problems occur in day-to-day routine care situations where the health-care professional and the Spanish-speaking patient experience not tragedy but great difficulty and frustration in making themselves understood. In such situations simple hospital functions may be confusing.

Every day in hospitals, clinics, and medical offices throughout the country, the health-care provider carries out such simple procedures as starting an intravenous line, explaining a call button, or giving medication. The patient has a basic right to understand and consent to what is occurring. We have sought to provide in this book assistance with communication in as many facets of health care as possible. Responding to the needs of health professionals, we have provided simple, useful medical conversation for many general medical situations and medical subspecialities. We believe adequate communication and comprehension are vitally important to the effectiveness of all health-care personnel—physicians, nurses, paramedics, orderlies, therapists and social workers. We hope this book will help improve communication between medical professionals and their Spanish-speaking patients.

Cynthia J. Wilber and Susan Lister

INTRODUCTION

Medical Spanish is a language guide to be used "on the spot" with Spanish-speaking people in medical situations. The medical person using the book *does not have to be skilled in understanding Spanish*. We have designed most of the questions to elicit yes or no answers. For other questions, we have provided a list of likely responses in Spanish.

To facilitate Spanish use for non-Spanish-speaking medical personnel, expressions have been purposely shortened and designed for easier pronunciation without sacrificing meaning. The Spanish used is correct, but we endeavored to maintain everyday language rather than literary Spanish in order to reach patients of all education levels.

HOW TO USE THIS BOOK

We suggest the reader become familiar with the book and its structure before using it on the job. Locate and read those sections that you are likely to use the most. Highlight phrases and statements you feel you might need in a hurry, and practice them before you need them.

In Section C, "Patient Information," there are many sets of patient instructions. Instructions are cross-referenced to the text and footnotes of other sections in which their particular subject matter is presented. These instructions are designed to be sent home with the patient. However, you, the health-care provider, should thoroughly review instructions with the patient, adapting the instructions, if necessary, to each individual's situation.

Most important, remember that Spanish-speaking patients will be pleased that you are trying to communicate with them. Do not be afraid of mispronouncing words. Far more important than pronunciation is the effort you make to communicate and understand. If you feel that pronunciation will be a problem for you, read the section on language necessities at the end of the book and highlight parts that are particularly useful to you.

Good luck/*Buena suerte.*

CULTURAL NOTES

There is more to transcultural health care than bridging language differences. It is important that the medical professional have some understanding of and respect for folk medicine and health beliefs of Hispanic Americans and of the origins and the history of these beliefs. This fosters a dignified and sensitive practitioner–patient relationship.

Religion is generally the most pervasive force in Hispanic-American culture. Religious beliefs are a mixture of Catholicism and, in the case of the Mexican-American, of the Mayan/Aztec beliefs of pre-Hispanic Mexico. The attitude that results from this mixture of beliefs is an accepting, somewhat fatalistic belief that life is predetermined and controlled by God. It is very important that health-care personnel be aware of the prevalent concept that body, mind, and religion are inseparable; therefore if something is wrong with the body, it may be the result of such causes as sin, a curse, a hex, or exposure to bad winds. For example, *mal de ojo* ("evil eye"), whether transmitted with or without evil intent, is thought to cause a multitude of real symptoms and pathology from miscarriage and madness to fallen fontanels. *Empacho,* a common ailment probably best described as acute constipation and gastrointestinal pain, is said to be derived from certain foods that produce balls of food in the stomach and intestines, which are impossible to pass and stick to the stomach walls, causing extreme pain in the navel area. The traditional cure for *empacho* is massage and manipulation to free the balls of food and administration of herbs to purge the body. Another disorder seen frequently is *susto,* which is severe paranoid depression believed to be caused by a bad experience or a curse on the individual.

Many folk cures involve maintaining or regaining balance in the body. This stems probably from a simplified form of Greek humoral pathology. The body is believed to be regulated by its four forces or humors—hot, cold, wet, and dry—and health is maintained by balancing these four forces. Traditionally, blood, which is said to be the life force, is hot and wet; the other bodily forces counterbalance it. Illnesses are diagnosed as hot or cold and wet or dry (or some combination) and are treated with foods and medicines believed to be opposites of the illnesses and therefore able to restore balance and health.

RIGHTS OF PATIENTS

Each person voluntarily admitted or involuntarily detained for evaluation or treatment shall have the following rights:

a. To wear his or her own clothes; to keep and use his or her personal possessions including toilet articles; and to keep and be allowed to spend a reasonable sum of his or her money for canteen expenses and small purchases.
b. To have access to individual storage space for private use.
c. To see visitors each day.
d. To have reasonable access to telephones, both to make and receive confidential calls.
e. To have ready access to letter-writing materials, including stamps, and to mail and receive unopened correspondence.
f. To refuse shock treatment.
g. To refuse lobotomy.
h. Other rights as specified by regulation.

FROM:
Section 5325
Welfare and Institutions Code
State of California

DERECHOS DE PACIENTES

Cada persona admitida voluntariamente o detenida involuntariamente para evaluación o tratamiento tendrá los siguientes derechos:

a. De llevar su propia ropa; de guardar y usar sus artículos personales incluyendo los artículos de tocador; y de guardar y permitírsele gastar una suma módica de su dinero para artículos de uso o consumo personal.
b. De tener disponible espacio para guardar sus objetos de uso personal.
c. De recibir visitas cada día.
d. De tener acceso razonable al uso del teléfono para hacer y recibir llamadas confidenciales.
e. De tener a mano lo necesario para escribir cartas, incluyendo estampillas, y de enviar y recibir correspondencia sin abrir.
f. De rehusar tratamiento de choques eléctricos.
g. De rehusar operación del cerebro.
h. Otros derechos especificados por regla.

DE:
Sección 5325
Código de Bienestar e Instituciones
Estado de California

MEDICAL SPANISH: The Instant Survival Guide

Third Edition

SECTION A

Emergency Information

ON-SITE EMERGENCIES*

Essentially for people whose jobs lead them to expect to deal with emergencies and disasters: police officers, firefighters, Red Cross personnel, paramedics, EMTs, volunteer rescue workers, and so on.

1. I am here to help you.
2. Please remain calm.
3. Please don't move.
4. You seem to have a cut.
5. I am going to apply pressure to stop the bleeding.
6. It is possible that you have broken your arm (leg, wrist, ankle, back, neck, etc.)—please don't move.
7. You have been burned. I am going to cover the burned areas.
8. You have injured your eyes. I am going to cover them.
9. Try to breathe normally.
10. We are going to take you to a hospital (clinic).

*See also AIDS, pp. 37–50.

EMERGENCIAS EN SITIO

1. Estoy aquí para ayudarle.
2. Cálmese, por favor.
3. Por favor, no se mueva.
4. Parece que tiene una cortadura.
5. Le voy a aplicar presión para aliviar (parar) la sangre.
6. Es posible que tenga una fractura del brazo (de la pierna, de la muñeca, del tobillo, de la espalda, del cuello, etc.)—no se mueva.
7. Tiene una quemadura. Le voy a cubrir las partes quemadas.
8. Tiene un daño en los ojos. Voy a taparlos.
9. Trate de respirar normalmente.
10. Le (La) llevamos al hospital (a la clínica).

Police Emergencies

Start by reading the Miranda rules in Spanish.

[If the victim is wounded, often investigative conversation will go on while first aid is being administered. This serves the dual purpose of obtaining information quickly and keeping the patient from focusing on his or her wounds.]

1. Are you alone? [If not] Where are they? Who are they?
2. Can I have some identification?
3. Do you know who did this?
4. It looks like you have a little cut here. I am going to apply pressure to control the bleeding.
5. What happened?
6. Who did this to you?
7. Do you know the person who did this?
8. Where did this happen?
9. When did this happen?
10. How did this happen?
11. Why did this happen?
12. Can you describe the person who did this to you?

Emergencias de la Polícia

[Miranda Warning] 1. Usted tiene el derecho de no contestar ninguna pregunta. 2. Cualquier cosa que usted diga se puede usar en contra de usted cuando se presente en la Corte. 3. Usted tiene el derecho de consultar a un abogado y de tenerlo presente cuando le estén interrogando. 4. Si usted no tiene con qué emplear a un abogado, el juez nombrará a uno que le represente, si usted desea. Esto debe de hacerlo antes de que comience la interrogación.

1. ¿Está solo(a)? [Si no] ¿Dónde está(n)? ¿Quiénes son?
2. ¿Me puede dar su identificación?
3. ¿Sabe quién hizo esto?
4. Parece que tiene una cortadura pequeña. Le voy a aplicar presión para aliviar (controlar) la sangre.
5. ¿Qué pasó?
6. ¿Quién se lo hizo?
7. ¿Conoce a la persona que lo hizo?
8. ¿Dónde ocurrió?
9. ¿Cuándo ocurrió?
10. ¿Cómo ocurrió?
11. ¿Por qué ocurrió?
12. ¿Puede describir a la persona que se lo hizo?

Domestic Violence

[First, separate warring factions, then administer first aid using previous questions.]

1. You need to come with me.
2. Nobody's leaving.

[If there is evidence of child abuse, first get the child away from potential violence, then proceed.]

1. This is not an accusation, this is an investigation.
2. We are concerned for you and your entire family.
3. We will provide care for your child/children until this matter is resolved. They will be safe.
4. We have a problem here. I need your help.

Violencia Doméstica

1. Necesita venir conmigo.
2. Nadie se puede ir.

1. Esta no es una acusación, es una investigación.
2. Nos preocupa Ud. y toda su familia.
3. Vamos a cuidar a su hijo(a)/sus hijos hasta que la situación aquí esté resuelta. Ellos van a estar seguros.
4. Aquí tenemos un problema. Necesito su ayuda.

Automobile Accidents

1. How many people were with you?
2. Did anyone leave the accident?
3. Did you see the other car?
4. Do you have the license plate number?
5. What kind of car was it?
6. What color was the other car?
7. Have you been drinking?

Accidentes de Automóvil

1. ¿Cuántas personas estaban con usted?
2. ¿Se fue alguien del accidente?
3. ¿Vio el otro carro (coche)?
4. ¿Tiene el número de la placa?
5. ¿Qué modelo de carro era?
6. ¿De qué color era el otro carro?
7. ¿Ha estado tomado?

Drug-related Emergencies

[Basically the same as other crime scenes, but it is often necessary to subdue the suspect.]

1. Shut up!
2. Don't move!
3. Where are your weapons?

Emergencias de Drogas

1. ¡Cállese!
2. ¡No se mueva(n)!
3. ¿Dónde están sus armas?

PARAMEDICS

Level of Consciousness

1. What is your name?
2. Do you know where you are?
3. Do you know who you are?
4. Do you know the day/date?
5. How many fingers am I holding up?
6. What were you doing when the pain started?
7. Is there anything that makes it feel better or go away?
8. What type of pain is it?
    a. Sharp?
    b. Dull?
    c. Tightness?
    d. Pressure?
    e. Heaviness?

PARAMÉDICOS

Nivel de Conocimiento

1. ¿Cómo se llama usted? (¿Cuál es su nombre?)
2. ¿Sabe usted dónde está?
3. ¿Sabe quién es usted?
4. ¿Sabe qué día es hoy? ¿Sabe la fecha?
5. ¿Cuántos dedos le estoy mostrando?
6. ¿Qué hacía usted cuando le comenzó el dolor?
7. ¿Hay algo que le alivie el dolor? ¿O qué se le quite?
8. ¿Qué tipo de dolor tiene?
    a. ¿Agudo?
    b. ¿Sordo?
    c. ¿Tirantez?
    d. ¿De presión?
    e. ¿Pesado?

f. Stabbing?	f. ¿Punzante?
g. Gripping?	g. ¿Rasgante?
h. Tearing?	h. ¿Desgarrante?
9. Where is the pain?	9. ¿Dónde está el dolor?
10. Can you point with one finger to it?	10. ¿Puede enseñarme con un dedo?
11. Does the pain travel anywhere? To the jaw, arm, or back?	11. ¿Le corre el dolor? ¿A la mandíbula, al brazo, a la espalda?
12. How severe is the pain? Mild, moderate, sharp, or severe?	12. ¿Qué tan fuerte es el dolor? ¿Ligero, moderado, agudo, severo?
13. On a scale of one to ten (1–10) (ten being the worst), how would you rate it?	13. ¿En una escala de uno a diez (1–10) (diez es el peor), ¿cómo es? cómo lo calificaría?
14. Does the pain increase with a deep breath?	14. ¿Le aumenta el dolor al respirar profundo?
15. How long have you had the pain?	15. ¿Desde cuándo tiene el dolor?
16. Does it come and go or is it constant?	16. ¿Se va y viene o es constante?
17. Have you ever had this pain before?	17. ¿Ha tenido este dolor antes? (¿Ha sido siempre así?)
18. Is it the same as before?	18. ¿Es semejante al de antes?
19. Do you feel nauseated?	19. ¿Tiene náuseas?
20. Did you break out in a sweat?	20. ¿Sudó usted cuando le vino el dolor?
21. Are you allergic to any medications? Which?	21. ¿Es usted alérgico(a) a alguna medicina? ¿Cuál?
22. Do you take any medications? Which?	22. ¿Toma usted medicinas? ¿Cuáles?
23. Do you have a history of	23. ¿Padece
a. heart disease? d. bronchitis?	a. del corazón? d. de la bronquitis?
b. diabetes? e. emphysema?	b. de la diabetes? e. del enfisema?
c. epilepsy? f. asthma?	c. de la epilepsia? f. del asma?

BASIC EMERGENCY ADMISSION QUESTIONS

Allergies ______
- Antibiotics? ______ Which ones? ______
- Aspirin? ______
- Sulfa drugs? ______
- Pain medications? ______ Which ones? ______
- Others? ______

Required medications ______
Medical problems ______
Blood type ______
Religion ______
Referral physician ______

PREGUNTAS BÁSICAS PARA UNA EMERGENCIA O INGRESO

Alergias ______
- ¿Antibióticos? ______ ¿Cuáles? ______
- ¿Aspirina? ______
- ¿Drogas de azufre ("sulfa")? ______
- ¿Pastillas para dolor? ______ ¿Cuáles? ______
- ¿Otras? ______

Medicamentos requeridos ______
Problemas médicos ______
Grupo sanguíneo ______
Religión ______
Médico que le mandó ______

EMERGENCY ROOM

Administration

1. Are you the patient? Are you related to the patient?
2. What is your name?
3. What is your last name, first name, middle initial?
4. What is your telephone number? Address? Zip code?
5. What is the name of your nearest relative?

SALA DE EMERGENCIA

Administración

1. ¿Es usted el (la) paciente? ¿Es usted pariente del (de la) paciente?
2. ¿Cuál es su nombre?
3. ¿Cuál es su apellido, primer nombre, inicial?
4. ¿Cuál es su número de teléfono? Direccion? Zona postal?
5. ¿Cuál es el nombre de su pariente más cercano(a)?

6. How are you related? Relatives' address? Telephone number?
7. How old are you? What is your date of birth? Place of birth?
8. What is your marital status?
   a. Married?
   b. Divorced?
   c. Single?
   d. Separated?
   e. Widowed?
9. When were you hurt?
10. What happened?
11. What is your employer's
    a. name?
    b. telephone?
    c. address?
    d. zip code?
12. What type of medical insurance do you have?
13. What is your Blue Cross number? Kaiser?
14. Do you have a Medicare card?
15. Do you have your Medi-Cal stickers?
16. What is the number of your green card?
17. Fill out this form, please.
18. Sign here, please.
19. This is an authorization form (permission form). Please read it and then sign here.

6. ¿Cuál es el parentesco? ¿La domicilio (dirección) de sus parientes? ¿Su número de teléfono?
7. ¿Cuántos años tiene usted? ¿Cuál es la fecha de su nacimiento? ¿Lugar de nacimiento?
8. ¿Cuál es su estado civil?
   a. ¿Casado(a)?
   b. ¿Divorciado(a)?
   c. ¿Soltero(a)?
   d. ¿Separado(a)?
   e. ¿Viudo(a)?
9. ¿Cuándo se lastimó?
10. ¿Qué pasó?
11. ¿Cuál es
    a. el nombre de su empleador(a)?
    b. el número de teléfono?
    c. la dirección? (el domicilio?)
    d. la zona postal?
12. ¿Qué clase de seguro médico tiene usted?
13. ¿Cuál es su número de Cruz Azul? ¿De Kaiser?
14. ¿Tiene usted tarjeta de Medicare?
15. ¿Tiene usted etiquetas engomadas de Medi-Cal?
16. ¿Cuál es el número de su tarjeta verde?
17. Llene esta forma, por favor.
18. Firme aquí, por favor.
19. Esta es una forma de autorización (forma de permiso). Favor de leerla y firmarla aquí.

Assessment

1. Who is the patient?
2. What is wrong?
3. Where is the pain? How long have you had it? Have you had it before?
4. How did the accident happen?
5. How did this happen? How long ago?
6. Did you injure yourself?
7. Do you know where you are?
8. Do you have identification to get yourself registered/signed in?
9. Have you been here before? Perhaps in the clinics?
10. Are you still living at this address?
11. What is your phone number?
12. Where do you work? What do you do?
13. Do you have a private doctor we should call?
14. Have you seen another doctor about this problem?
15. What medicines are you taking now? Do you have . . .
    a. diabetes?
    b. high blood pressure?
16. Have you had a tetanus shot in the last five years?

Reconocimiento

1. ¿Quién es el paciente?
2. ¿Cuál es el problema? ¿Qué le pasa?
3. ¿Dónde siente el dolor? ¿Desde cuándo lo tiene? ¿Ha tenido este dolor antes?
4. ¿Cómo sucedió el accidente?
5. ¿Cómo sucedió esto? ¿Cuánto tiempo hace?
6. ¿Se lastimó?
7. ¿Sabe dónde se encuentra usted?
8. ¿Tiene la identificación para registrarse/firmar?
9. ¿Ha estado aquí antes? ¿Tal vez en las clínicas?
10. ¿Todavía vive en esta dirección?
11. ¿Cuál es su número de teléfono?
12. ¿Dónde trabaja? ¿Cuál es su profesión o trabajo? (¿Qué hace usted?)
13. ¿Tiene algún doctor (médico) particular que debemos llamar?
14. ¿Ha visto a algún otro(a) médico acerca de este problema?
15. ¿Qué medicinas está usted tomando ahora?
    a. ¿Padece de la diabetes?
    b. ¿Tiene la presión alta?
16. ¿Ha recibido una inyección para el tétano en los últimos cinco años?

17. When was your last tetanus shot?
18. Do you have allergies to any medicines?
19. Did you lose consciousness? For how long?
20. Does anything hurt? Does it hurt much?
21. Where? Show me.
22. Does it hurt when I press here?
23. When does it hurt more—during the morning or evening?
24. Have you ever injured your foot?
25. Can you feel me touching you here?
26. Tell me, when I touch you, is it sharp or dull?
27. Can you move your arms? Legs? Fingers? Toes?
28. Does it hurt when you breathe?
29. Does it hurt when you move?
30. It is necessary to inject anesthetic to make the area numb. You will be OK.
31. You need to call this number for an appointment in the clinic.
32. You have an appointment in the ________________ Clinic on ________(date)________ at ________(time)________.
33. Here is your prescription.
34. Please come back in ________________ hours.
35. You will need blood and urine tests.

17. ¿Cuándo recibió su última inyección para el tétano?
18. ¿Tiene alergias a algunas medicinas?
19. ¿Perdió el conocimiento? ¿Por cuánto tiempo?
20. ¿Le duele algo? ¿Le duele mucho?
21. ¿Dónde? Enséñeme.
22. ¿Le duele cuando le aprieto aquí?
23. ¿Cuándo le duele más—por la mañana o por la noche?
24. ¿Alguna vez se ha lastimado un pie?
25. ¿Siente cuando le (la) toco aquí?
26. Dígame, ¿cuando le (la) toco, es una sensación aguda o sorda?
27. ¿Puede mover los brazos? ¿Piernas? ¿Dedos? ¿Dedos del pie?
28. ¿Le duele al respirar?
29. ¿Le duele al moverse?
30. Es necesario inyectarle anestesia para dormirle la parte afectada. Usted estará bien.
31. Usted necesita llamar a este número para una cita en la clínica.
32. Usted tiene una cita en la Clínica ________________ el ________(fecha)________ a la(s) ________(hora)________.
33. Aquí tiene su receta.
34. Favor de regresar en ________________ horas.
35. Usted va a necesitar pruebas de sangre y de orina.

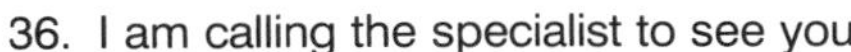

36. I am calling the specialist to see you.
37. You will be admitted to the hospital.

Injuries

Fractures, Sprains

1. You have broken a bone.
   You have fractured a bone.
2. You have dislocated a joint.
3. You have pulled a muscle.
4. You have twisted (sprained) a muscle/a ligament.
5. You will need a cast for your broken arm.
6. Return at once if your fingers (toes) become numb or blue or if you cannot move them.

Wounds, Cuts

1. You have been
   a. wounded.
   b. cut.
2. You have a
   a. laceration.
   b. gash.
   c. puncture wound.

36. Voy a llamar al (a la) especialista para que le(la) examine.
37. Usted será ingresado(a) al hospital.

Lesiones

Fracturas, Torceduras

1. Usted se ha quebrado/roto un hueso.
   Usted se ha fracturado un hueso.
2. Usted se ha dislocado una coyuntura, una articulación.
3. Usted se ha distendido un músculo.
4. Usted se ha torcido un músculo/un ligamento.
5. Necesitará un yeso para su brazo quebrado.
6. Regrese en seguida si los dedos (los dedos del pie) se le entumecen, se le azulan o si no puede moverlos.

Heridas, Cortaduras

1. Usted se ha . . .
   a. herido.
   b. cortado.
2. Usted tiene una . . .
   a. laceración.
   b. cuchillada.
   c. herida punturada.

3. You won't need stitches.
4. I will put on medicine to make the pain go away.
5. It will not hurt.
6. You will need stitches for your cut.
7. You must keep the stitches dry.
8. Return in ________ days to have the stitches removed.
9. Do not get the bandage wet.
10. Return at once if the wound becomes painful, red, or swollen.

3. Ud. no necesitará puntos (suturas).
4. Le voy a aplicar medicina para quitarle el dolor.
5. No le va a doler.
6. Necesita puntos para su cortadura.
7. Debe mantener los puntos secos.
8. Regrese en ________ días para que se le quiten los puntos.
9. No se moje la venda.
10. Regrese en seguida si la herida le duele, o si se le enroja o se le hincha.

Burns

1. How did you burn yourself?
   a. Lard? Oil?
   b. Stove?
   c. Oven?
   d. Hot water?
   e. Fire?
   f. Lye?
   g. Acid?
2. Tell me if this hurts.
3. You must keep the wound clean at all times.
4. I want to check you again in five (5) days.

Quemaduras

1. ¿Cómo se quemó?
   a. ¿Manteca? ¿Aceite?
   b. ¿Estufa?
   c. ¿Horno?
   d. ¿Agua caliente?
   e. ¿Fuego?
   f. ¿Lejía?
   g. ¿Ácido?
2. Dígame si le duele esto.
3. Usted debe mantener la herida limpia todo el tiempo.
4. Quiero examinarlo/la otra vez en cinco (5) días.

Unconscious Patient

1. What happened to him(her)?
2. Has he(she) fainted?
3. He(She) complained of pain and fell to the floor.
4. He(She) choked on food.
5. He(She) got drunk.
6. Does he(she) have . . .
   a. heart disease?
   b. diabetes?
   c. emphysema? asthma?
   d. bronchitis?
   e. breathing problems?
7. Is he(she) taking any medications? What kind? For the heart, for the lungs? Insulin?
8. Can you bring me the medicines he(she) takes?
9. Has he(she) had a recent head injury?
10. Has he(she) vomited?
11. Has he(she) been treated in this hospital before?
12. Has he(she) been ill before?
13. Is she pregnant?
14. Does he(she) have allergies?
15. Has he(she) been stung by a bee/wasp?
16. Was he(she) bitten by a snake? What kind?

El Paciente Inconsciente

1. ¿Qué le pasó? (¿Qué le sucedió?)
2. ¿Se ha él/ella desmayado?
3. Él(Ella) se quejó de dolor y se cayó al suelo.
4. Él(Ella) se atragantó con la comida.
5. Se emborrachó.
6. ¿Padece
   a. del corazón?
   b. de la diabetes?
   c. del enfisema? del asma?
   d. de la bronquitis?
   e. de problemas al respirar?
7. ¿Está tomando algunas medicinas? ¿De qué clase? ¿Para el corazón, para los pulmones? ¿Insulina?
8. ¿Puede traerme las medicinas que él(ella) toma?
9. ¿Ha sufrido recientemente un golpe (daño) a la cabeza?
10. ¿Ha vomitado?
11. ¿Ha sido tratado en este hospital antes?
12. ¿Ha estado enfermo(a) antes?
13. ¿ Está embarazada?
14. ¿Tiene alergias?
15. ¿Ha sido picado(a) por una abeja/avispa?
16. ¿Fue mordido(a) por una culebra? ¿De qué clase?

Rape/Sexual Assault*

1. What time did it happen?
2. When did it happen?
3. Was there vaginal penetration?
4. Was there rectal penetration?
5. Was there oral penetration?
6. Did he use any foreign objects?
7. Are you hurt?
8. Where are you now?
9. Are you in a safe place?
10. Are you alone?
11. How do you feel?
12. Are you afraid of getting pregnant?
13. When did you last menstruate?
14. When was the last time that you had sexual relations?
15. It is not your fault you were raped.
16. We need this information for medical purposes, not because we are curious.
17. You are safe now. We need to take you to the hospital.

Violación

1. ¿A qué hora ocurrió?
2. ¿Cuándo ocurrió?
3. ¿Hubo penetración de la vagina?
4. ¿Hubo penetración por el recto?
5. ¿Hubo penetración oral?
6. ¿Usó él objetos extraños?
7. ¿Está dañada? ¿Lastimada?
8. ¿Dónde está ahora?
9. ¿Está usted en un lugar seguro?
10. ¿Está usted sola?
11. ¿Cómo se siente?
12. ¿Tiene miedo de embarazarse?
13. ¿Cuándo fue su última regla (menstruación)?
14. ¿Cuándo fue la última vez que tuvo relaciones sexuales?
15. No es su culpa que fuera violada.
16. Necesitamos esta información para propósitos médicos, no porque estamos curiosos.
17. Usted está segura ahora. Necesitamos llevarla al hospital.

*See also On-site Emergencies, pp. 2–5.

18. Do you want me to call a friend or relative for you?
19. Do you want me to call someone from the Rape Crisis Center to be with you?
20. Do you know who did it?
21. I know it is embarrassing to give me all of the information.
22. Some of the tests we are going to run might hurt.

18. ¿Quiere que yo le llame a un(una) amigo(a) o pariente?
19. ¿Quiere que yo le llame a alguien del "Rape Crisis Center" para estar con usted?
20. ¿Sabe usted quién lo hizo?
21. Yo sé que es vergonzoso que usted me dé toda la información.
22. Algunas pruebas que le vamos a hacer posiblemente le van a doler.

Child Abuse

Note: A general principle in interviewing children regarding issues of abuse is to ask the most open-ended questions the child can understand at first, in hopes that the child will be able to spontaneously describe what happened, using his or her own language and terms. More detailed questions are leading and should be used only for clarification after general questions, if at all.

Abuso de Niños

Questions for the Child

1. What happened to you?
2. Did someone hurt you?
3. Did someone touch you in a way that was scary or uncomfortable?
4. Who was it?
5. What did he/she touch you with?
6. Did that hurt?
7. Was there any blood?

Preguntas para Niños

1. ¿Qué te pasó?
2. ¿Te lastimó alguien?
3. ¿Te tocó alguien en una manera que fue asustada o incómoda?
4. ¿Quién fue?
5. ¿Con qué te tocó él/ella?
6. ¿Te dolió eso?
7. ¿Había sangre?

8. How many times did he/she touch/hurt you?
9. What do you call the part of your body near where you urinate ("where you go pee," "your private area")?
   - Does it hurt there now?
   - Has it ever hurt there?
   - Has it ever hurt there when you urinate (go pee)?
   - Did he/she touch you there?
   - Did it hurt there when he/she touched you there?
   - Did it hurt when you went to the bathroom after he/she touched you there?
   - Was there ever blood in your underpanties?
   - Was there ever blood in your pee? on the toilet paper?
10. What do you call the part of your body where you have a bowel movement? (go poo)?
   - Does it hurt there now?
   - Has it ever hurt there?
   - Does it ever hurt there when you have a bowel movement (go poo)?
   - Has there ever been blood when you had a bowel movement (went poo)? on the bowel movement (poo)? on the toilet paper?
   - Did he/she ever touch you there?
   - Did it hurt there when he/she touched you there?
   - Did it hurt when you had a bowel movement (went poo) after he/she touched you there?
   - Was there blood when you had a bowel movement (went poo) after he/she touched you there?
11. What do you call his/her private area?

8. ¿Cuántas veces te tocó/lastimó él/ella?
9. ¿Cómo llamas la parte de tu cuerpo cerca de donde orinas (donde haces pipí, tu parte privada)?
   - ¿Te duele allí ahora?
   - ¿Te ha dolido alguna vez allí?
   - ¿Te ha dolido alguna vez cuando orinas (haces pipí)?
   - ¿Te tocó allí él/ella?
   - ¿Te dolió allí cuando él/ella te tocó allí?
   - ¿Te dolió cuando usaste el baño después de que él/ella te tocó allí?
   - ¿Había sangre en tus pantaletas?
   - ¿Había sangre en tu orina? ¿en el papel higiénico?
10. ¿Cómo llamas la parte de tu cuerpo donde mueves el vientre (haces caca)?
   - ¿Te duele allí ahora?
   - ¿Te ha dolido alguna vez?
   - ¿Te duele allí cuando haces caca?
   - ¿Ha habido sangre alguna vez cuando moviste el vientre? ¿en el excremento (caca)? ¿en el papel higiénico?
   - ¿Te tocó él/ella allí alguna vez?
   - ¿Te dolió allí cuando él/ella te tocó allí?
   - ¿Te dolió cuando hiciste caca después de que él/ella te tocó allí?
   - ¿Había sangre cuando moviste el vientre (hiciste caca) después de que él/ella te tocó allí?
11. ¿Cómo llamas tú las partes privadas de él/ella?

12. Did he/she have you look at his/her private area?
13. Did anything come out of his private area?
    - What did it look like?
    - Where did it go?
14. Did he/she have you touch his/her private area?
15. Did he put his private area in your mouth?
16. Did he/she touch you with his/her mouth in a way that was scary or uncomfortable?
    - Where did he/she touch you?
    - Did that hurt?

Thank you for being willing to tell me about this. I know it is hard to talk about these things. You will not be in trouble for having talked about this. He/she did something they should not have done. We will make sure you are safe and that this won't happen anymore.

12. ¿Te hizo mirar su parte privada?
13. ¿Salió algo de su parte privada?
    - ¿Cómo era?
    - ¿Adónde fue?
14. ¿Te hizo tocar su parte privada?
15. ¿Puso él su parte privada en tu boca?
16. ¿Tocó él/ella con su boca en una manera que fue miedosa o incómoda?
    - ¿Dónde te tocó él/ella?
    - ¿Te dolió?

Gracias por estar dispuesto de decirme esto. Yo sé que es difícil hablar de estos asuntos. No estarás en un aprieto por haber hablado de esto. El/ella hizo algo que no debería haber hecho. Te aseguraremos que tú estás seguro(a) y que esto no pasará otra vez.

Pediatrics*

1. Why did you bring your child to the hospital?
2. Tell me, can the baby sit up? Put him (her) on the table for the examination.
3. Was he (she) crying a lot?
4. Does he (she) eat well?
5. Did he (she) vomit?
6. Does he (she) have diarrhea? What color is it?

*For more information, see Pediatrics in Section B, pp. 148–164.

Pediatría

1. ¿Por qué trajo a su niño(a) al hospital?
2. Dígame. ¿Se puede sentar su niño(a)? Póngalo(la) en la mesa para el examen.
3. ¿Estaba llorando mucho?
4. ¿Come bien?
5. ¿Vomitó?
6. ¿Tiene diarrea? ¿De qué color es?

7. Has he (she) had a rash recently?

8. Did you take his (her) temperature? Can you tell me how high it was? Did you take it by rectum?

9. Does your child have fever, a cough, vomiting, diarrhea, trouble breathing?

10. Has your child had
    a. mumps?
    b. measles?
    c. chickenpox?
    d. convulsions?

11. How much did your child weigh at birth?

12. In general, what does your child eat? What do you feed him (her)?

13. I want you to put him(her) to bed. Give him(her) water and juice to drink. Here is a prescription for medicine. You must give it to him(her) every four (4) hours.

14. How was your child hurt?

15. Did he(she) lose consciousness?

16. Has he(she) been unusually sleepy?

17. Does he(she) speak coherently?

18. Does he(she) hurt in any other place?

7. ¿Recientemente ha tenido un salpullido (sarpullido, erupción de la piel)?

8. ¿Le ha tomado la temperatura? ¿Me puede decir hasta qué grado subió? ¿La tomó por recto?

9. ¿Su niño(a) tiene fiebre, tos, vómitos, diarrea o problemas al respirar?

10. ¿Ha tenido su niño(a)
    a. las paperas?
    b. el sarampión (rubéola)?
    c. la varicela (viruela loca)?
    d. las convulsiones?

11. ¿Cuánto pesó su niño(a) al nacer?

12. Por lo general, ¿Qué come su niño(a)? ¿Qué le da de comer a su niño(a)?

13. Quiero que lo(la) acueste. Déle a beber agua o jugos. Aquí está una receta para medicina. Debe dársela cada cuatro (4) horas.

14. ¿Cómo fue lastimado(a) (dañado[a]) su hijo(a)?

15. ¿ Perdió el conocimiento?

16. ¿Ha tenido mucho sueño? (¿Ha tenido muchas ganas de dormir?)

17. ¿Habla coherentemente?

18. ¿Le duele en algún otro lugar?

Parents, Family, Patients

1. When did the pain start? When did the accident happen?
2. Would you like a cup of coffee? Black coffee, or with cream or with sugar?
3. Please sit down. The nurse will call you shortly.
4. Your husband/wife would like to see you.
5. Do you need a taxi?

Padres, Familia, Pacientes

1. ¿Cuándo empezó el dolor? ¿Cuándo pasó (ocurrió) el accidente?
2. ¿Quisiera una taza de café? ¿Café solo, o con crema o con azúcar?
3. Favor de sentarse. La enfermera le llamará dentro de poco.
4. Su esposo(a) quisiera verle.
5. ¿Necesita un taxi?

POISON CONTROL

Toxic Exposure/Toxins in the Workplace

1. What happened? Where? When? How? With whom?
2. Do you think you were exposed to dangerous chemicals or poisons?
3. Do you know the name of the substance?
4. Were you alone at the time of exposure?
5. Were you with someone else at the time of exposure?
6. Did you breathe the vapors/gas of the substance?
7. Did you swallow the substance?
8. Did the substance get on your skin?
9. Did the substance get in your eyes?
10. Do you feel nauseated? Dizzy? A burning sensation?

CONTROL DE VENENO

Exposición a Toxinas/Toxinas en el Lugar de Trabajo

1. ¿Qué pasó? ¿Dónde? ¿Cuándo? ¿Cómo? ¿Con quién?
2. ¿Cree que fue expuesto(a) a químicas peligrosas o venenosas?
3. ¿Sabe el nombre de la substancia?
4. ¿Estuvo solo(a) cuando ocurrió la exposición?
5. ¿Estuvo con otro(a) cuando ocurrió la exposición?
6. ¿Inhaló el gas de la substancia?
7. ¿Tragó la substancia?
8. ¿Había contacto con la substancia en la piel?
9. ¿Entró la substancia en los ojos?
10. ¿Tiene náuseas? ¿Mareo? ¿Ardor?

Use of Syrup of Ipecac in Toxic Ingestions

Ipecac syrup is used to induce vomiting in the early management of acute oral poisonings. The drug produces emesis in eighty (80%) to ninety-nine (99%) percent of patients with a mean recovery of twenty-eight (28%) percent (range zero [0%] to seventy-eight [78%] percent) of the gastrointestinal contents. Because emesis may not evacuate all of the toxic material, patients should be followed carefully for signs of increasing intoxication.

Ipecac syrup should *not* be used if the patient is unconscious, semicomatose, severely inebriated, convulsing, in shock, or has lost the gag reflex.

Ordinarily, the drug should *not* be used after ingestion of strychnine or other convulsant poisons, caustics or corrosives including acids and alkalies, or volatile oils.

Uso del Jarabe de Ipecacuana en Casos de Ingestiones Tóxicas

El jarabe de Ipecacuana se usa para inducir vómitos en el tratamiento pronto de envenenamiento oral grave. La droga produce émesis en ochenta por ciento (80%) a noventa y nueve por ciento (99%) de los pacientes con término medio de recobro de veintiocho por ciento (28%)—rango cero por ciento (0%) a setenta y ocho por ciento (78%)—del contenido gastrointestinal. Porque es posible que la émesis no evacúe todo el material tóxico, para señales del aumento del envenenamiento los pacientes se deben vigilar cuidadosamente.

El jarabe de Ipecacuana *no* debe usarse si el(la) paciente está inconsciente, semicomatoso(a), severamente embriagado(a), en convulsiones, en choque, o si ha perdido el reflejo de vomitar.

Ordinariamente, la medicina *no* se debe usar después de una ingestión de estricnina o de otros venenos que producen convulsiones, o de venenos cáusticos o corrosivos, incluyendo los ácidos y álcalis, o de aceites volátiles.

Telephone Instructions in Case of Ingestion

1. What was swallowed?
2. Please spell the name of the product for me.
3. How old is the person who swallowed this? What is his/her age?
4. How much does the person weigh?
5. Is the person breathing all right?
6. Is the person complaining of any pain or other difficulty?
7. How long ago did the person swallow the product?

Advise the caller to administer Ipecac and water according to the following table. The water is quite important initially and following each emesis to assure a thorough washing of the Ipecac and toxin from the stomach.

Direcciones Telefónicas en Caso de Ingestión

1. ¿Qué se tragó?
2. ¿Favor de escribir (deletrear) el nombre del producto?
3. ¿Cuántos años tiene la persona que se tragó esto?
4. ¿Cuánto pesa?
5. ¿Está respirando bien?
6. ¿Se queja de algún dolor, o de otra dificultad?
7. ¿Cuánto hace que esta persona se tragó el producto?

Aconseje a la persona que llama que dé jarabe de Ipecacuana y agua según las direcciones siguientes. El agua es muy importante al principio y después de cada vómito para asegurar un lavado completo del estómago del jarabe de Ipecacuana y de la toxina.

One to Two (1–2) Years

1. Give one (1) measuring tablespoon of the Ipecac and a small glass of water.
2. This medicine will make the child vomit in twenty to thirty (20–30) minutes.
3. He/she will vomit a total of three to four (3–4) times.
4. Each time the child vomits, give another small glass of water.
5. If the child gets tired from vomiting and wants to rest, be sure the child lies face down.

Two to Ten (2–10) Years

1. Give one (1) measuring tablespoon and one (1) measuring teaspoon of Ipecac and a glass of water to the child.
2. This medicine will make the child vomit in twenty to thirty (20–30) minutes.
3. He/she will vomit a total of three to four (3–4) times.
4. Each time the child vomits, give another small glass of water.
5. If the child gets tired from vomiting and wants to rest, be sure the child lies face down.

Uno a Dos (1–2) Años

1. Déle una (1) cucharada medida de Ipecacuana y un vasito de agua.
2. Esta medicina hará que el niño(la niña) vomite en veinte a treinta (20–30) minutos.
3. Vomitará tres o cuatro (3–4) veces en total.
4. Cada vez que vomite el niño(la niña), déle otro vasito de agua.
5. Si el niño(la niña) se cansa de vomitar y quiere descansar, asegure que se tienda boca abajo.

Dos a Diez (2–10) Años

1. Déle una (1) cucharada medida y una (1) cucharadita medida del jarabe de Ipecacuana y un vaso de agua al niño(a la niña).
2. Esta medicina hará que el niño(la niña) vomite en veinte a treinta (20–30) minutos.
3. Vomitará tres o cuatro (3–4) veces en total.
4. Cada vez que vomite el niño(la niña), déle otro vasito de agua.
5. Si el niño(la niña) se cansa de vomitar y quiere descansar, asegure que se tienda boca abajo.

Ten (10) Years and Older

1. Give the person the entire bottle of Ipecac and a large glass of water.
2. This medicine will produce vomiting in twenty to thirty (20–30) minutes.
3. Vomiting will occur about three (3) times.
4. Each time vomiting occurs, the person must drink another large glass of water.

Diez (10) Años y Más

1. Déle la botella entera del jarabe de Ipecacuana y un vaso grande de agua.
2. Esta medicina producirá vómitos en veinte a treinta (20–30) minutos.
3. Los vómitos ocurrirán así como tres (3) veces.
4. Cada vez que vomite, la persona debe tomar otro vaso grande de agua.

Transporting to the Hospital

Administration of Ipecac at home is often advised prior to routing the patient to the hospital. This gets vomiting under way and prevents further absorption of the toxin while the patient is en route.

If this is the case, the following instructions will be necessary:

1. Take a pail or bucket with you in the car for the person to vomit into.
2. Bring the medicine container or product swallowed with you to the hospital.
3. Do not let the person lie down in the car.

Llevando al Hospital

A menudo se aconseja administrar el jarabe de Ipecacuana en casa antes de llevar al (a la) paciente al hospital. Esto da principio a los vómitos y evita más absorción de la toxina mientras el(la) paciente está en camino al hospital.

Si el caso es así, serán necesarias las siguientes instrucciones:

1. Lleve consigo en el coche un balde o un cubo en el cual el (la) paciente pueda vomitar.
2. Lleve al hospital el envase de la medicina o del producto que fue tragado por el(la) paciente.
3. No permita que el(la) paciente se acueste en el coche.

SECTION B

Medical Information

HEALTH QUESTIONNAIRE

Name ______________________________
Address ____________________ Date __________
Telephone Number ________________ Age __________
How can we contact you? ____________________
____

1. What is your name?
2. What are you here for?
   What is your problem?
3. How long have you had it?
4. Have you ever had it before?
5. Have you had a complete physical exam in the past year?
6. Are you under the care of a private physician?
7. Do you have any chronic conditions such as diabetes, heart disease, or high blood pressure?
8. Are you now taking or have you taken in the past any medications on a regular basis?
9. Have you been ill or required intensive care for any amount of time in the past?
10. Are you sick or do you have any symptoms at the moment?

CUESTIONARIO DE SALUD

Nombre ______________________________
Dirección ____________________ Fecha __________
Teléfono ____________________ Edad __________
¿Cómo podemos comunicarnos con usted? __________
____

1. ¿Cómo se llama usted?
   ¿Cuál es su nombre?
2. ¿De qué se queja usted?
   ¿Cuál es el problema?
   ¿Qué le molesta?
3. ¿Cuánto hace que tiene usted este problema?
4. ¿Lo ha tenido antes?
5. ¿Le han hecho un examen médico completo durante el último año?
6. ¿Está usted bajo la atención de un(a) médico(a) particular?
7. ¿Padece usted de algunas condiciones crónicas como la diabetes, enfermedades del corazón, o la presión alta?
8. ¿Está tomando algunas medicinas—o las ha tomado en el pasado con regularidad?
9. Por algún tiempo en el pasado, ¿ha estado enfermo(a) o ha requerido cuidado intensivo?
10. En el presente, está usted enfermo(a) o tiene algunos síntomas?

History of Illness

Childhood

Have you had
- measles?
- mumps?
- chickenpox?
- diabetes?
- cancer?
- rheumatic fever or heart disease?
- tuberculosis?
- congenital abnormalities?
- head injury?
- other serious illnesses?

Adult

Have you had any serious illness?
Have you ever been hospitalized or been under medical care for very long?
If yes, for what reason?

Operations

Have you ever had surgery?
What kind?

Injuries

Have you ever had any broken bones?
Have you had a concussion or other head injury?
Have you ever been knocked unconscious?

Historia de Enfermedades

Niñez

¿Ha tenido usted
- sarampión?
- paperas?
- viruelas locas/varicela?
- diabetes?
- cáncer?
- fiebre reumática o enfermedades del corazón?
- tuberculosis?
- anormalidades congénitas?
- daño a la cabeza?
- otras enfermedades serias?

Adulto

¿Ha tenido alguna enfermedad seria?
¿Ha sido hospitalizado(a) o ha estado alguna vez bajo atención médica por mucho tiempo?
Si la respuesta es sí, ¿por qué motivo?

Operaciones

¿Ha tenido alguna vez operaciones?
¿Qué clase de operaciones?

Heridas o Fracturas

¿Se le ha quebrado alguna vez un hueso?
¿Ha tenido alguna vez una concusión u otro daño cerebral?
¿Alguna vez ha perdido usted el conocimiento?

Allergies and Sensitivities

Do you have or have you ever had allergies?
Do you have a history of skin reaction or other untoward reaction or sickness after taking any drug or medication?

Family History

	If living Age	Health	If deceased Age at death and cause
Father ________			
Mother ________			
Brother/Sister ________			
Husband/Wife ________			
Son/Daughter ________			

Has any blood relative ever had . . .

cancer?
tuberculosis?
diabetes?
heart trouble?
high blood pressure?
stroke?
convulsions?
suicide?
insanity?
bleeding tendency?
arthritis, gout?

Alergias y Sensibilidades

¿Tiene o ha tenido alergias alguna vez?
En el pasado, ¿ha tenido reacción de la piel u otra reacción o enfermedad después de tomar alguna droga o medicina?

Historia Familiar

	Si viven Edad	Salud	Si fallecidos Edad cuando murió y causa
Padre ________			
Madre ________			
Hermano/Hermana ________			
Esposo/Esposa ________			
Hijo/Hija ________			

¿Alguno(a) de su familia estuvo o ha estado enfermo(a) de . . .

cáncer?
tuberculosis?
diabetes?
problemas cardíacos?
presión alta?
derrame cerebral?
convulsiones?
suicidio?
locura?
tendencia a sangrar?
artritis, gota?

Social History

Are you single, married, separated, divorced, widowed?

Are you living with your husband/wife?
Is your sex life satisfactory?
Do you have dependents at home?
Do you consume alcoholic beverages? Never, rarely, moderately, daily.*
Do you use tobacco? Cigarettes? If you smoke, how many packs a day?
Are you employed? Full-time? Part-time?
What is your job?
Are you exposed to fumes, dusts, or solvents?†
How much time have you lost from work because of your health during the past six (6) months? The past year? The past five (5) years?

Education

Years

Grade school
High school
College
Postgraduate

* For more information, see Drugs, pp. 82–83.
† For more information, see Toxic Exposure, p. 19–20.

Historia Social

¿Es usted soltero(a), casado(a), separado(a), divorciado(a), viudo(a)?
¿Vive usted con su esposo(a)?
¿Es satisfactoria su vida sexual?
¿Tiene familiares que dependen de usted económicamente?
¿Toma usted bebidas alcohólicas? Nunca, rara vez, moderadamente, diario.
¿Fuma tabaco? ¿Cigarrillos? Si usted fuma, ¿cuántas cajetillas al día?
¿Está trabajando? ¿Tiempo completo? ¿Parte del tiempo?
¿Cuál es su oficio (trabajo)?
¿Está expuesto(a) a gases, polvo o residuos químicos?
¿Cuánto tiempo ha perdido de trabajo a causa de la salud durante los últimos seis (6) meses? ¿Durante un (1) año o los últimos cinco (5) años?

Educación

Años

Escuela elemental/primaria
Escuela secundaria
Universidad
Posgraduado

Systemic Review

General

Have you been in good general health most of your life?
Has your weight changed recently?

*Skin**

Do you have or have you ever had . . .
- skin disease?
- jaundice?
- hives, eczema, or rash?
- frequent infections or boils?
- abnormal pigmentation? yellowish skin?

Head/Eyes/Ears/Nose

Do you wear glasses?
Do you have or have you ever had . . .
- eye disease or injury?
- double vision?
- headaches?
- glaucoma?
- itching eyes or nose?
- sneezing or runny nose?
- nosebleeds?
- chronic sinus trouble?
- ear disease?
- impaired hearing?
- dizziness or episodes of unconsciousness?

* For more information, see Dermatology, p. 77–80.

Repaso de los Sistemas

General

¿Ha estado en buena salud la mayoría de su vida?
¿Ha cambiado de peso recientemente?

La Piel

¿Tiene o ha tenido alguna vez . . .
- enfermedades de la piel?
- ictericia o piel amarilla?
- urticaria, eccema, o comezón (picazón o ronchas)?
- infecciones o forúnculos (chichones) frecuentes?
- pigmentación anormal? ¿piel amarillenta?

Cabeza/Ojos/Oídos/Nariz

¿Usa usted lentes (gafas)?
¿Tiene o ha tenido alguna vez . . .
- enfermedades o heridas de los ojos?
- visión doble?
- dolores de cabeza (jaquecas)?
- glaucoma?
- comezón (picazón) de los ojos o nariz?
- estornudos o escurrimiento de la nariz?
- sangramiento por la nariz?
- problemas crónicos con los senos nasales (sinusitis)?
- enfermedades de los oídos?
- empeoramiento de la audición (sordera)?
- mareos o pérdidas del conocimiento? ¿desmayos? ¿forúnculos?

Neck

Do you have or have you ever had . . .
- stiffness?
- thyroid trouble?
- enlarged glands?

Cuello

¿Tiene o ha tenido alguna vez . . .
- torcimiento (tortícolis)? ¿el cuello tieso?
- problemas con la glándula tiroides?
- glándulas inflamadas o crecidas?

Respiratory

Do you have upper respiratory infection (URI) (a cold) now?
Do you ever spit up blood?
Do you have or have you ever had . . .
- chronic or frequent cough?
- asthma or wheezing?
- difficulty breathing?
- any trouble with your lungs?
- pleurisy or pneumonia?

Respiratorio

¿Está resfriado(a), o tiene catarro ahora?
¿Escupe sangre por la boca?
¿Tiene o ha tenido alguna vez . . .
- tos crónica o frecuente?
- asma o respiración silbante?
- dificultad al respirar?
- problemas con los pulmones?
- pleuresía o pulmonía?

Cardiovascular

Do you have or have you ever had . . .
- chest pain or angina pectoris?
- shortness of breath while walking or lying down?
- difficulty walking two (2) blocks?
- heart trouble or heart attacks?
- high blood pressure?
- swelling of hands, feet, or ankles?
- awakening in the night?
- smothering?
- heart murmur?

Cardiovascular

¿Tiene o ha tenido alguna vez . . .
- dolor de pecho o angina de pecho?
- falta de respiración (aire) al caminar o al estar acostado(a)
- dificultad al caminar dos (2) cuadras?
- problemas o ataques del corazón?
- presión alta?
- hinchazón de las manos, los pies, o los tobillos?
- despertamiento durante la noche?
- ahogo o sofocación?
- soplos del corazón?

Gastrointestinal

Do you have or have you ever had . . .
- peptic ulcer (stomach or duodenal)?
- vomiting blood or food?
- gallbladder disease?
- liver trouble?
- hepatitis?
- painful bowel movements?
- black stools?
- hemorrhoids or piles?
- recent changes in bowel movements?
- frequent diarrhea?
- heartburn or indigestion?
- cramping or pain in the abdomen?
- food stuck in your throat?

Genitourinary

Do you have or have you ever had . . .
- loss of urine?
- frequent urination?
- nighttime urinating?
- burning or painful urination?
- blood in your urine?
- kidney trouble?
- kidney stones?
- Bright's disease?

Gastrointestinal

Tiene o ha tenido alguna vez . . .
- úlcera péptica (del estómago o del duodeno)?
- vómitos de sangre o de alimentos?
- enfermedad de la vesícula biliar (de la bilis)?
- problemas del hígado?
- hepatitis?
- defecaciones con dolor?
- defecación de color negro?
- hemorroides o almorranas?
- cambios recientes en defecar?
- diarrea frecuente?
- acidez o agruras del estómago o indigestión?
- calambres o dolor en el abdomen?
- alimento atorado en la garganta?

Genitourinario

¿Tiene o ha tenido alguna vez . . .
- pérdida de orina?
- que orinar con frecuencia?
- que orinar de noche?
- ardor o dolor al orinar?
- sangre en la orina?
- problemas de los riñones?
- cálculos renales?
- nefritis crónica?

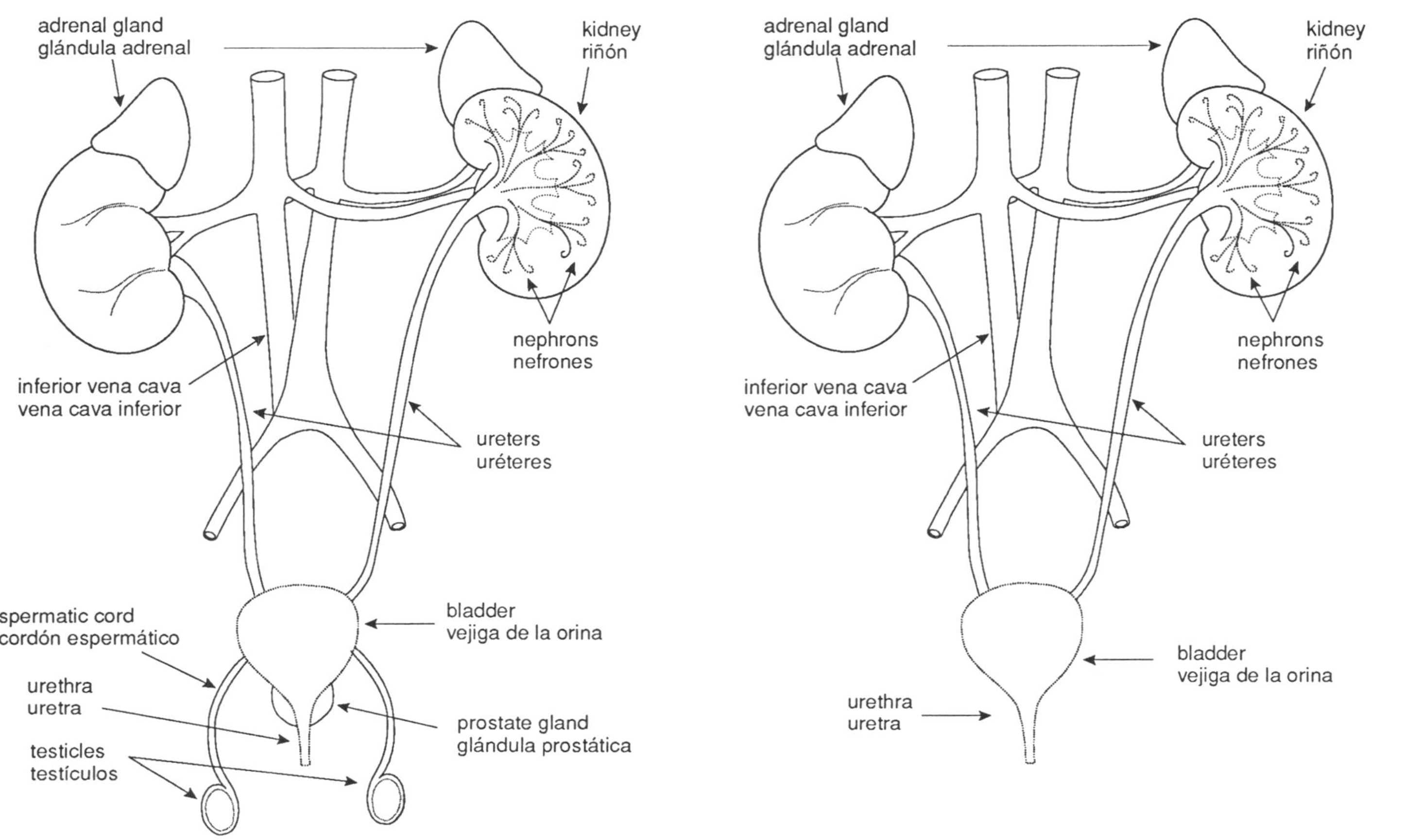

Figure 1. *Male urinary tract.*

Figure 2. *Female urinary tract.*

Gynecological

At what age did your periods start?
How frequent are your periods? Every ________ days.
How many days does your period usually last?
Do you have any pain with your periods?
How many times have you been pregnant?
How many miscarriages (spontaneous abortions) have you had?
How many children do you have?
When did you have your last Pap (cancer) smear? What were the results?
What was the date of the first day of your last period?
Was your last period normal?

Ginecológica

¿A qué edad empezó su menstruación (su regla)?
¿Cuál es la frecuencia de su regla? Cada ________ días.
¿Cuántos días dura su regla usualmente?
¿Tiene dolor durante la menstruación?
¿Cuántas veces ha estado embarazada?
¿Cuántas pérdidas (abortos espontáneos) ha tenido?
¿Cuántos hijos tiene?
¿Cuándo tuvo su última prueba de Pap (para cáncer)? ¿Cuáles fueron los resultados?
¿Cuál fue la fecha del primer día de su última regla?
¿Fue normal su última regla?

Locomotor/Musculoskeletal

Do you have or have you ever had . . .
varicose veins?
weakness of muscles or joints?
any difficulty in walking?
any pain in calves or buttocks from walking?
pain in the joints? Does it get better or worse with exercise?

Locomotor/Músculoesqueletal

¿Tiene o ha tenido alguna vez . . .
venas varicosas?
debilidad en los músculos o las coyunturas (articulaciones)?
dificultad al caminar?
dolor en las pantorrillas o en las nalgas al caminar?
dolor en las coyunturas (articulaciones)? ¿Se alivia o se empeora con ejercicio?

Neuropsychiatric

Do you have or have you ever had . . .
- psychiatric care?
- fainting spells?
- convulsions?
- paralysis?

Have you ever been advised to see a psychiatrist?

Neuropsiquiátrico

¿Tiene o ha tenido alguna vez . . .
- tratamiento psiquiátrico?
- desmayos?
- convulsiones?
- parálisis?

¿Alguna vez se le ha recomendado ver a un(a) psiquiatra?

Hematologic

Do you have or have you ever had . . .
- cuts that were slow to heal?
- blood disease?
- anemia?
- phlebitis?
- excessive bleeding after tooth extraction or surgery?
- abnormal bleeding or bruising?

Hematológico

¿Tiene o ha tenido alguna vez . . .
- cortaduras que le demoraron en curarse?
- enfermedad de la sangre?
- anemia?
- flebitis?
- sangramiento excesivo después de haberle extraído una muela o después de cirugía?
- sangramiento anormal (hemorragia) o moretones?

Endocrine

Do you have or have you ever had . . .
- thyroid disease?
- hormone therapy?
- any change in hat or glove size?
- any change in hair growth?
- have you become colder than before?
- has your skin become dryer?

Endocrina

¿Tiene o ha tenido alguna vez . . .
- enfermedad del tiroides?
- terapia hormonal?
- cambios en la medida de sombrero o guantes?
- cambio alguno en el crecimiento del pelo?
- más frío que antes?
- la piel más seca?

AIDS

You could be infected with the AIDS virus (HIV) if, since 1978, you:

- have had a sexual relationship with several different partners.
- have had a sexual relationship with a person infected with the AIDS virus.
- have shared needles with a person who uses drugs.
- have received a blood transfusion between the years 1978 and 1985.
- have been the victim of rape or sexual abuse.
- have suffered from a sexually transmitted disease.
- have been artificially inseminated between the years 1978 and 1985.
- have had a sexual relationship with a man who could have had a relationship with another man.
- have had a sexual relationship with a person who has had any of these experiences.

1. Have you had a transfusion or received blood in the last ten (10) years? Where? When? Why?
2. Do you use intravenous drugs?
3. Have you ever shared needles with another person?
4. When was your last sexual contact?
5. Was it with a man or a woman?
6. Did you have anal (rectal) sex?

SIDA

Puede ser infectado(a) con el virus del SIDA (VIH) si, desde 1978, usted:

- ha tenido relaciones sexuales con varias parejas.
- ha tenido relaciones sexuales con una persona infectada con el virus del SIDA.
- ha compartido unas agujas con una persona que usa drogas.
- ha recibido una transfusión de sangre entre los años 1978 y 1985.
- ha sido víctima de una violación o de abuso sexual.
- ha padecido de una enfermedad sexualmente transmitida.
- ha sido inseminada artificialmente entre los años 1978 y 1985.
- ha tenido relaciones sexuales con un hombre que pudiera haber tenido relaciones sexuales con otro hombre.
- ha tenido relaciones sexuales con alguna persona que haya tenido cualquiera de estas experiencias.

1. ¿Ha tenido una transfusión o recibido sangre en los últimos diez (10) años? ¿Dónde? ¿Cuándo? ¿Por qué?
2. ¿Usa drogas intravenosas?
3. ¿Ha compartido alguna vez agujas con otra persona?
4. ¿Cuándo fue su último contacto sexual?
5. ¿Fue con una mujer o un hombre?
6. ¿Tuvo sexo por el ano (o el recto)?

7. Did you have oral sex?
8. Do you know the person you had sex with?
9. Do you have many sexual partners?
10. Have you ever been accidentally exposed to the AIDS virus?
11. Do you suffer from unusual fatigue?
12. Do you suffer from loss of appetite?
13. Do you suffer from insomnia?
14. Do you suffer from unusual weakness?
15. Do you have frequent headaches?
16. Do you have night sweats?
17. Are you more susceptible than normal to illness?
18. Have you noticed any changes in your skin?
19. You need more information. I am going to put you in touch with someone who can speak with you in your own language.

7. ¿Tuvo sexo oral?
8. ¿Conoce a la persona con quien tuvo sexo?
9. ¿Tiene muchos compañeros sexuales?
10. ¿Ha sido expuesto(a) por accidente al virus de SIDA?
11. ¿Padece de fatiga anormal?
12. ¿Padece de pérdida de apetito?
13. ¿Padece del insomnio?
14. ¿Padece de debilidad anormal?
15. ¿Tiene dolores de cabeza (jaquecas) con frecuencia?
16. ¿Tiene sudores?
17. ¿Se enferma con más frecuencia?
18. ¿Ha notado algunos cambios en la piel?
19. Necesita más información. Yo voy a ponerle en contacto con alguien que pueda hablar con usted en su propio idioma.

HIV Testing

1. This is not a test for AIDS, only for the antibodies to the HIV virus. These antibodies are made by the body following exposure to the virus and do not seem to protect the body against the virus.

Prueba de Anticuerpo para VIH

1. Esta no es una prueba para SIDA, solamente para el anticuerpo del virus VIH. Este anticuerpo es hecho por el cuerpo después de tener exposición con el virus y no parece que este anticuerpo protege el cuerpo contra el virus.

2. Infection with the virus may cause AIDS, an AIDS-related illness (a less severe illness with swollen glands), or no symptomatic illness.
3. It may be two weeks to six months after exposure to the HIV virus before antibodies can be detected in your blood.
4. The test is extremely accurate and there is little chance of a false-positive test result. A *false-positive* means a test result that shows positive when no infection with the virus has occurred.
5. A person will receive a positive result only if four separate tests on the same blood specimen show positive.
6. A positive result does not mean a person will develop AIDS. One should, however, take all precautions not to infect others or re-infect oneself.
7. The test is accurate and there is little chance of a false-negative test result. A *false-negative* means a test result that shows negative when there actually was exposure to the virus, but not enough antibody has developed to be detected in your blood at this time.
8. A negative test result is negative only on the date the blood specimen was obtained. A negative blood test result is valid only if you have had no additional exposure to the virus within six months prior to the test date.
9. A negative result in a high-risk person doesn't lessen the importance of safer sex guidelines.

2. Infección por el virus puede causar el SIDA, una condición relacionada con el SIDA (una enfermedad menos grave con las glándulas hinchadas), o ninguna síntoma.
3. Puede ser dos semanas a seis meses después de exposición con el virus VIH antes de que puedan ser detectados los anticuerpos en su sangre.
4. La prueba es muy exacta y es poco el riesgo de que hara un resultado positivo falso. Un resultado *positivo falso* quiere decir que la prueba indica una infección con el virus cuando no habido contacto con el virus.
5. Una persona recibirá resultado positivo solamente si cuatro pruebas distintas de la misma muestra de sangre indican positivas.
6. Un resultado positivo no quiere decir que una persona desarrollará el SIDA. Se debe tomar todas la precauciones de no infectar a otros o de reinfectarse a sí mismo.
7. La prueba es exacta y es poco el riesgo de un resultado negativo falso. Un resultado *negativo falso* quiere decir que la prueba indica que no hay infección cuando sí hay infección, pero ahora, no hay bastante anticuerpo hecho por la sangre para que la prueba pueda indicar infección.
8. Un resultado negativo es válido solamente en la fecha en que la muestra fue obtenida. Un resultado negativo es válido solamente si no haya sido expuesto(a) al virus dentro de los seis meses antes de la fecha de la prueba.
9. Un resultado negativo en una persona de alto riesgo no disminuye la importancia de practicar el sexo seguro.

Consent Form—HIV Blood Test

I have been informed that my blood will be tested for antibodies to the Human Immunodeficiency Virus (HIV). I have been informed about the limitations and implications of the test. I understand that the test's accuracy and reliability are not 100 percent certain. I have been informed that the test is performed by withdrawing and testing blood taken from my arm.

By my signature below, I acknowledge that I have been given information concerning the benefits and risks, and I consent that my blood be tested for antibodies to the HIV.

Signature: ______________________________

Printed Name: ______________________________

Date: ______________________________

Forma de Consentimento—Prueba de Sangre del VIH

Se me ha informado que mi sangre será analizada a fin de determinar si hay anticuerpos del VIH. Se me ha informado también acerca de las limitaciones e implicaciones de la prueba. Entiendo que la precisión y veracidad del resultado de la prueba no son 100 por ciento exactos. Se me ha informado que la prueba se lleva a cabo por sacar sangre de mi brazo y analizarla.

Con mi firma al pie de este documento, certifico que se me ha dado la información concerniente a los beneficios y riesgos de esta prueba y que consiento que mi sangre sea analizada a fin de determinar si hay anticuerpos del HIV.

Firma: ______________________________

Nombre en letra de imprenta: ______________________________

Fecha: ______________________________

Common Questions and Answers

1. *What is AIDS?*

   AIDS stands for Acquired Immune Deficiency Syndrome, an illness in which the body's immune system (the body's defense system against illness) stops functioning correctly. Typically, a person with AIDS develops a variety of life-threatening illnesses.

2. *What is HIV?*

   HIV stands for Human Immunodeficiency Virus. It is the virus that causes AIDS.

3. *Can I become infected if someone in my school has AIDS?*

   No, HIV is transmitted by the introduction of the virus through sexual contact, sharing needles with an infected person, or by contact with infected blood. An infected person will not transmit the virus through the normal daily activities of children in school.

4. *Can I become infected by passionate kissing with an infected person?*

   Probably not; sometimes HIV is found in saliva, but in very small amounts and scientists think that it is impossible to transmit the virus through passionate or "French" kissing.

5. *Can I become infected with HIV through oral sex with an infected person?*

   Yes, it is possible. In oral sex there is often an exchange of semen, vaginal fluids, or blood: secretions that contain HIV.

Preguntas Comunes y Respuestas

1. *¿Qué es el SIDA?*

   El SIDA significa Síndrome de Inmunodeficiencia Adquirida, una enfermedad en la cual el sistema de inmunidad del cuerpo (el sistema de defensa contra las enfermedades) deja de funcionar. Cuando el sistema falla, una persona con SIDA típicamente desarrolla una variedad de enfermedades que ponen en peligro su vida.

2. *¿Qué es el VIH?*

   El VIH significa Virus de Inmunodeficiencia Humano. VIH es el virus que causa el SIDA.

3. *¿Puedo contagiarme si alguien en mi escuela tiene el SIDA?*

   No, el VIH es transmitido por la introducción del virus en el sistema sanguíneo a través del sexo, de intercambio de agujas o de sangre infectada. Las personas infectadas con el VIH no pueden transmitir el virus a otras a través de las actividades diarias de los niños y jóvenes en la escuela.

4. *¿Puedo infectarme con el HIV por medio de besos apasionados con una persona infectada?*

   Probablemente no. A veces el VIH se encuentra en la saliva pero en muy pocas cantidades y los científicos creen que es imposible transmitir el virus por medio de besos apasionados.

5. *¿Puedo infectarme con el VIH por medio del sexo oral con una persona infectada?*

   Sí, es posible. Durante el sexo oral, a menudo hay intercambio de semen, secreciones vaginales, o sangre:

During oral sex the virus can enter the bloodstream via small lesions or cuts in the mouth.

6. *Is it true that if I use a condom during the sexual act, I cannot become infected?*

   Condoms have been demonstrated to help in the prevention of HIV and other sexually transmitted diseases, **but they are not totally effective**. Condoms can break during the sexual act.

7. *Is it possible to become infected with HIV by donating blood?*

   No, there is absolutely no risk of HIV infection from donating blood.

8. *Is it possible to become infected with HIV from a blood transfusion?*

   It is not probable; since 1985 all donated blood is tested for HIV.

9. *Can I become infected with HIV from toilets or other objects of daily use?*

   No, HIV does not live on toilet seats or other objects of daily use like telephones, door handles, or water fountains.

10. *Can I become infected with HIV from mosquitos or other insects?*

    No, you cannot become infected with HIV from the bite of a mosquito, fly, flea, or louse.

secreciones que contienen el VIH. Durante el sexo oral el virus puede entrar en la sangre a través de pequeñas lesiones o cortaduras en la boca.

6. *¿Es verdad que si uso un condón durante el acto sexual, no puedo contagiarme?*

   Se ha demostrado que los condones ayudan en la prevención de infección por VIH y otras enfermedades sexualmente transmitadas. **Los condones no son totalmente seguros**. Los condones pueden romperse durante el acto sexual.

7. *¿Es posible infectarme con el VIH al donar sangre?*

   No, absolutamente no hay riesgo de infección por VIH al donar sangre.

8. *¿Es posible infectarme con el VIH por una transfusión de sangre?*

   No es probable; desde el 1985, toda la sangre donada es examinada para detectar la infección por el VIH.

9. *¿Puedo infectarme con el VIH por el uso de inodoros u otros objetos de uso diario?*

   No, el VIH no existe en asientos de inodoros u otros objetos de uso diario como los teléfonos, las cerraduras de puerta, y las fuentes de agua.

10. *¿Puedo infectarme con el VIH por un mosquito u otros insectos?*

    No, no puede resultar infectado con el VIH por la picadura de un mosquito, mosca, pulga, o piojo.

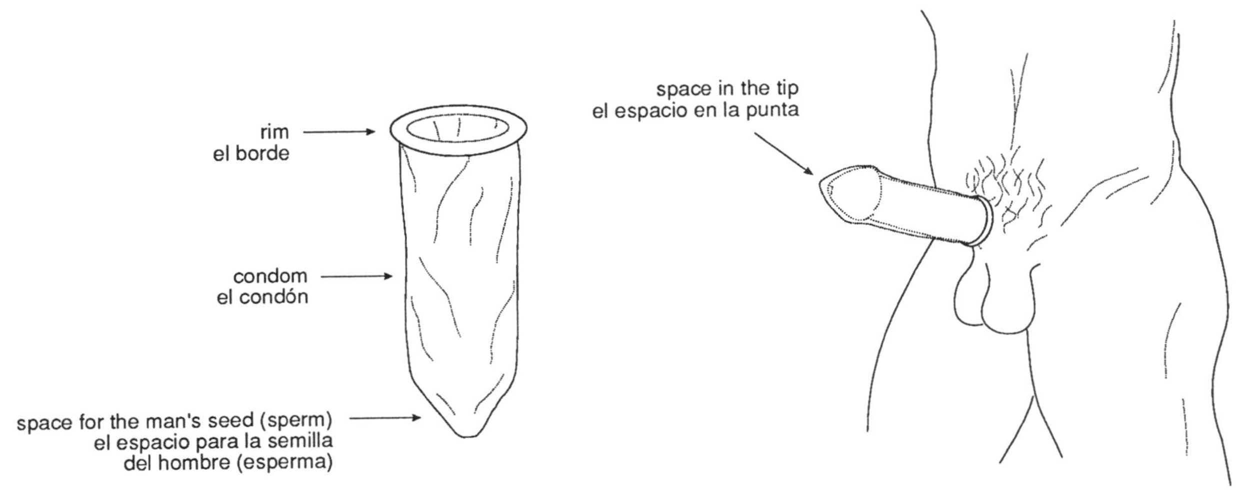

Figure 3. *Illustration of erect penis showing correct way to wear a condom.*

11. *What is the correct way to use a condom?*
    - Use a condom each time that you have sex—whether it is anal, oral, or vaginal.
    - Use condoms made of latex because the latex serves as a barrier to the virus. Condoms made of lamb skin or natural membranes are not good because they are too porous. Make sure that the label of the package says latex.
    - Put the condom on when the penis first becomes erect. (Figure 1)
    - Leave a space at the tip of the condom to collect the semen.
    - Remove the air that stays in the tip of the condom by pressing softly at the base of the penis.
    - It is best to use both a condom and a spermicide.
    - Never use a condom more than once.
    - Remember that a condom does not do any good if you don't have one when it is necessary.

11. *¿Cuál es la manera correcta de usar un condón?*
    - Use un condón cada vez que tenga relaciones sexuales—ya sean anales, orales, o vaginales.
    - Use condones hechos de látex. El látex sirve de barrera para el virus. Los condones hechos de la piel de cordero, "lamb skin", o de membrana natural no son muy buenos porque son de material poroso. Asegúrese que la etiqueta del paquete diga látex.
    - Póngese el condón al momento que el pene esté erecto.
    - Deje un espacio en la punta del condón para recoger el semen.
    - Remueva el aire que queda en la punta presionando suavemente hacia la base del pene.
    - Es mejor usar un condón junto con un espermicida.
    - Nunca use el mismo condón más de una vez.
    - Recuerde que un condón no le servirá si no lo tiene cuando lo necesita.

HIV and Babies

- A woman infected with HIV can transmit the virus to her baby during pregnancy or during delivery. She may transmit the virus through breastfeeding. If the woman is infected before or during pregnancy, the baby has a one-in-three chance of being born with the virus.
- Women who are infected with HIV or AIDS can become very seriously ill and unable to care for their children.

El VIH y los Bebés

- Una mujer infectada por el VIH puede transmitirle el virus a su bebé durante el embarazo o durante el parto. Ella puede transmitir el virus al darle pecho al bebé. Si una mujer es infectada antes de o durante el embarazo, su bebé tiene la probabilidad de uno-en-tres de nacer con el virus.
- Las mujeres infectadas con el VIH o el SIDA pueden enfermarse gravemente y no podrán cuidar a sus hijos.

- The majority of babies that contract the virus from their mothers become sick with AIDS and die before they complete their fifth birthday.

Diseases Associated with AIDS

AIDS is diagnosed by the presence of specific illnesses that are not common in people with healthy immune systems. Many of the diseases associated with AIDS are caused by organisms that are common in our environment, but which healthy people are able to fight off or control. People with AIDS have depressed immune systems and are less able to fight off the organisms, so the diseases can be quite severe. Some of the diseases associated with AIDS are very rare, while others are extreme manifestations of common illnesses. There are four basic categories of AIDS-related diseases: cancer, primary HIV infections, opportunistic infections, and unclassified diseases.

AIDS-Related Cancers

- Kaposi's sarcoma
- Lymphoma of the B-cell
- Lymphoma of the brain

HIV Infections

- HIV encephalopathy
- HIV wasting syndrome

- La mayoría de los bebés que contraen el virus de sus madres se enferman con el SIDA y mueren antes de cumplir los cinco años.

Enfermedades Asociadas con el SIDA

El SIDA se diagnostica por la presencia de enfermedades específicas que no son comunes en gente con sistemas de inmunidad sanas. Muchas de las enfermedades asociados con el SIDA son causadas por organismos que son comunes en nuestro ambiente, a los cuales personas con sistemas de inmunidad sanas pueden combatir o controlar. Personas con el SIDA tienen su sistema de inmunidad deprimido y son menos capaces de combatir esos organismos, causando que estas enfermedades sean bastante severas. Algunas de las enfermedades asociadas con el SIDA son raras, mientras otras enfermedades son manifestaciones extremas de enfermedades comunes. Hay cuatro categorías básicas de enfermedades relacionadas con el SIDA: el cáncer, infecciones primarias del VIH, infecciones oportunísticas, y enfermedades no clasificadas.

Cánceres Relacionados con el SIDA

- Sarcoma de Kaposi
- Linfoma de la célula B
- Linfoma del cerebro

Infecciones del VIH

- Encefalopatía del VIH
- Síndrome de agotación del VIH

Diseases Common to AIDS

Name	*Type*	*Symptom*
Pneumocystis carinii pneumonia (PCP)	Protozoa	dry cough, shortness of breath
Kaposi's sarcoma (KS)	Cancer	purple or brown spots
Toxoplasmosis	Protozoa	fever, weakness, confusion, seizures
Cryptosporidium	Protozoa	severe diarrhea
Mycobacterium avium intracellulare (MAI)	Bacteria	weakness, wasting
Cryptococcal meningitis	Fungus	memory loss, headache, confusion, seizures
Progressive multifocal leukoen-cephalopathy (PML)	Virus	memory loss, motor control problems, mood changes, seizures
Herpes simplex	Virus	painful sores that do not heal
Cytomegalovirus	Virus	multisymptomatic
Candida albicans	Fungus	white coating on throat or lungs
Hairy leukoplakia	Virus	"hairy" lesion on the tongue
Shingles	Virus	painful sores on trunk
Ideopathic thrombocytopenic purpura (ITP)	Unknown	bruises and bleeds easily
Persistent lymphadenopathy	Unknown	swollen lymph nodes

Enfermedades Comunes al SIDA

Nombre	*Tipo*	*Síntoma*
Neumonía neumocística carinii	Protozoa	tos seca, falta de aire
Sarcoma de Kaposi	Cáncer	manchas moradas o de color café
Toxoplasmosis	Protozoa	fiebre, debilidad, confusión, ataques
Cryptosporidiosis	Protozoa	diarrea severa
Mycobacteria avia intracelular	Bacteria	debilidad, agotamiento
Meningitis criptococcal	Hongo	pérdida de memoria, dolor de cabeza confusión, ataques repentinos
Leucoencefalopatía multifocal progresiva	Virus	pérdida de memoria, problemas de locomoción, cambios de ánimo, ataques repentinos
Herpes simple	Virus	llagas dolorosas que no se sanan
Virus citomegálico	Virus	multisintomático
Candida albica	Hongo	capa blanca en la garganta o en los pulmones
Leucoplasia peluda	Virus	lesión peluda en la lengua
Culebrilla	Virus	úlceras dolorosas en el tronco
Trombocitopenia idiopática purpura	Desconocida	magulla y sangra fácilmente
Linfadenopatía persistente	Desconocido	hinchazón de los nódulos linfáticos

Opportunistic Infections

- Protozoa
  - –Cryptosporidiosis
  - –Isosporiasis
  - –Pneumocystis carinii pneumonia
  - –Toxoplasmosis
- Bacteria
  - –Mycobacterium avium intracellular
  - –Recurrent bacterial infections
  - –Salmonella septicemia
- Fungus
  - –Candidiasis
  - –Coccidioidomycosis
  - –Histoplasmosis
- Virus
  - –Cytomegalovirus
  - –Herpes simplex I & II
  - –Progressive multifocal leukencephalopathy

Unclassified Diseases

Lymphoid interstitial pneumonia (LIP/PLH Complex)

Infecciones Oportunísticas

- Protozoa
  - –Cryptosporidiosis
  - –Isosporiasis
  - –Neumonía neumocística carinii
  - –Toxoplasmosis
- Bacteria
  - –Mycobacteria avia intracelular
  - –Infecciones bacteriales recurrentes
  - –Septicemia de salmonelosis
- Hongos
  - –Candidiasis
  - –Coccidiodomycosis
  - –Histoplasmosis
- Vírus
  - –Vírus citomegálico
  - –Herpes simplex I & II
  - –Leucoencefalopatía multifocal progresiva

Enfermedades No Clasificadas

Pulmonía intersticial de la linfa (Complejo LIP/PLH)

Tuberculosis and AIDS

- People infected with HIV (the virus that causes AIDS) have a higher probability of acquiring other infections and illnesses. Tuberculosis (TB) is one of these diseases.
- HIV debilitates the immune system and a person with HIV has a higher risk of developing tuberculosis.
- Without treatment, these two diseases (HIV and TB) can work together to shorten the life of a person with both infections.
- Some people who are infected with both tuberculosis and HIV do not react to the TB test. This is because their immunological system is not functioning correctly.

Tuberculosis y SIDA

- Las personas infectadas por el VIH (el virus que causa el SIDA) tienen más probabilidad de adquirir otras infecciones y enfermedades. La tuberculosis es una de estas enfermedades.
- El VIH debilita el sistema inmunológico y una persona con el VIH tiene mayor riesgo de desarrollar la tuberculosis.
- Sin tratamiento, estas dos enfermedades (el VIH y la tuberculosis) pueden trabajar juntas para acortar la vida de la persona que tenga ambas infecciones.
- Algunas personas infectadas por la tuberculosis y el VIH. Tuberculosis y VIH no reaccionan a la prueba de tuberculina. Esto sucede porque el sistema inmunológico de tal persona no está funcionando correctamente.

AIDS Information

Project Inform	1-800-822-7422
Centers for Disease Control and Prevention	1-404-639-3311
National Spanish AIDS Information Hotline	1-800-344-7432
National AIDS Information Clearing House	1-800-458-5231
California AIDS Clearing House	1-800-258-9090
AIDS Clinical Trials (National)	1-800-874-2572

For Newsletters call:

AIDS Treatment News	1-800-873-2812
Project Inform Perspective	1-800-822-7422
San Francisco AIDS Foundation BETA	1-800-367-2437
Treatment Issues (GMHC)	1-212-337-1950
AMFAR Treatment Directory	1-212-719-0033
Me First *Information for Women with HIV*	1-908-846-4462
WORLD *Women Organized to Respond to Life-Threatening Diseases*	1-510-658-6930

To obtain more information, call local your health department.

Información sobre SIDA

Project Inform	1-800-822-7422
Centers for Disease Control and Prevention	1-404-639-3311
National Spanish AIDS Information Hotline	1-800-344-7432
National AIDS Information Clearing House	1-800-458-5231
California AIDS Clearing House	1-800-258-9090
AIDS Clinical Trials (National)	1-800-874-2572

Para obtener boletines de noticias, llame a:

AIDS Treatment News	1-800-873-2812
Project Inform Perspective	1-800-822-7422
San Francisco AIDS Foundation BETA	1-800-367-2437
Treatment Issues (GMHC)	1-212-337-1950
AMFAR Treatment Directory	1-212-719-0033
Me First *Information for Women with HIV*	1-908-846-4462
WORLD *Women Organized to Respond to Life-Threatening Diseases*	1-510-658-6930

Para obtener más información, llame a su departamento de salud local.

ANATOMY (TERMINOLOGY)	ANATOMÍA (TERMINOLOGÍA)
1. abdomen	1. el abdomen
2. adrenal gland	2. la glándula suprarrenal
3. ankle	3. el tobillo
4. anus	4. el ano
5. aorta	5. la aorta
6. appendix	6. el apéndice
7. arm	7. el brazo
8. armpit	8. la axila
9. artery	9. la arteria
10. back	10. la espalda
(lower) back	la cintura, atrás
11. backbone	11. el espinazo, la columna vertebral
12. belly	12. la barriga, la panza
13. birthmark	13. el lunar
14. bladder	14. la vejiga
15. blood	15. la sangre
16. body	16. el cuerpo
17. bone	17. el hueso
18. bowels	18. los intestinos, las entrañas, las tripas
19. brain	19. el cerebro
brains	los sesos
20. breasts	20. los pechos, los senos
21. buttocks	21. las nalgas, las posaderas, las asentaderas
22. calf	22. la pantorrilla, el chamorro
23. cartilage	23. el cartílago
24. cervix	24. la cérviz de la matriz
25. cheek (of the face)	25. el cachete, la mejilla
26. chest	26. el pecho
27. chin	27. la barbilla, el mentón
28. coccyx	28. el cóccix, la rabadilla
29. collarbone	29. la clavícula
30. diaphragm	30. el diafragma
31. duodenum	31. el duodeno
32. ear (inner)	32. el oído
33. ear (outer)	33. la oreja
34. ear drum	34. el tímpano
35. ears	35. las orejas
36. elbow	36. el codo
37. esophagus	37. el esófago
38. eye	38. el ojo
39. eyebrow	39. la ceja
40. eyelash	40. la pestaña
41. eyelid	41. el párpado
42. face	42. la cara
facial skin	el cutis
43. fallopian tube	43. el tubo falopio
44. finger	44. el dedo
45. fingernail	45. la uña
46. fist	46. el puño

47. foot	47. el pie
heel	el talón
sole of the foot	la planta del pie
48. forearm	48. el antebrazo
49. forehead	49. la frente
50. gallbladder	50. la vesícula biliar
51. genitals	51. los genitales
52. gland	52. la glándula
53. groin	53. la ingle
54. hair (of the head)	54. el pelo, el cabello
hair (of the body)	el vello
55. hand	55. la mano
back of hand	el dorso de la mano
palm of the hand	la palma
56. head	56. la cabeza
57. heart	57. el corazón
58. heart valve	58. la válvula del corazón
59. heel	59. el talón
60. hip	60. la cadera
61. hormone	61. la hormona
62. intestines	62. los intestinos
large	el intestino grueso
small	el intestino delgado
63. jaw	63. la quijada, la mandíbula
64. joint	64. la coyuntura, la articulación
65. kidney	65. el riñón
66. knee	66. la rodilla
back of the knee	la corva
67. kneecap	67. la rótula, el hueso de la rodilla
68. larynx	68. la laringe
69. leg	69. la pierna
70. ligament	70. el ligamento
71. limb	71. el miembro
72. lip	72. el labio
73. liver	73. el hígado
74. lung	74. el pulmón
75. mandible	75. la mandíbula
76. molar	76. la muela
77. mouth	77. la boca
78. muscle	78. el músculo
79. nail	79. la uña
80. navel	80. el ombligo
81. neck	81. el cuello, el pescuezo
nape (of neck)	(sl.) la nuca
82. nerve	82. el nervio
83. nipples (female)	83. las tetas
84. nipple(s) (male)	84. el pezón, los pezones
85. nose	85. la nariz
86. nostrils	86. las narices
87. organ	87. el órgano
88. ovary	88. el ovario
89. palm	89. la palma
90. pancreas	90. el páncreas
91. patella	91. el hueso de la rodilla, la rótula

92. pelvic area	92. el área pélvica
93. pelvis	93. la pelvis
94. penis	94. el pene, el miembro
95. pituitary gland	95. la glándula pituitaria
96. prostate gland	96. la próstata, la glándula de la próstata
97. pulse	97. el pulso
98. pupil	98. la niña del ojo, la pupila
99. rectum	99. el recto
100. rib	100. la costilla
101. scalp	101. el cuero cabelludo
102. scapula	102. la escápula
103. scrotum	103. el escroto
104. shin	104. la espinilla
105. shoulder	105. el hombro
106. shoulder blade	106. la espaldilla
107. side	107. el costado, el lado
108. sinus	108. el seno
109. skin skin of the face	109. la piel el cutis
110. skull	110. el cráneo
111. sole (of the foot)	111. la planta del pie
112. spine	112. el espinazo, la columna vertebral
113. spleen	113. el bazo
114. sternum	114. el hueso del pecho, el esternón
115. stomach, belly, pit of the stomach	115. el estómago, la panza, la barriga la boca del estómago
116. temple	116. la sien
117. tendon	117. el tendón
118. testicle	118. el testículo
119. thigh	119. el muslo
120. thorax	120. el tórax
121. thumb	121. el pulgar, el dedo gordo
122. thyroid	122. la glándula tiroides
123. tissue	123. el tejido
124. toe	124. el dedo del pie
125. tongue	125. la lengua
126. tonsils	126. las anginas, las amígdalas
127. tooth, molar	127. el diente, la muela
128. trachea	128. la tráquea
129. umbilicus, navel	129. el ombligo
130. urethra	130. la uretra
131. uterus	131. el útero, la matriz
132. uvula	132. la campanilla, la úvula
133. vagina	133. la vagina
134. vein	134. la vena
135. vocal cord	135. la cuerda vocal
136. waist	136. la cintura
137. womb	137. la matriz
138. wrist	138. la muñeca

ANESTHESIA*

1. I am Dr. ___________. I am going to put you to sleep tomorrow so the doctors can do the operation.
2. Have you had any operations before? What and when?
3. Do you take any medicine? What?
4. Do you have trouble taking medicines?
5. Do you have allergies?
6. Has anyone in your family had problems with anesthesia or bleeding?
7. Have you taken steroids in the past—cortisone or prednisone?
8. Do you have any loose teeth, capped teeth, or chipped teeth, or trouble opening your jaw?
9. Do you smoke? How much?
10. Do you have trouble with your chest: coughing, asthma, or shortness of breath?
11. Do you have any heart trouble?
    Do you have pain in the chest when working hard?
    Do you have trouble breathing at night?
12. Do you take pills for your heart? For high blood pressure?
13. Do you have any liver problems? hepatitis? jaundice (when your skin turns yellow)?

ANESTESIA

1. Soy Dr. ___________. Le voy a poner a dormir mañana para que los médicos puedan realizar la operación.
2. ¿Ha tenido algunas operaciones antes? ¿Para qué y cuándo?
3. ¿Toma usted medicina? ¿Qué es?
4. ¿Tiene problemas al tomar las medicinas?
5. ¿Tiene alergias?
6. ¿Hay alguien en su familia que haya tenido problemas con la anestesia o que haya tenido hemorragias?
7. ¿Ha tomado usted esteroides en el pasado—cortisona o prednisona?
8. ¿Tiene dientes flojos, coronas o dientes astillados (rotos), o problemas al abrir la quijada (mandíbula)?
9. ¿Fuma usted? ¿Cuánto?
10. ¿Tiene problemas en el pecho: tos, asma o falta de aire (respiración)?
11. ¿Padece del corazón?
    ¿Tiene dolor del pecho al trabajar mucho?
    ¿Tiene problemas al respirar en la noche?
12. ¿Toma pastillas para el corazón? ¿Para la presión alta?
13. ¿Padece del hígado? ¿de hepatitis? ¿de la ictericia (cuando la piel se pone amarilla)?

*Instructions to patients for outpatient anesthesia can be found on p. 226. A consent form for outpatient anesthesia can be found on p. 270, question 30.

14. Do you have any kidney problems?
15. When did you eat last?
16. You must not eat or drink anything after midnight tonight. This is very important.
17. When you come to the operating room, I will give you some medicine so you will go to sleep.
18. You will feel a small needle prick now. This is your IV.
19. Take a deep breath of this oxygen. It is good for you.
20. You will feel sleepy soon.
21. Open your eyes. Take a deep breath.
22. Your operation is over, and everything went fine.
23. We are going to the recovery room now, so that you can wake up.
24. This is the recovery room. Your operation is over.

14. ¿Padece del riñón?
15. ¿Cuándo fue la última vez que comió?
16. Usted no debe comer ni beber nada después de la medianoche. Esto es muy importante.
17. Cuando venga a la sala de operaciones, le daré medicina para que usted se duerma.
18. Ud. sentirá un piquete ahora. Es el suero.
19. Aspire profundamente de este oxígeno. Le hará bien.
20. Usted sentirá sueño pronto.
21. Abra los ojos. Respire profundamente.
22. Se terminó su operación. Todo salió bien.
23. Vamos a la sala de recuperación, para que usted pueda despertarse.
24. Ésta es la sala de recuperación. Se acabó la cirugía. (Se terminó su operación.)

Spinal Anesthesia

1. Turn on your side and pull your knees up.
2. This will feel cold.
3. I am putting the medicine (needle) in now.
4. We will turn you on your back. Do not help us.

Anestesia Espinal

1. Póngase de lado y encoja las rodillas.
2. Esto le sentirá frio.
3. Le estoy poniendo la medicina (la inyección). (Le estoy inyectando la medicina.)
4. Le voltearemos boca arriba ahora. No nos ayude. (No haga esfuerzo.)

5. If you must cough, sneeze, or move, please tell me.
6. Does this feel sharp or dull?
7. This is oxygen to breathe. It is good for you.

5. Si necesita toser, estornudar o moverse, avíseme, por favor.
6. ¿Siente esto agudo o sordo?
7. Éste es oxígeno para respirar. Le hará bien.

Anesthesia for Obstetrics/Gynecology

1. If you have a general anesthetic, some of it will get to the baby and make him (her) sleepy for a while, so we think an epidural anesthetic would be better.
2. We will put a small plastic catheter in between the bones of your back and inject some local anesthetic from time to time. You may have difficulty moving your legs.
3. You may feel some pressure, but you won't feel any pain.
4. Do you have questions? Do you understand?
5. There is always a small statistical risk when you have an anesthetic, but I don't expect any unusual problems, so please don't worry.
6. Move over to the bed/gurney slowly.
7. When you feel a tingling (like pins and needles or a little electric shock) in your thumb or fingers, keep your arm still and tell me immediately.
8. Lift up your head, open your mouth, and squeeze my hand.
9. How tall are you?
10. Please breathe from this black rubber mask.

Anestesia para Obstetricia/Ginecología

1. Si usted recibe anestesia general, una parte de ella afectará al (a la) bebé y le dará sueño por un rato. Creemos que la anestesia epidural sería mejor.
2. Le pondremos una sondita de plástico entre los huesos de la espalda para inyectarle un poco de anestesia local de vez en cuando. Es posible que tenga alguna dificultad al mover las piernas.
3. Sentirá un poco de presión, pero no sentirá ningún dolor.
4. ¿Tiene preguntas? ¿Entiende?
5. Siempre hay un poco de riesgo cuando se recibe la anestesia, pero no espero ningún problema raro, así que no se preocupe.
6. Muévase a la cama/camilla despacio.
7. Cuando sienta hormigueo (como comezón o una sacudida) en el pulgar o en los dedos, mantenga el brazo inmóvil y avíseme inmediatamente.
8. Levante la cabeza, abra la boca, y apriete mi mano.
9. ¿Cuánto mide (de alto)?
10. Favor de respirar de esta máscara de goma negra.

ARTHRITIS

- Arthritis is pain and swelling of the joints (the place where two bones meet).
- There are many types of arthritis, but osteoarthritis and rheumatoid arthritis are the most common types.
- In osteoarthritis, the cartilage that covers the end of the bone wears away. This makes the bones change shape and rub together, causing pain.
- Because osteoarthritis generally makes joints more painful with use, aging causes most people to develop some form of osteoarthritis.
- Generally, people do not develop osteoarthritis until they are over forty (40).
- Rheumatoid arthritis strikes younger people and affects more women than men.
- In rheumatoid arthritis, the lining of the joints becomes inflamed, causing the joints to thicken and become swollen and painful.
- Rheumatoid arthritis affects the whole body, not just the joints. A person with rheumatoid arthritis may have no appetite, lose weight, and feel tired.
- Rheumatoid arthritis generally makes the joints stiff and painful after being in one position for a long time.
- Most kinds of arthritis cannot be cured, but can be treated.
- Arthritis affects one out of every seven people in the United States.

ARTRITIS

- La artritis quiere decir dolor e hinchazón de las articulaciones (el lugar donde dos huesos se ajuntan).
- Hay muchos tipos de artritis, pero los más comunes son la osteoartritis y la artritis reumatoidea.
- En la osteoartritis el cartílago que cubre el extremo del hueso se desgasta. Esto hace que los huesos cambian de forma y se rocen mutuamente, causando dolor.
- Porque la osteoartritis generalmente hace que las articulaciones se vuelvan más dolorosas al utilizarlas, el envejecimiento causa alguna forma de osteoartritis en la mayoría de las personas.
- Generalmente, no se desarrolla la osteoartritis hasta que se tenga más de cuarenta (40) años.
- La artritis reumatoidea ataca a las personas más jovenes, y afecta más a las mujeres que a los hombres.
- En la artritis reumatoidea, el forro de la cápsula articular se inflama. Las articulaciones se engrosan, se hinchan y se vuelven dolorosas.
- La artritis reumatoidea afecta al cuerpo entero, no sólo las articulaciones. Una persona con artritis reumatoidea tal vez no tenga apetito, pierda peso, y se sienta cansada.
- La artritis reumatoidea generalmente hace rígidas y dolorosas las articulaciones después de estar en una posición por mucho tiempo.
- No se pueden curar la mayoría de los tipos de la artritis, pero se puede tratar la artritis.
- La artritis afecta a una de cada siete personas en los Estados Unidos.

BACK PAIN OR PROBLEMS*

1. Where do you hurt?
2. Where is the pain?
3. What was the cause of your pain?
4. Place one finger where the pain is the strongest.
5. What aggravates the pain?
6. What relieves the pain?
7. Is the pain you are having now . . .
   the same?
   worse?
   better?
8. How did you injure your back?
9. Have you ever had back problems before?
10. Does the pain radiate to your left leg?
11. Describe the pain.†
12. How is the pain?
13. When do you have pain? All the time? Occasionally? Rarely? When sitting? When standing? When lying down?

DOLORES O PROBLEMAS DE LA ESPALDA

1. ¿Dónde le duele?
2. ¿Dónde siente el dolor?
3. ¿Qué le causó el dolor?
4. Ponga un dedo donde siente dolor más fuerte.
5. ¿Qué le aumenta el dolor?
6. ¿Qué le alivia el dolor?
7. El dolor que tiene ahora, ¿es . . .
   igual?
   peor?
   mejor?
8. ¿Cómo se lastimó la espalda?
9. ¿Ha tenido alguna vez problemas de la espalda?
10. ¿Le corre el dolor a la pierna izquierda?
11. Describa el dolor.
12. ¿Cómo es el dolor?
13. ¿Cuándo tiene el dolor? ¿Todo el tiempo? ¿De vez en cuando? ¿Raramente? ¿Cuando está sentado(a)? ¿Cuando está de pie? ¿Cuando está acostado(a)?

* Instructions to help with back pain and a list of things that a patient with back pain should and should not do may be found in Patient Information, pp. 194–195.

†See the questions about nature of the pain in Paramedics, p. 5, question 8.

14. Is the pain worse in the morning or the evening?
15. Does the pain awaken you at night? Can you go right back to sleep, or does it take awhile?
16. Do you have any . . .
    dizziness?
    blurring of vision?
    headaches?
17. Do you have any numbness ("pins and needles" feelings) at the tips of your fingers or toes? Which fingers (toes)? All the time, or sometimes?
18. Does coughing or sneezing aggravate the pain?
19. Have you had any inability to empty your bladder?
20. What medications are you taking?
21. Have you ever had cortisone injections or pills?
22. Have X-rays been taken? Where? When?
23. I would like to examine you now. Please take off your clothes except your underwear (and bra), and put on this gown.
24. First I will test certain movements in your back. Stand with your knees straight, and bend forward to touch your toes.
25. Bend forward and slide your hands along your legs as you try to touch your toes.
26. Lean backward as far as your pain will allow.
27. Lean to the left.

14. ¿Es peor el dolor por la mañana o por la noche?
15. ¿Le despierta en la noche el dolor? ¿Puede dormirse en seguida, o demora en dormirse de nuevo?
16. ¿Tiene usted . . .
    mareo o vértigo?
    vista nublada?
    jaquecas?
17. ¿Tiene entumecimiento ("hormigueo") en las yemas de los dedos de la mano o los dedos del pie? ¿Cuáles dedos? ¿Todo el tiempo o a veces?
18. ¿Le agrava el dolor la tos o los estornudos?
19. ¿Ha tenido problemas al orinar?
20. ¿Qué medicamentos está tomando?
21. ¿Le han puesto alguna vez inyecciones de cortisona, o le han dado pastillas de cortisona?
22. ¿Le han tomado rayos X? ¿Dónde? ¿Cuándo?
23. Quisiera examinarle ahora. Por favor, quítese la ropa menos la ropa interior (y el sostén), y póngase este camisón.
24. Primero le voy a probar ciertos movimientos en la espalda. Párese con las rodillas rectas y dóblese hacia adelante para tocar los dedos de los pies.
25. Dóblese hacia adelante y pase las manos a lo largo de las piernas tratando de tocar los dedos del pie.
26. Dóblese hacia atrás así como el dolor le permita.
27. Dóblese hacia la izquierda.

28. Lean to the right.
29. Turn your shoulders to the left, to the right.
30. Lie face down (prone).
31. Lie face up (supine).
32. Does this cause pain?
33. Place your hands on opposite shoulders, turn to the right, and now to the left.
34. Now I would like you to lie down on your back to test the strength in your legs.
35. I would like to test your sensation with a pin. Close your eyes and tell me if this is sharp or dull.
36. I would like to test your reflexes. Please relax. Turn onto your stomach.

28. Dóblese hacia la derecha.
29. Vuelva los hombros hacia la izquierda, hacia la derecha.
30. Acuéstese boca abajo.
31. Acuéstese boca arriba.
32. ¿Le causa dolor esto?
33. Ponga las manos en los hombros opuestos, vuélvase a la derecha, y ahora a la izquierda.
34. Ahora quiero que se acueste de espalda (boca arriba) para probar la fuerza en las piernas.
35. Quiero probar su sensibilidad con un alfiler. Cierre los ojos y dígame si esto lo siente puntiagudo o sin punta.
36. Quiero probarle los reflejos. Relájese. Póngase boca abajo.

BURN UNIT*

1. I am going to take your temperature now.
2. I am going to take your blood pressure now.
3. I am going to start an IV.
4. I am going to give you your medication in the IV.
5. I am going to give you an injection.
6. It is important for you to eat.
7. It is important for you to drink liquids.
8. You are not allowed water.

DEPARTAMENTO DE QUEMADURAS

1. Le voy a tomar la temperatura ahora.
2. Le voy a tomar la presión ahora.
3. Le voy a empezar un suero.
4. Le voy a poner su medicamento en el suero.
5. Le voy a poner una inyección.
6. Es importante que usted coma.
7. Es importante que usted beba o tome líquidos.
8. No se le permite tomar agua.

* See also Care of Your Burn at Home, p. 198

9. We are going to put in a catheter now.
10. We are going to take out your catheter now.
11. I have to put a KAO tube (feeding tube) down your throat, because you are not eating enough.
12. We have to change your dressing twice a day.
13. We will change your dressing after your tubbing.
14. We are going to take you for your tubbing now.
15. Is the water all right?
16. Is the water the right temperature?
17. I know that hurts, but I have to do it.
18. We are going to scrub you with Betadine now.
19. If the Betadine is irritating you, we can use Hibiclens to scrub you.
20. Physical Therapy will come to fit you with your burn garments.
21. Have you been fitted for your burn garments yet?

9. Le vamos a poner una sonda (un tubo) ahora.
10. Le vamos a quitar la sonda (el tubo) ahora.
11. Tengo que ponerle un tubo por la garganta para ayudarle a comer porque usted no está comiendo lo suficiente.
12. Tenemos que cambiarle el vendaje dos (2) veces al día.
13. Le cambiaremos el vendaje después de darle un baño de tina.
14. Ahora vamos a darle su baño de tina.
15. ¿Está bien el agua?
16. ¿Está bien la temperatura del agua?
17. Yo sé que le duele, pero tengo que hacerlo.
18. Vamos a friccionarle con Betadine ahora.
19. Si la Betadine le irrita, podemos usar Hibiclens para friccionarle.
20. El (La) enfermero(a) de fisioterapia vendrá para probarle los ajustadores (soportadores) de quemaduras.
21. ¿Le han probado ya los ajustadores para quemaduras?

Burn Garments for Children

1. This is a vest for a burned child.
2. The pressure of the vest serves to decrease the scarring.
3. It is very important for the child to use this vest for twenty-three (23) hours a day.

Ajustadores para Quemaduras de Niños

1. Esto es un chaleco para un(a) niño(a) quemado(a).
2. La presión del chaleco sirve para disminuir la cicatriz.
3. Es muy importante que el(la) niño(a) use este chaleco por veintitrés (23) horas al día.

4. The only time to remove the vest is when you bathe him(her).
5. The child will have two (2) vests. He can wear one (1) while the other is being washed.
6. It is necessary to wash this vest with mild soap like Ivory—never with Woolite.
7. Put the vest outside in the air to dry—never in the dryer.
8. Each vest lasts three to six (3–6) months, and then the therapist can order another one.

4. Sólo puede quitarle el chaleco cuando lo/la bañe.
5. El niño (la niña) tendrá dos (2) chalecos. Puede usar uno (1) mientras que se lava el otro.
6. Es necesario lavar este chaleco con jabón suave como Ivory—nunca con Woolite.
7. Ponga el chaleco afuera al aire libre para secarlo—nunca en la secadora.
8. Cada chaleco dura de tres a seis (3–6) meses, entonces el terapista puede ordenar otro.

CANCER

Breast Cancer*

1. Do you have any lumps in your breast?
2. Do you have pain in your breasts?
3. Do you have discharge from your breasts?
4. Do you have enlargement or swelling in your breasts?
5. Has anyone in your family had:
   bleeding disorders? cancer?
   a tendency to bleed easily?
6. Have you ever had a breast exam by a doctor or nurse?
7. Do you examine your breasts each month?

*See also Obstetrics and Gynecology, p. 130.

EL CÁNCER

Cáncer del Seno

1. ¿Tiene usted bultos en los senos?
2. ¿Tiene usted dolor en los senos?
3. ¿Tiene usted descarga de los senos?
4. ¿Se le han agrandecido o ha tenido hinchazón de los senos?
5. ¿Ha tenido alguien en su familia:
   un desorden de la sangre? cáncer?
   una tendencia a sangrar fácilmente?
6. ¿Alguna vez ha tenido un examen de los senos por un doctor o una enfermera?
7. ¿Se examina usted los senos cada mes?

8. Would you like to learn how to do a breast exam?
9. Have you ever had a breast biopsy?
10. Have you ever had a mastectomy?
11. Have you ever had a lumpectomy?
12. Have you ever received radiation therapy and/or chemotherapy as a treatment for breast cancer?
13. Do you remember what chemotherapy drugs you received? For how long were you given these medications?

8. ¿Le gustaría usted aprender cómo hacerse un examen de los senos?
9. ¿Ha tenido usted una biopsia de los senos?
10. ¿Ha tenido una mastectomía?
11. ¿Ha tenido una extirpación de un bulto?
12. ¿Ha recibido radioterapia o quimioterapia como tratamiento para el cáncer de los senos?
13. ¿Se acuerda de qué medicamentos de quimioterapia recibió? ¿Por cuánto tiempo le dieron esas medicinas?

Mammogram

1. On the day of your mammogram don't use any powders, creams or deodorants. These products could contain substances that might interfere with the X-ray equipment.
2. Have you ever had a mammogram?
3. When was your last mammogram?
4. Is there a history of breast cancer in your family?
5. Have your mother, maternal grandmother, aunts, or sisters had breast cancer?
6. Have your paternal grandmother or aunts had breast cancer?

Mamograma

1. El día de su mamograma no use polvo, cremas, o desodorantes. Estos productos contienen substancias que pueden interferir con el aparato de los rayos X.
2. ¿Alguna vez ha tenido un mamograma?
3. ¿Cuándo fue su último mamograma?
4. ¿Hay historia de cáncer del seno en su familia?
5. ¿Ha tenido su madre, abuela materna, tías, o hermanas cáncer del seno?
6. ¿Ha tenido su abuela paterna o tías cáncer del seno?

Mammogram Procedure

1. Please remove your necklace and jewelry.
2. You will need to undress to your waist.
3. Put on the gown with the opening in the front.

Procedimiento del mamograma

1. Por favor quítese su collar y sus joyas.
2. Usted tendrá que quitarse la ropa hasta la cintura.
3. Póngase el camisón con la abertura hacia adelante.

4. Before the mammogram the doctor will examine your breasts for any lumps.
5. You will need to sit or stand in front of the X-ray machine.
6. Before we take the X rays we need to compress/flatten your breasts as much as possible between these plastic plates. This will help us achieve the best X ray with minimum of radiation.
7. After the X ray you will have to wait a few minutes before dressing while the technician checks the X rays. You may have to repeat the process.

4. Antes del mamograma el doctor le examinará los senos por señales de bultos.
5. Tendrá que sentarse o pararse delante de la máquina de los rayos X.
6. Antes de que tomemos los rayos X tenemos que comprimir o aplastar sus senos entre dos placas de plástico lo más que se pueda. Esto nos ayudará obtener las mejores radiografías con menos uso de radiación.
7. Después de los rayos X usted tendrá que esperar unos pocos minutos antes de vestirse mientras que el técnico revisa las radiografías. Quizás tenga que repetir el proceso.

Lung Cancer*

1. Do you have a cough now?
2. How long have you had a cough?
3. What color is your sputum?
4. Do you have any chest pain or lung pain?
5. Has anyone sent your sputum for culture or cytology?
6. Have you ever had a bronchoscopy?
7. Have you ever had a lung biopsy?
8. Do you smoke now?
9. How many cigarettes do you smoke each day?

*See also Pulmonary-Respiratory, p. 165.

Cáncer del Pulmón

1. ¿Tiene tos ahora?
2. ¿Desde cuándo ha tenido tos?
3. ¿De qué color es el esputo?
4. ¿Tiene usted dolor en el pecho o en los pulmones?
5. ¿Hay alguien que haya mandado su esputo a hacerle una cultura o citología?
6. ¿Ha tenido alguna vez una broncoscopía?
7. ¿Ha tenido alguna vez una biopsia del pulmón?
8. ¿Fuma usted?
9. ¿Cuántos cigarrillos fuma diario?

10. Have you ever smoked? When? For how long?
11. Are you short of breath?
12. Do you cough up blood?
13. Is your voice hoarse?
14. Have you had any swelling of your face and neck?
15. Do you have a fever or night sweats?
16. Have you lost any weight?
17. Have you ever been exposed to asbestos?
18. Have you been exposed to chemicals or sprays at work?

10. ¿Alguna vez ha fumado? ¿Cuándo? ¿Por cuánto tiempo fumó?
11. ¿Tiene falta de aire?
12. ¿Le sale sangre cuando tose?
13. ¿Está ronca su voz?
14. ¿Ha tenido hinchazón de la cara o del cuello?
15. ¿Tiene usted fiebre o sudores de la noche?
16. ¿Ha bajado de peso?
17. ¿Ha sido expuesto alguna vez al asbestos?
18. ¿Ha sido expuesto a químicos o a químicos rociados en su trabajo?

Colorectal Cancer

1. Have you had any rectal bleeding or blood in your stools?
2. Have you had any change in your bowel movements?
3. Do you or does anyone in your family have a history of polyps in the colon or rectum?
4. Have you ever had a colorectal exam?

Cáncer Colorectal

1. ¿Ha sangrado del recto o ha tenido sangre en el excremento?
2. ¿Ha tenido algún cambio en sus evacuaciones?
3. ¿Tiene usted o tiene alguien en su familia una historia de pólipos en el colon o el recto?
4. ¿Ha tenido un examen colorectal?

Prostate Cancer

1. Have you had any difficulty urinating?
2. Have you had any difficulty starting urination or holding back urine?

Cáncer de la Próstata

1. ¿Ha tenido dificultad al orinar?
2. ¿Ha tenido dificultad al comenzar a orinar o cuando trata de retener su orina?

3. Are you able to urinate?
4. Do you have pain or burning while urinating?
5. Do you have any blood in your urine or semen?

3. ¿Puede orinar?
4. ¿Tiene usted dolor o ardor cuando orina?
5. ¿Tiene sangre en la orina o en el semen? ¿Le sale sangre en la orina o el semen?

Cervical Cancer*

1. Have you had regular Pap smears?
2. How often do you have Pap smears?
3. How often do you have your period? How often do you menstruate?
4. Do you have bleeding between periods or after intercourse?
5. Have you had any increase in vaginal discharge?
6. Were you exposed to the drug DES (diethylstilbestrol) before birth?
7. Have you had any abnormal Pap smears?
8. Have you ever had a sexually transmitted disease like gonorrhea or syphilis?
9. Have you ever had a chlamydia infection?
10. When did you first start having intercourse? (at what age?)
11. How many sexual partners have you had in your lifetime?

*See also Obstetrics and Gynecology on page 130.

Cáncer Cervical

1. ¿Ha tenido pruebas del Papanicolau regularmente?
2. ¿Cada cuándo tiene pruebas del Papanicolau?
3. ¿Cada cuándo tiene su periódo (la regla)? ¿Qué tan seguido menstrúa?
4. ¿Tiene sangre entre sus periódos o después del coito?
5. ¿Ha aumentado la descarga vaginal?
6. ¿Fue expuesta a la droga DES (diethylstylbesterol) antes de haber nacido?
7. ¿Ha tenido pruebas del Papanicolau anormales?
8. ¿Alguna vez ha tenido una enfermedad transmitida sexualmente, tal como la gonorrea o el sífilis?
9. ¿Ha tenido una infección de la clamidia?
10. ¿Cuándo comenzó a tener el coito? ¿A qué edad?
11. ¿Cuántas parejas sexuales ha tenido en su vida?

Leukemia

1. Have you had fever or chills recently?
2. Have you noticed any red dots (petechaie) on your skin?
3. Have you had any increased bruising?
4. Have you ever been told that you have Myelodysplasic Syndrome?

Leucemia

1. ¿Ha tenido fiebre o escalofríos recientemente?
2. ¿Ha notado puntos rojos (petequia) en la piel?
3. ¿Ha tenido un aumento de moretones?
4. ¿Alguna vez le han dicho que tiene el Síndrome Mielodisplásica?

Cancer—The Seven Signs of Danger

1. Abnormal bleeding.
2. A lump or hardening in the breast or other area.
3. A sore that does not heal.
4. Changes in the usual pattern of bowel movement.
5. Hoarseness or cough.
6. Indigestion or difficulty in swallowing.
7. Changes in a mole or birthmark.

If any of these symptoms last more than fourteen (14) days, see your doctor.

Cáncer—Los Siete Avisos de Peligro

1. Pérdida anormal de sangre o flujo.
2. Un bulto o dureza en el pecho u otra parte.
3. Una úlcera que no cicatriza.
4. Cambios en el ritmo habitual de las eliminaciones intestinales o urinarias.
5. Ronquera o tos.
6. Indigestión o dificultad al tragar.
7. Cambios en una verruga o en un lunar.

Si alguno de estos síntomas dura más de catorce (14) días, vea a su doctor(a).

CARDIOLOGY

For Adults

1. Have you ever had chest pain? Where?
2. Is the chest pain burning or pressure?

CARDIOLOGÍA

Para Adultos

1. ¿Ha tenido alguna vez dolor de pecho? ¿Dónde?
2. ¿Tiene dolor de pecho que le arde o que le causa presión?

3. What brings it on? What makes it better?
4. How long does it last?
5. Do you have chest pains when you are resting?
6. Are the pains stronger when you are working?
7. What alleviates the pains?
8. Do the pains radiate to the back or to the left arm?
9. Do you notice any irregularity of heart beat or any palpitations?
10. Do you get short of breath? When?
11. What makes it worse or better?
12. Can you walk up a flight of stairs without stopping? How often must you stop?
13. How many blocks can you walk before you must stop due to fatigue or shortness of breath?
14. Have you noted ankle swelling? Does it go down at night?
15. Have you noted right upper abdominal (liver) fullness or pain?
16. How many pillows do you use at night? How long do you sleep?
17. Do you have to get up at night because of shortness of breath? How often? For how long?
18. Do you take medicine for your heart? How often?
19. Do you know if you have high blood pressure?
20. Is there a history of hypertension in your family?

3. ¿Qué lo causa? ¿Qué lo alivia?
4. ¿Cuánto tiempo le dura?
5. ¿Tiene dolores del pecho al descansar?
6. ¿Son más fuertes los dolores cuando está trabajando?
7. ¿Qué le alivia los dolores?
8. ¿Le corren los dolores a la espalda o al brazo izquierdo?
9. ¿Nota cualquier latido o palpitación irregular?
10. ¿Tiene falta de aire? ¿Cuándo?
11. ¿Qué lo empeora o lo mejora?
12. ¿Puede subir las escaleras de un tramo sin pararse? ¿Cuántas veces necesita pararse?
13. ¿Cuántas cuadras puede caminar antes de que tenga que pararse debido a la fatiga o a la falta de aire?
14. ¿Se le han hinchado los tobillos? ¿Se le baja la hinchazón por la noche?
15. ¿Ha tenido hinchazón o dolor en la región abdominal superior derecha (el hígado)?
16. ¿Cuántas almohadas usa para dormir en la noche? ¿Cuánto tiempo duerme?
17. ¿Tiene que levantarse en la noche debido a la falta de aire? ¿Con qué frecuencia? ¿Por cuánto tiempo?
18. ¿Toma medicina para el corazón? ¿Con qué frecuencia?
19. ¿Sabe usted si tiene la presión alta?
20. ¿Hay historia de hipertensión en su familia?

Pediatric Cardiology

1. Was your pregnancy with this child normal?
2. Did you have any illnesses during your pregnancy?
3. How much did your baby weigh at birth?
4. Did he (she) have a heart murmur at birth?
5. Did your baby have any illnesses after birth?
6. Do (did) you breast-feed or bottle-feed?
7. What formula do you give your child?
8. Does your child drink well?
9. How many times a day does your infant eat?
10. How many ounces does your infant drink at a time?
11. How many minutes does it take for the child to drink four ounces?
12. Does your child rest a lot during meals?
13. Does he(she) have shortness of breath during meals?
14. Does your child sweat much during feedings?
15. Has he(she) ever had cyanosis?
16. Does he(she) have episodes with shortness of breath or cyanosis?

Cardiología Pediátrica

1. ¿Fue normal su embarazo con este(a) niño(a)?
2. ¿Sufrió algunas enfermedades durante su embarazo?
3. ¿Cuánto pesó su bebé al nacer?
4. ¿Tuvo él/ella soplito de corazón al nacer?
5. ¿Tuvo su bebé enfermedades después de nacer?
6. ¿Le da (dio) el pecho o le da (dio) la mamadera (el biberón)?
7. ¿Qué fórmula le da a su bebé?
8. ¿Bebe bien su niño(a)?
9. ¿Cuántas veces al día come su bebé?
10. ¿Cuántas onzas toma su bebé cada vez?
11. ¿Cuántos minutos demora el(la) niño(a) para beber cuatro onzas?
12. ¿Descansa mucho su bebé durante la alimentación?
13. ¿Tiene falta de aire cuando el(ella) alimenta?
14. ¿Suda mucho su bebé cuando el(ella) alimenta?
15. ¿Alguna vez ha tenido la piel azulada?
16. ¿A veces tiene problemas de falta de aire o con la piel azulada?

Heart Attack—Useful Phrases

1. You are in the hospital.
2. Do you know why you are in the hospital?
3. You have had a heart attack.

Ataque del Corazón—Frases Útiles

1. Usted está en el hospital.
2. ¿Sabe por qué está en el hospital?
3. Ha tenido un ataque de corazón.

4. Are you lonely? Are you scared?
5. Are you in pain?
6. I want you to take your medicine.
7. Cough.
8. We are going to turn you.
9. Squeeze my hand.
10. Relax. Try to sleep.

4. ¿Se siente solo(a)? ¿Tiene miedo?
5. ¿Tiene dolor?
6. Quiero que tome su medicina.
7. Tosa.
8. Vamos a voltearle.
9. Apriete mi mano.
10. Relájese. Trate de dormir.

Cardiac Surgery

1. Your surgery is over. You are back in the ICU.
2. The doctors took veins from your legs for your bypass grafts.
3. Does your chest hurt?
4. How are you feeling? Where does it hurt?
5. Be sure to tell us if you have chest pains or if you feel anything unusual.
6. I'm going to listen to your chest with the stethoscope.
7. Try to breathe with the respirator.
8. I'm going to suction out your breathing tube.
9. You need to take deep breaths and cough.
10. I'm going to connect you to the monitor.
11. The computer helps us to monitor you.
12. These are electrodes that we apply to your chest to connect you with a cable to the monitor.

Cirugía Cardíaca

1. Se terminó su cirugía. Usted está ahora en la sala de Cuido Intensivo.
2. Los médicos le sacaron venas de las piernas para el injerto de desviación.
3. ¿Le duele el pecho?
4. ¿Cómo se siente? ¿Dónde le duele?
5. Debe avisarnos si tiene dolores del pecho o si siente algo anormal.
6. Le voy a escuchar el pecho con el estetoscopio.
7. Trate de respirar con el respirador.
8. Le voy a aspirar la flema en el tubo de respirar.
9. Usted necesita respirar profundamente y toser.
10. Voy a conectarle al monitor.
11. El computador nos ayuda a observarle.
12. Estos son los electrodos que le pondremos en el pecho para conectarle al cable del monitor.

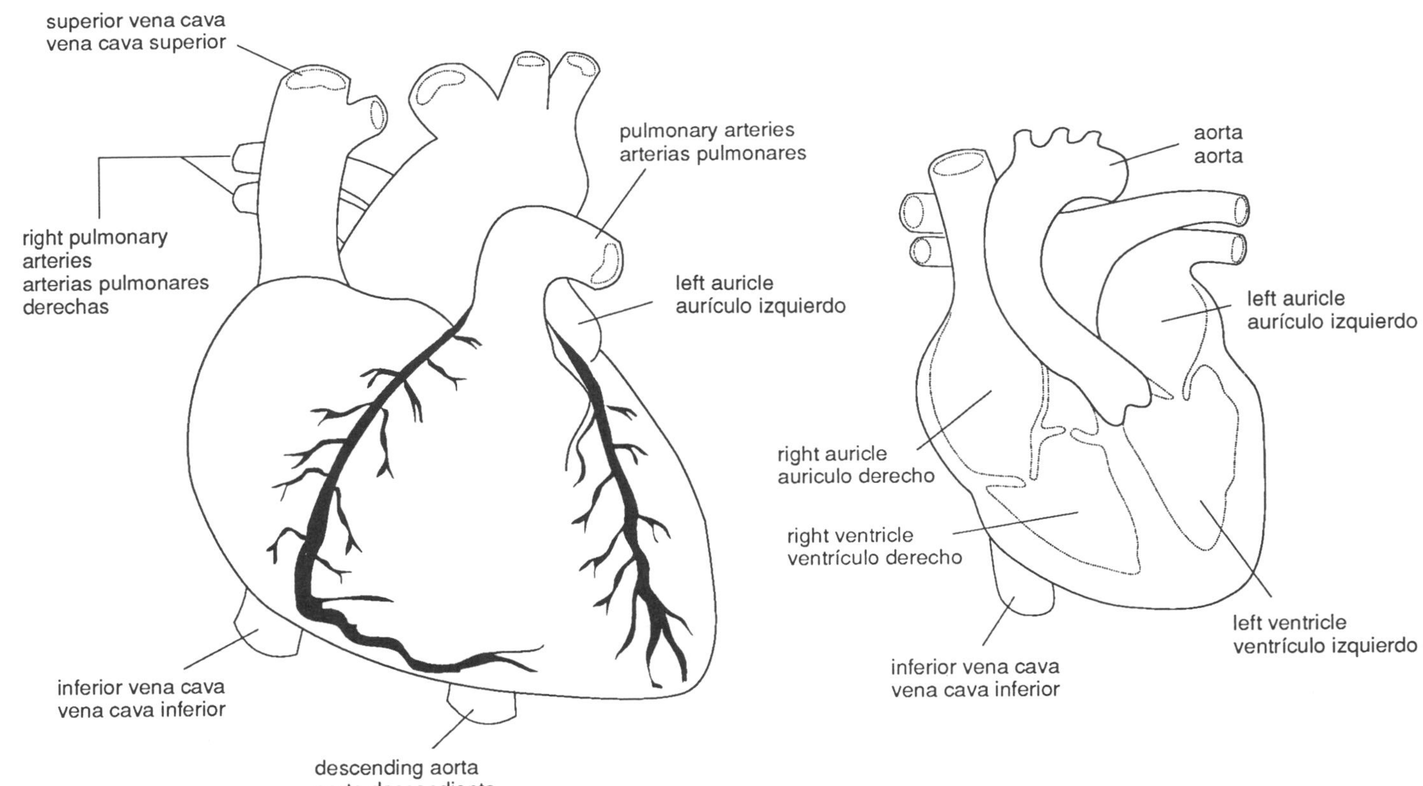

Figure 4. *Diagram of human heart.*

13. With the monitor we are able to constantly watch your heart rhythm.	13. Con el monitor podemos vigilar constantemente el ritmo de su corazón.
14. Please turn on your side.	14. Favor de ponerse de lado.
15. Do you have to urinate?	15. ¿Tiene que orinar?
16. Do you have to use the bedpan?	16. ¿Tiene que usar el bacín (la chata)?
17. Can you walk to the bathroom?	17. ¿Puede caminar al baño?
18. Do you want to sit in the chair?	18. ¿Quiere sentarse en la silla?
19. Do you want to go for a walk in the hall?	19. ¿Quiere caminar en el pasillo?
20. Do you want to go back to bed?	20. ¿Quiere regresar a la cama?
21. I'll let your family in now.	21. Dejaré entrar a su familia ahora.

COMMON MEDICAL PROBLEMS (TERMINOLOGY) / PROBLEMAS MÉDICOS COMUNES (TERMINOLOGÍA)

1. abortion	1. el aborto
2. abscess	2. el absceso
3. addiction	3. la adicción
4. adenoids	4. los adenoides
5. adenoma	5. el adenoma
6. anemia	6. la anemia
7. angina	7. la angina
8. appendicitis	8. la apendicitis
9. arthritis	9. la artritis
10. asthma	10. el asma
11. atherosclerosis	11. la aterosclerosis
12. backache	12. el dolor de espalda
13. blindness	13. la ceguera
14. bronchitis	14. la bronquitis
15. burn (first, second, or third degree)	15. la quemadura (de primer, segundo o tercer grado)
16. bursitis	16. la bursitis
17. cancer	17. el cáncer
18. chickenpox	18. la varicela/las viruelas locas
19. chills	19. los escalofríos

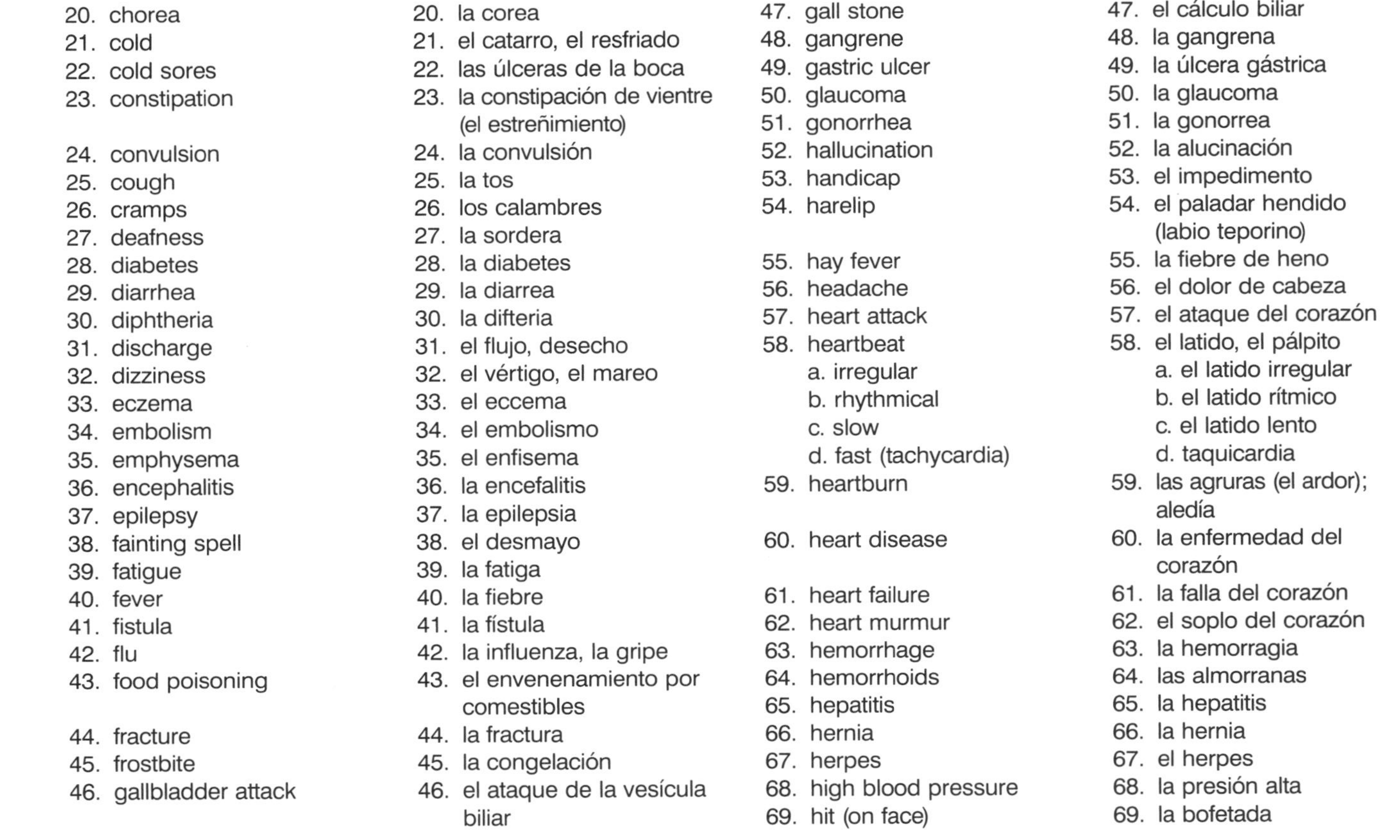

20. chorea	20. la corea
21. cold	21. el catarro, el resfriado
22. cold sores	22. las úlceras de la boca
23. constipation	23. la constipación de vientre (el estreñimiento)
24. convulsion	24. la convulsión
25. cough	25. la tos
26. cramps	26. los calambres
27. deafness	27. la sordera
28. diabetes	28. la diabetes
29. diarrhea	29. la diarrea
30. diphtheria	30. la difteria
31. discharge	31. el flujo, desecho
32. dizziness	32. el vértigo, el mareo
33. eczema	33. el eccema
34. embolism	34. el embolismo
35. emphysema	35. el enfisema
36. encephalitis	36. la encefalitis
37. epilepsy	37. la epilepsia
38. fainting spell	38. el desmayo
39. fatigue	39. la fatiga
40. fever	40. la fiebre
41. fistula	41. la fístula
42. flu	42. la influenza, la gripe
43. food poisoning	43. el envenenamiento por comestibles
44. fracture	44. la fractura
45. frostbite	45. la congelación
46. gallbladder attack	46. el ataque de la vesícula biliar
47. gall stone	47. el cálculo biliar
48. gangrene	48. la gangrena
49. gastric ulcer	49. la úlcera gástrica
50. glaucoma	50. la glaucoma
51. gonorrhea	51. la gonorrea
52. hallucination	52. la alucinación
53. handicap	53. el impedimento
54. harelip	54. el paladar hendido (labio teporino)
55. hay fever	55. la fiebre de heno
56. headache	56. el dolor de cabeza
57. heart attack	57. el ataque del corazón
58. heartbeat	58. el latido, el pálpito
a. irregular	a. el latido irregular
b. rhythmical	b. el latido rítmico
c. slow	c. el latido lento
d. fast (tachycardia)	d. taquicardia
59. heartburn	59. las agruras (el ardor); aledía
60. heart disease	60. la enfermedad del corazón
61. heart failure	61. la falla del corazón
62. heart murmur	62. el soplo del corazón
63. hemorrhage	63. la hemorragia
64. hemorrhoids	64. las almorranas
65. hepatitis	65. la hepatitis
66. hernia	66. la hernia
67. herpes	67. el herpes
68. high blood pressure	68. la presión alta
69. hit (on face)	69. la bofetada

70. hives	70. la urticaria
71. hoarseness	71. la ronquera
72. ill	72. enfermo(a)
73. illness	73. la enfermedad
74. immunization	74. la inmunización
75. infantile paralysis	75. la parálisis infantil
76. infarct	76. el infarto
77. infection	77. la infección
78. inflammation	78. la inflamación
79. injury	79. el daño, la lastimadura
80. itch	80. la picazón, la comezón
81. jaundice	81. la piel amarilla, la ictericia
82. kidney stone	82. cálculo en el riñón, piedra en el riñón
83. laceration	83. la laceración
84. laryngitis	84. la laringitis
85. lesion	85. la lesión, el daño
86. leukemia	86. la leucemia
87. lice	87. los piojos
88. lump	88. el bulto
89. malaria	89. la malaria
90. malignancy	90. la malignidad
91. malignant	91. maligno(a)
92. malnutrition	92. la malnutrición
93. manic-depressive	93. maniacodepresivo(a) (la psicosis)
94. measles	94. el sarampión
95. meningitis	95. la meningitis
96. menopause	96. la menopausia
97. metastasis	97. la metástasis
98. migraine	98. la migraña, la jaqueca
99. mite	99. el ácaro, el órolo
100. mononucleosis	100. la mononucleosis infecciosa
101. multiple sclerosis	101. la esclerosis múltiple
102. mumps	102. las paperas
103. muscular dystrophy	103. la distrofia muscular
104. mute	104. mudo(a)
105. myocardial infarct	105. el infarto miocardíaco
106. myopia	106. la miopia
107. nephritis	107. la nefritis
108. neuralgia	108. la neuralgia
109. obese	109. obeso(a)
110. obstruction	110. la obstrucción
111. ophthalmia	111. la oftalmia
112. osteomyelitis	112. la osteomielitis
113. overdose	113. la sobredosis
114. overweight	114. el sobrepeso
115. pain	115. el dolor
a. growing pain	a. el dolor de crecimiento
b. labor pain	b. el dolor del parto
c. phantom limb pain	c. el dolor de miembro fantasma
d. referred pain	d. el dolor referido
e. sharp pain	e. el dolor agudo
f. shooting pain	f. el dolor punzante
g. burning pain	g. el dolor que arde
h. intense pain	h. el dolor intensivo

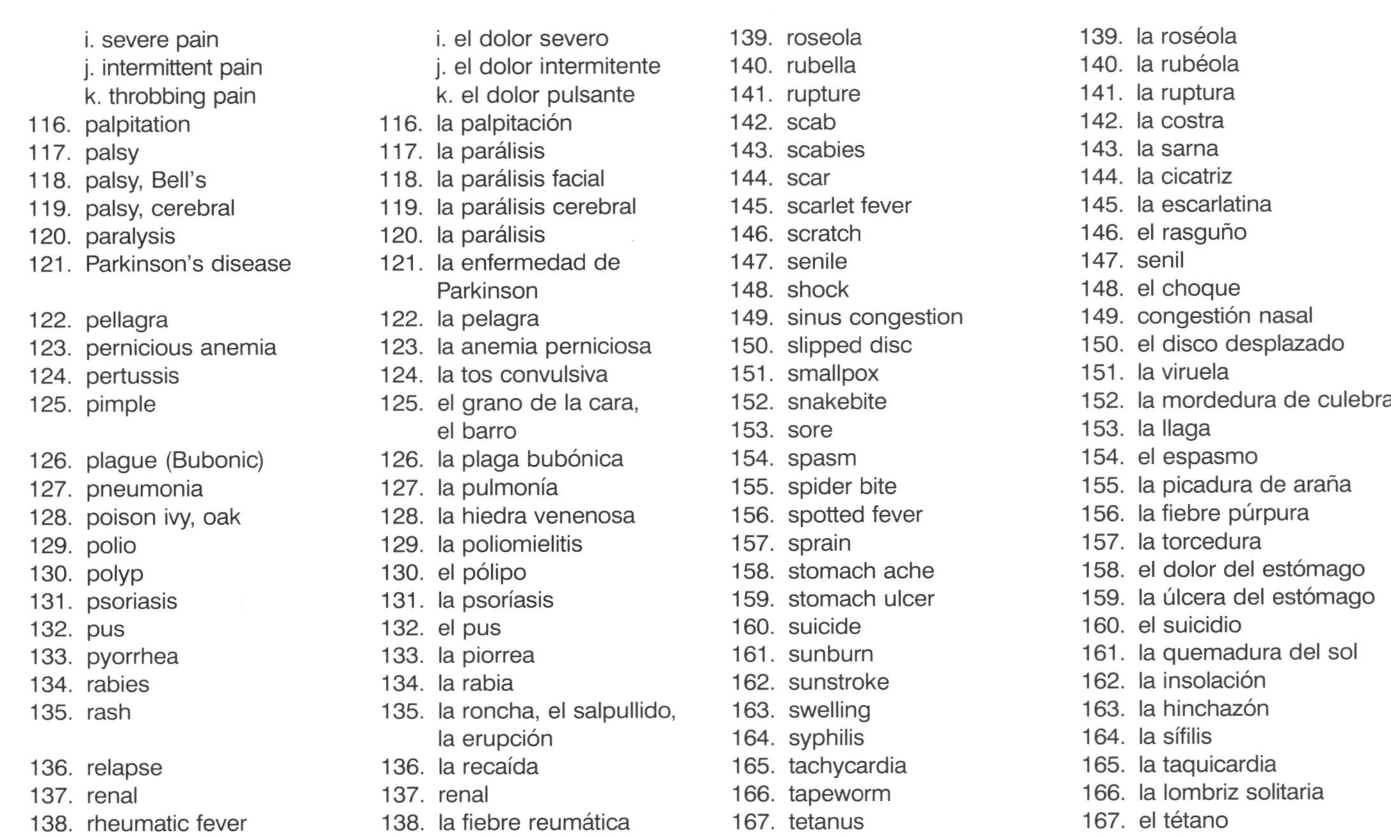

i. severe pain	i. el dolor severo
j. intermittent pain	j. el dolor intermitente
k. throbbing pain	k. el dolor pulsante
116. palpitation	116. la palpitación
117. palsy	117. la parálisis
118. palsy, Bell's	118. la parálisis facial
119. palsy, cerebral	119. la parálisis cerebral
120. paralysis	120. la parálisis
121. Parkinson's disease	121. la enfermedad de Parkinson
122. pellagra	122. la pelagra
123. pernicious anemia	123. la anemia perniciosa
124. pertussis	124. la tos convulsiva
125. pimple	125. el grano de la cara, el barro
126. plague (Bubonic)	126. la plaga bubónica
127. pneumonia	127. la pulmonía
128. poison ivy, oak	128. la hiedra venenosa
129. polio	129. la poliomielitis
130. polyp	130. el pólipo
131. psoriasis	131. la psoríasis
132. pus	132. el pus
133. pyorrhea	133. la piorrea
134. rabies	134. la rabia
135. rash	135. la roncha, el salpullido, la erupción
136. relapse	136. la recaída
137. renal	137. renal
138. rheumatic fever	138. la fiebre reumática
139. roseola	139. la roséola
140. rubella	140. la rubéola
141. rupture	141. la ruptura
142. scab	142. la costra
143. scabies	143. la sarna
144. scar	144. la cicatriz
145. scarlet fever	145. la escarlatina
146. scratch	146. el rasguño
147. senile	147. senil
148. shock	148. el choque
149. sinus congestion	149. congestión nasal
150. slipped disc	150. el disco desplazado
151. smallpox	151. la viruela
152. snakebite	152. la mordedura de culebra
153. sore	153. la llaga
154. spasm	154. el espasmo
155. spider bite	155. la picadura de araña
156. spotted fever	156. la fiebre púrpura
157. sprain	157. la torcedura
158. stomach ache	158. el dolor del estómago
159. stomach ulcer	159. la úlcera del estómago
160. suicide	160. el suicidio
161. sunburn	161. la quemadura del sol
162. sunstroke	162. la insolación
163. swelling	163. la hinchazón
164. syphilis	164. la sífilis
165. tachycardia	165. la taquicardia
166. tapeworm	166. la lombriz solitaria
167. tetanus	167. el tétano

168. thrombosis	168. la trombosis
169. thrush	169. la afta
170. tonsillitis	170. la tonsilitis, la amigdalitis
171. toothache	171. el dolor de muela
172. toxemia	172. la toxemia
173. trauma	173. el trauma
174. tuberculosis	174. la tuberculosis
175. tumor	175. el tumor
176. typhoid fever	176. la fiebre tifoidea
177. typhus	177. el tifus
178. ulcer	178. la úlcera
179. unconsciousness	179. la insensibilidad
180. undulant fever	180. la fiebre ondulante
181. uremia	181. la uremia
182. uterus, prolapsed	182. el prolapso de la matriz
183. valley fever	183. la fiebre del valle
184. varicose veins	184. las venas varicosas
185. venereal disease (STD)	185. la enfermedad venérea
a. canker sore	a. la postemilla
b. chancre	b. el chancro
c. chlamydia	c. la clamidia
d. cold sore	d. los fuegos en la boca
e. condyloma	e. el condiloma
f. genital wart	f. la verruga genital
g. gonorrhea	g. la gonorrea
h. herpes genitalis	h. el herpes genital
i. moniliasis	i. la moniliásis
j. syphilis	j. la sífilis
k. trichomonas	k. la tricomonas
186. virus	186. el virus
187. vomit	187. el vómito, los vómitos
188. wart	188. la verruga
189. weakness	189. la debilidad
190. weal	190. el verdugón, el moretón
191. wheeze	191. el jadeo, la silba
192. whiplash	192. concusión de la espina cervical, lesión de latigazo
193. whooping cough	193. la tos ferina
194. worm(s)	194. la lombriz (las lombrices)
195. wound	195. la herida
196. yellow fever	196. la fiebre amarilla

DERMATOLOGY

Evaluation Questions

1. How long have you had this rash (growth)?
2. Do you have any family history of skin cancer?
3. Do you burn easily?
4. Do you wear sunscreen regularly?
5. Does it itch?
6. Do you have any history of asthma, hay fever, or childhood eczema?
7. What type of soap (detergent, make-up, shampoo, moisturizer) do you use?
8. How frequently do you bathe (shower)?
9. Is anybody else in the family affected? (itching?)
10. When does it itch the most?
11. Where did the rash first start?
12. When did the rash first start?
13. Is it painful?
14. What type of treatment are you currently using? (over the counter medicine?)
15. Has it been bleeding recently?
16. What medicines are you taking?
17. What happened when you took ________?

DERMATOLOGÍA

Preguntas de Evaluación

1. ¿Desde cuándo tiene este salpullido (crecimiento)?
2. ¿Hay alguien en su familia que padezca del cáncer de la piel?
3. ¿Se quema fácilmente?
4. ¿Usa bloqueador solar regularmente?
5. ¿Le pica?
6. ¿Padece del asma, la fiebre de heno, o el eccema de niñez?
7. ¿Qué clase de jabón (detergente, maquillaje, champú, loción) usa?
8. ¿Con qué frecuencia se baña (se ducha)?
9. ¿Hay alguien más en la familia que esté afectado? (¿tenga picazón?)
10. ¿Cuándo le pica más?
11. ¿Dónde empezó el salpullido?
12. ¿Cuándo empezó el salpullido?
13. ¿Le duele?
14. ¿Qué tipo de tratamiento está usando actualmente? (¿sobre el contador?)
15. ¿Ha tenido hemorragia recientemente?
16. ¿Qué medicinas está tomando?
17. ¿Qué le pasó cuando usted tomó ________?

18. Do you have any allergies to medicines?
19. Do you have any other medical problems?
20. Is there anything else that I can help you with?

18. ¿Es alérgico(a) a alguna medicina? (¿Tiene alergias a alguna medicina?)
19. ¿Tiene algún otro problema médico?
20. ¿Hay algo más en que pueda ayudarle?

Psoriasis

1. You have psoriasis.
2. Psoriasis is a disease in which your skin cells are growing too fast.
3. There are medicines for psoriasis. If you use them in the right way your psoriasis will go away. The psoriasis may never come back or it may come back from time to time. If you start using the medicine as soon as you notice the psoriasis, it will clear up faster.
4. These medicines stop the skin cells from growing too rapidly:
   Anthralin
   Tars
   Steroids
   You must use them in the right way.
5. Anthralin is a strong medicine for psoriasis. It is a very good medicine, but you must use it with care.*
6. You will receive ultraviolet light treatments. The ultraviolet light also stops the skin cells from growing too fast.

Psoríasis

1. Usted tiene psoríasis.
2. La psoríasis es una enfermedad en la cual las células de la piel crecen demasiado rápidamente.
3. Hay medicinas para la psoríasis. Si las usa correctamente la psoríasis desaparecerá. La psoríasis quizás no vuelva o tal vez aparecerá de vez en cuando. Si comienza a usar la medicina tan pronto como se da cuenta, la psoríasis desvanecerá más rápidamente.
4. Las siguientes medicinas detienen el crecimiento rápido de las células:
   Antralina
   La brea
   Los esteroides
   Debe usarlas en la manera correcta.
5. La Antralina es una medicina fuerte para la psoríasis. Es una buena medicina pero debe usarla con cuidado.
6. Recibirá tratamientos con rayos ultravioletas. Este tratamiento también ayuda para que las células de su piel no crezcan tan rápido.

* A set of instructions for the use of Anthralin can be found in Patient Information, p. 228.

7. Sunlight will also help your psoriasis clear. Try to spend some time in the sun every day.
8. Tars are a good medicine for psoriasis. Apply the tar medicine to the psoriasis three to four (3–4) times a day.
9. Tars must be applied in the direction the hair grows. If not, you may get an infection in the hair follicles.
10. Steroids must be used sparingly. If you use too much your skin will become thin. It may tear and bruise easily.
11. Your skin problems may cause itching. If you scratch your skin, it will make the skin problem worse.
12. Try not to scratch.
13. There are pills to stop the itching.
14. If you itch, ask for the pill for the itching.
15. If you itch, take the pill for the itching.
16. The pills may make you sleepy. Do not drive or operate machinery after taking the pills.
17. Do you itch?
18. Do you need the pill for the itching?
19. Does your skin burn?
20. Is your skin burning or sore anywhere?

7. La luz del sol también ayuda a que la psoríasis desvanezca. Trate de pasar un rato cada día en el sol.
8. La brea es una buena medicina para la psoríasis. Aplíquesela de tres a cuatro (3–4) veces por día.
9. La brea debe ser aplicada en la dirección en la cual crece el pelo. Si no se hace así, una infección puede aparecer en los folículos del pelo.
10. Los esteroides deben ser usados con cuidado. Si los usa mucho, la piel se volverá fina. Podrá romperse y causar moretones fácilmente.
11. Los problemas de la piel quizás podrán causarle salpullido. Si usted se rasca la piel, se empeorará el problema de la piel.
12. Trate de no rascarse.
13. Hay pastillas para detener la picazón (comezón).
14. Si tiene comezón (picazón), pida la píldora para aliviarse.
15. Si tiene picazón, tome la píldora para la picazón.
16. Las pastillas le pueden dar sueño. No maneje ni opere maquinaria después de tomar las pastillas.
17. ¿Tiene picazón o comezón?
18. ¿Necesita la píldora para la comezón?
19. ¿Le quema la piel?
20. ¿Le quema la piel o está adolorido(a) en alguna parte?

Skin (Terminology)	La Piel (Terminología)
1. abrasion, scraping off	1. la abrasión, la raspadura
2. abscess	2. el absceso, la posterna
3. birthmark	3. el lunar
4. blister	4. la ampolla, la vejiga
5. boil, carbuncle	5. el grano enterrado, el "tacotillo," el forúnculo
6. bruise	6. el moretón, la magulladura
7. burn	7. la quemadura
8. chilblain	8. los sabañones
9. cut	9. la cortada, la cortadura
10. cyanosis	10. la cianosis, la piel azulada
11. dermatitis	11. la dermatitis
12. dry skin	12. la piel seca
13. eczema	13. el eczema
14. eruption	14. la erupción
15. erysipelas	15. la erisipela
16. fester, sore	16. la llaga, la úlcera
17. inflammation	17. la inflamación
18. itch	18. la picazón, la comezón
19. pustule	19. la pústula
20. rash	20. el salpullido, la roncha
21. ringworm	21. el empeine, la tiña
22. scab, crust	22. la costra
23. scabies	23. la sarna
24. scald	24. la escaldadura
25. scar	25. la cicatriz
26. scratch	26. el rasguño, el raspón
27. skin, crack in	27. la grieta
28. skin discoloration	28. los paños, la descoloración de la piel
29. skin, oily	29. la piel grasosa
30. stitches	30. las puntadas, los puntos
31. swelling	31. la hinchazón
32. tumor	32. el tumor
33. ulcer	33. la úlcera
34. urticaria	34. la urticaria
35. wart	35. la verruga
36. welt	36. la roncha, el verdugón

DIABETES*

1. You have diabetes.
   (You have too much sugar in your blood.)
2. To correct this, you must lose weight, exercise, and take medicine (pills or injections).
3. Your doctor will regulate your dosage.
4. You should take your medicine at the same time every day or as the doctor orders it.
5. You should eat after every injection.
6. We have to rotate the site of injection to prevent soreness.
7. Drink this glass of orange juice. It will make you feel better.
8. I will put you in touch with a bilingual health care worker to explain this further.

DIABETES

1. Usted tiene diabetes.
   (Usted tiene demasiado azúcar en la sangre.)
2. Para remediar esto, usted tiene que perder peso, hacer ejercicios, y tomar medicina (pastillas o inyecciones).
3. Su médico le indicará su dosis.
4. Usted debe de tomar su medicina a la misma hora todos los días o como se lo indique su médico.
5. Usted debe de comer después de cada inyección.
6. Tenemos que alternar el sitio de la inyección para evitar molestias.
7. Tome este vaso de jugo de naranja. Le hará sentirse mejor.
8. Yo voy a ponerle en contacto con un(a) trabajador(a) médico(a) bilingüe para explicárselo más.

* A Mexican-American diet for diabetes can be found in pp. 209–211. Instructions for self-administration of insulin can be found in pp. 207–208. Directions for urine testing are on p. 239. Warning signs of hypoglycemia are on p. 208. Wallet card for diabetics can be found on p. 206.

DRUGS

General

1. What drugs do you use?
   Heroin?
   Cocaine?
   Crack?
   Uppers?
   Downers?
   Barbiturates?
   Speed?
2. When was your last fix?
3. Where do you shoot the drugs?
4. Do you have any abscesses?
5. Have you ever been through a detoxification program before?
6. Have you ever taken methadone before?
   For detoxing?
   On maintenance?
7. Have you ever overdosed on drugs?
8. Have you ever had a heart infection from using drugs?
9. Have you ever had hepatitis?
10. Do you think you might have been exposed to hepatitis recently?

DROGAS

General

1. ¿Qué drogas usa usted?
   ¿Heroína?
   ¿Cocaína?
   ¿Crac?
   ¿Estimulantes?
   ¿Abajos?
   ¿Diablitos o barbitúricos?
   ¿Blancas?
2. ¿Cuándo fue su último filerazo?
3. ¿Dónde se pone usted las drogas?
4. ¿Tiene algunos abscesos?
5. ¿Ha participado alguna vez en un programa de destoxificación?
6. ¿Ha tomado metadona alguna vez?
   ¿Para desintoxicarse durante el tratamiento?
   ¿Para mantenimiento?
7. ¿Alguna vez se ha sobredrogado?
8. ¿Ha sufrido alguna vez una infección cardíaca a causa del uso de drogas?
9. ¿Ha sufrido alguna vez de hepatitis?
10. ¿Cree usted que ha estado expuesto(a) a la hepatitis recientemente?

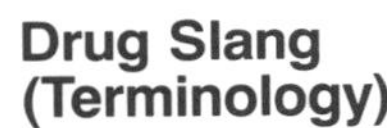

Drug Slang (Terminology) / Jerga de Drogas (Terminología)

Drug Slang (Terminology)	Jerga de Drogas (Terminología)
1. heroin	1. la heroína, la chiva, la carga
2. bag or stash of drugs	2. el clavo, o la talega de drogas
3. cocaine crack	3. la coca, la nieve, el crac
4. drug paraphenalia	4. heré
5. busted for drugs	5. torcido(a)
6. O.D.	6. la sobredosis
7. heroin user or junkie	7. drogadicto(a), heroíno-mania, tecato(a)
8. to mainline or shoot the drug	8. inyectarse, chutear
9. PCP or angel dust	9. PCP o el polvo de ángel
10. Jones (i.e., addiction)	10. prendido, adicto, "jones"
11. stoned	11. embalado(a), empacado(a), ido(a)
12. speed or whites	12. las blancas
13. speed freak or one who uses speed	13. el(la) blanco(a)
14. downers, reds, barbiturates	14. los rojos, los diablitos, las pingas y abajos
15. one who uses reds	15. pingo(a)
16. homemade drug capsules	16. las encachuchas
17. "fix"	17. el fileraso
18. to shoot up heroin	18. filerearse, picarse, inyectarse
19. drug in a capsule form	19. la gorra, la cachucha
20. joint	20. la griga, la hierba, el leño
21. cold turkey or quit suddenly	21. kickear
22. to get high on speed	22. poner blancas, "estar volando"
23. to get high on drugs (in general)	23. ponerse loco(a)
24. to push or deal	24. puchar
25. roach	25. la rocha
26. tracks	26. los trakes, los traques
27. to buy a lid	27. apañar un bote
28. to swallow a drug in capsules	28. tragarse la cachucha
29. heroin bought by the spoon	29. la cuchara
30. to dissolve heroin in a spoon over a flame	30. cukear, cuquear
31. opium	31. el opio
32. to deal heroin	32. llevar carga, llevar mula

EARS, NOSE, AND THROAT

Ears

1. Have you ever had an infection of the middle ear?
2. Do you have any hearing problems?
3. Do you use a hearing aid?
4. Are you hard of hearing or deaf?
5. Do you ever have discharge from your ears?
   Did you ever have discharge from your ears?
6. Do your ears feel clogged or blocked?
7. Do your ears ring?
   Do you have ringing in your ears?
8. Do you ever have dizzy spells?

Nose

1. Do you have allergies?
2. What causes your allergies?
3. Do you have a cold?
4. How many colds did you have last year?
5. Do you have a runny nose?
6. Do you have a stuffed/stopped-up nose?
7. Do you have sinus headaches?
8. Do you have nose bleeds?

LOS OÍDOS, LA NARIZ, Y LA GARGANTA

Los Oídos

1. ¿Ha tenido alguna vez una infección del oído medio?
2. ¿Tiene usted problemas de oír?
3. ¿Usa usted un audífono?
4. ¿Le es difícil oír bien? ¿Padece de sordera?
5. ¿Le supuran alguna vez los oídos?
   ¿Le han supurado los oídos alguna vez?
6. ¿Siente usted los oídos tapados?
7. ¿Siente un tintineo o silbido en los oídos?
8. ¿Sufre de mareos algunas veces?

La Nariz

1. ¿Tiene alergias?
2. ¿Qué le causa las alergias?
3. ¿Tiene usted un resfriado/resfrío/catarro?
4. ¿Cuántos resfriados tuvo durante el año pasado?
5. ¿Tiene coriza?
6. ¿Tiene usted la nariz tapada/tupida/mormada?
7. ¿Tiene jaquecas del seno nasal o jaquecas nasales?
8. ¿Le sangra la nariz a veces?

Mouth and Throat

1. Do you have sore throats frequently?
2. Are you hoarse frequently?
3. Do your gums bleed frequently?
4. Do you have gum infections often?
5. Have you ever had strep throat?
6. Does your throat hurt when you swallow?
7. Does your tongue feel swollen?
8. Can you taste anything?
9. I want to take a throat culture. Open your mouth. This will not hurt.

Boca y Garganta

1. ¿Le duele la garganta con frecuencia?
2. ¿Tiene ronquera con frecuencia?
3. ¿Le sangran las encías con frecuencia?
4. ¿Tiene infecciones de las encías con frecuencia?
5. ¿Ha tenido alguna vez "strep" (infección a estreptococo de la garganta)?
6. ¿Le duele la garganta al tragar?
7. ¿Siente la lengua hinchada?
8. ¿Puede saborear algo?
9. Quiero hacere un cultivo de la garganta. Abra la boca. Esto no le va a doler.

ENDOCRINOLOGY

1. Have you been unusually thirsty, hungry, or fatigued?
2. Have you had more frequent urination? Do you get up at night to urinate? How often?
3. Have you ever had problems with your thyroid? Have you ever had irradiation to your neck for any reason?
4. Have you noted any significant weight gain or loss? What is your usual weight?
5. How is your appetite?
6. (WOMEN) How old were you when your periods started? How many days between periods? Have you ever been pregnant? How many children do you have? Ages?

ENDOCRINOLOGÍA

1. ¿Ha tenido usted sed, hambre, o fatiga más de lo común?
2. ¿Ha tenido que orinar más de lo usual? ¿Se levanta por la noche para orinar? ¿Con qué frecuencia?
3. ¿Ha tenido alguna vez problemas con la glándula tiroides? ¿Ha tenido alguna vez una irradiación en el cuello por cualquier motivo?
4. ¿Ha notado pérdida o aumento de peso? ¿Cuál es su peso usual?
5. ¿Qué tal su apetito?
6. (PARA LAS MUJERES) ¿Cuántos años tenía cuando tuvo la primera regla? ¿Cuántos días entre las reglas? ¿Ha estado embarazada? ¿Cuántos hijos tiene? ¿Edad de los hijos?

FAMILY PLANNING

1. What is your name? How do you spell it?
2. What is your address?
3. What is your zip code?
4. What is the name of your nearest relative?
5. How is he/she related to you?
6. How old are you?
7. On what day, month, and year were you born?
8. Where were you born?
9. What is your marital status?
10. When was your last menstrual period?
11. How long did it last?
12. How often do you get your menstrual period?
13. How many days does it last?
14. How old were you when you first began to menstruate?
15. Do you have vaginal secretions?
16. When was your last Pap smear?
17. Have you ever been pregnant? How many times? How many live births?
18. Have you ever had an abortion or miscarriage?
19. Are you pregnant now?

PLANIFICACIÓN FAMILIAR

1. ¿Cómo se llama usted? ¿Cómo se deletrea su nombre?
2. ¿Cuál es su dirección?
3. ¿Cuál es su zona postal?
4. ¿Cómo se llama su pariente más cercano(a)?
5. ¿Qué parentesco tiene con usted?
6. ¿Qué edad tiene usted?
7. ¿En qué día, mes, y año nació usted?
8. ¿Dónde nació usted?
9. ¿Cuál es su estado civil?
10. ¿Cuándo fue su última regla (menstruación, período)?
11. ¿Cuánto tiempo le duró?
12. ¿Cada cuándo le viene la menstruación?
13. ¿Cuántos días le dura?
14. ¿A qué edad tuvo su primera regla?
15. ¿Tiene secreciones vaginales?
16. ¿Cuándo fue su última prueba de Pap?
17. ¿Ha estado alguna vez embarazada? ¿Cuántas veces? ¿Cuántos niños tiene?
18. ¿Ha tenido alguna vez un aborto o una pérdida (un malparto)?
19. ¿Está usted embarazada ahora?

20. Do you want to be pregnant?
21. Do you want an abortion?

20. ¿Quiere estar embarazada?
21. ¿Quiere tener un aborto?

Contraceptives

1. Would you like information on birth-control methods?
2. There are various methods you may use if you do not wish to get pregnant.
3. The pill is one of the most effective means of birth control when taken correctly.
4. A condom or rubber is a narrow rubber or latex sheath (bag) worn by the man on his penis during sex. This usually works well and helps prevent the spreading of sexually transmitted disease also.
5. The diaphragm is a shallow cup made of soft rubber. The woman inserts it in her vagina before intercourse, and must leave it in for at least six (6) hours afterward.
6. Contraceptive foam comes in a can or tube, and the woman must insert it into her vagina prior to sexual relations.
7. The IUD (intrauterine device) is a plastic or metal object that is placed inside the uterus. It prevents implantation of a fertilized ovum in the uterus.

Anticonceptivos

1. ¿Quiere usted información sobre los métodos del control de la natalidad (los métodos anticonceptivos)?
2. Hay varios métodos que usted puede usar si no quiere estar embarazada.
3. La píldora es uno de los métodos más seguros para evitar el embarazo, pero es preciso tomársela como es debido.
4. El condón es una bolsa elástica de goma o hule que el hombre se pone durante relaciones sexuales. Es efectivo para evitar el embarazo, y también ayuda a evitar las enfermedades sexualmente transmitidas.
5. El diafragma es un tamborcito de goma suave que la mujer inserta en su vagina antes de tener relaciones sexuales, y que se lo debe dejar por seis (6) horas después de tener relaciones.
6. La espuma anticonceptiva viene en una lata o en tubo, y la mujer se la unta en la vagina antes de tener relaciones sexuales.
7. El dispositivo intrauterino consiste en un objeto de plástico o de metal que un(a) médico(a) coloca dentro de la matriz. Mientras esté adentro, evita implantación del óvulo en la matriz.

Vasectomy

- A vasectomy is an operation that consists of cutting or cauterizing the vas deferens tubes to prevent the passage of the sperm.
- The surgery is usually done with a local anaesthetic in the doctor's office or in an outpatient clinic.
- A vasectomy can produce the same complications of any minor surgery: pain, swelling, and/or the possibility of infection.
- **A vasectomy is a permanent operation.**

Tubal Ligation (Sterilization of the Woman)

- A tubal ligation is an operation that consists of cutting or cauterizing the Fallopian tubes. This prevents the egg of the woman from coming in contact with sperm in the Fallopian tubes.
- A tubal ligation can produce the same complications as any surgery: pain, swelling, and/or infection.
- **A tubal ligation is a permanent operation.**

Vasectomía

- La vasectomía es una operación que consiste en cortar o cauterizar los tubos llamados deferentes, para evitar el paso de los espermatozoides.
- La cirugía se hace la mayoría de las veces con anestésico local en la oficina del doctor o en una clínica.
- La vasectomía puede presentar las mismas complicaciones de cualquier cirugía menor: dolor, hinchazón, y/o la posibilidad de infección.
- **La vasectomía es una operación permanente.**

Amarrar los Tubos (Esterilización de la Mujer)

- Amarrar las trompas es una operación que consiste en ligar o cauterizar las trompas de Falopio. De esta manera se evita que el óvulo o semilla de la mujer se encuentre con el espermatozoide en las trompas de Falopio.
- Amarrar las trompas puede presentar las mismas complicaciones de cualquier cirugía: dolor, hinchazón, y/o infección.
- **Amarrar las trompas es una operación permanente.**

Terminology / Terminología

Terminology	Terminología
1. abortion	1. un aborto, un malparto, una pérdida
2. birth control methods	2. los métodos del control de la natalidad, los métodos anticonceptivos
3. biopsy	3. la biopsia
4. bladder	4. la vejiga
5. breasts	5. los pechos, los senos
6. breast lumps	6. las bolitas en el pecho, los bultos
7. cauterize	7. cauterizar
8. cesarean section	8. la cesárea
9. cervix	9. la cerviz
10. clitoris	10. el clítoris
11. coitus interruptus	11. se sale, se saca, el coito interrumpido
12. conception	12. la concepción
13. creams	13. las cremas
14. cyst	14. el quiste
15. diaphragm	15. el diafragma
16. dilatation and curettage	16. la dilatación y raspado
17. discharge	17. la descarga, las secreciones
18. ectopic pregnancy	18. un embarazo en los tubos
19. ejaculation	19. la eyaculación
20. erection	20. la erección
21. estrogen	21. el estrógeno
22. Fallopian tubes	22. los tubos de Falopio, las trompas de Falopio
23. family planning	23. la planificación familiar
24. fertilization	24. la fecundación
25. foams	25. las espumas
26. gonorrhea	26. la gonorrea
27. hormones	27. las hormonas
28. hymen	28. el himen, la membrana
29. hysterectomy	29. la histerectomía
30. IUD	30. el DIU, aparato intrauterino
31. jellies	31. las jaleas
32. laparoscopy	32. la laparoscopía
33. masturbation	33. la masturbación
34. menopause	34. la menopausia
35. menstruation	35. la menstruación, la regla
36. miscarriage	36. un malparto, un aborto, una pérdida
37. orgasm	37. el orgasmo
38. ovaries	38. los ovarios
39. ovulation	39. la ovulación
40. Pap smear	40. la prueba de Pap
41. pelvic exam	41. el examen de la pelvis
42. penis	42. el pene, el miembro

43. pill	43. la píldora
44. pregnancy	44. el embarazo
45. sexual intercourse	45. las relaciones sexuales
46. side effects	46. los efectos secundarios
47. speculum	47. el espéculo
48. sperm	48. la esperma, la semilla
49. spermicides	49. las espermaticidas
50. sterilization	50. la esterilización
51. syphilis	51. la sífilis
52. testicles	52. los testículos
53. tubal ligation	53. la ligación de los tubos/ de las trompas
54. uterus	54. la matriz, el útero
55. vagina	55. la vagina
56. vasectomy	56. la vasectomía
57. sexually transmitted disease	57. enfermedad sexualmente transmitida
58. vulva	58. la vulva, los labios vaginales

GASTROINTESTINAL

1. What foods disagree with you?
2. Do you get gas pains?
3. Do you get heartburn?
4. Do you burp a lot?
5. Do you have frequent stomach aches?
6. Do you have indigestion often?
7. Do you feel pain?
8. Where is your pain? Show me where it hurts the most.

GASTROINTESTINAL

1. ¿Qué alimentos le caen mal?
2. ¿Suele usted tener gases?
3. ¿Suele tener ardor en el pecho?
4. ¿Eructa usted mucho?
5. ¿Tiene usted con frecuencia dolores de estómago?
6. ¿Tiene indigestión con frecuencia?
7. ¿Tiene dolor alguno?
8. ¿Dónde le duele? Enséñeme dónde le duele más.

9. Can you describe the pain? Is it . . .
   a. dull?
   b. strong?
   c. sharp?
   d. burning?
   e. crampy?
   f. running/radiating?
   g. achy?
10. Does the pain move? Where?
11. How long does the pain last?
12. What causes it?
13. What makes it worse?
   a. To cough?
   b. To eat?
   c. To have a bowel movement?
   d. Sex?
   e. Moving?
14. What makes it better?
15. Are you going to vomit?
16. Did you vomit?
17. Have you vomited?
18. Do you have blood in your vomit?
19. How many times have you had a bowel movement today?
20. What color is your bowel movement?

9. ¿Puede describir el dolor? ¿Es . . .
   a. sordo?
   b. fuerte?
   c. agudo?
   d. con ardor?
   e. con calambres?
   f. un dolor que le corre?
   g. doloroso?
10. ¿Le corre el dolor? ¿Adónde?
11. ¿Por cuánto tiempo le dura el dolor?
12. ¿Qué lo causa?
13. ¿Qué lo hace peor?
   a. ¿Al toser?
   b. ¿Al comer?
   c. ¿Al evacuar?
   d. ¿Al tener relaciones sexuales?
   e. ¿Al moverse?
14. ¿Qué lo alivia?
15. ¿Va a vomitar?
16. ¿Vomitó?
17. ¿Ha vomitado?
18. ¿Tiene usted vómitos con sangre?
19. ¿Cuántas veces ha tenido defecación hoy?
20. ¿De qué color son sus evacuaciones?

21. Do you need a bedpan?
22. How are your stools?
23. Are your stools hard, soft, bloody, black?
24. Are you constipated?
25. Do you have diarrhea?
26. Is it diarrhea with mucus?
27. With diarrhea, does it have a foul smell?
28. Do you have hemorrhoids?
29. Do you have bleeding hemorrhoids?
30. Do you have rectal bleeding?
31. Have you ever had a barium enema?
32. Have you ever had a barium X-ray?
33. When was your last menstrual period?
34. Are you active sexually?
35. Do you use contraceptives? What?
36. Do you have discharge?
37. Is your appetite good?
38. What have you eaten today?
39. What have you eaten in the last twenty-four (24) hours?
40. How many times has your child had a bowel movement today?

21. ¿Necesita usted un bacín (una chata)?
22. ¿Cómo son las evacuaciones (deposiciones)?
23. ¿Las evacuaciones son duras, blanditas, con sangre, o negras?
24. ¿Está usted estreñido(a) (constipado)(a)?
25. ¿Tiene usted diarrea?
26. ¿Es diarrea con moco (mucosidad)?
27. Con diarrea, ¿tiene mal olor?
28. ¿Tiene usted hemorroides?
29. ¿Tiene usted hemorroides sangrantes?
30. ¿Le sale sangre por el recto?
31. Ha tenido alguna vez una lavativa (un lavado) de bario?
32. ¿Le han hecho alguna vez una prueba (radiografía) con bario?
33. ¿Cuándo fue su última regla?
34. ¿Tiene usted relaciones sexuales con frecuencia?
35. ¿Usa usted anticonceptivos? ¿Cuáles?
36. ¿Tiene usted flujos (secreciones)?
37. ¿Tiene buen apetito?
38. ¿Qué ha comido hoy?
39. ¿Qué ha comido en las últimas veinticuatro (24) horas?
40. ¿Cuántas veces ha tenido su hijo(a) defecación hoy?

41. What has your child eaten in the last twenty-four (24) hours?
42. What color is his/her bowel movement?
43. Have you had any change in your urine?

41. ¿Qué ha comido su hijo(a) en las últimas veinticuatro (24) horas?
42. ¿De qué color son las evacuaciones de él(de ella)?
43. ¿Ha notado algunos cambios en la orina?

Colostomy

1. What is a colostomy?
2. It is an opening into the intestine to release the contents.
3. What does the colostomy do?
4. It empties the stool from the intestine that normally comes out your rectum.
5. Will I have it forever?
6. If the doctor told you for a short time, believe him.
7. Yes, you will always have it from now on because they had to close up your rectum. Your disease made that necessary.
8. How do I care for it?
9. I will show you and then you can practice with me until it is comfortable for you.
10. What is a pouch?
11. A pouch is a plastic bag that fits snugly (closely) over your stoma.
12. What is a stoma?

Colostomía

1. ¿Qué es una colostomía?
2. Es una abertura en el intestino para evacuar el contenido.
3. ¿Qué hace la colostomía?
4. Evacua el excremento del intestino que generalmente sale de su recto.
5. ¿La tendré para siempre?
6. Si el (la) médico le dijo que la tendría por poco tiempo, créalo(la).
7. Sí, usted siempre la tendrá de hoy en adelante porque tuverion que cerrar su recto. Fue necesario a causa de su enfermedad.
8. ¿Cómo la cuido?
9. Le voy a mostrar y entonces usted puede practicar conmigo hasta que se sienta cómodo(a).
10. ¿Qué es una bolsa?
11. Una bolsa es una cosa de plástico que cabe bien ajustada sobre su estoma.
12. ¿Qué es un estoma?

13. A stoma is the small (little) part of your bowel the doctor has sewn to the outside.
14. Will I smell or will it leak stool?
15. Not if we fit it tightly. It can even last for two or three days before it needs changing. It is a very normal function. Some people have stool rectally; you happen to pass it through and out your stoma.
16. Where do I empty it?
17. In the toilet, just like everyone does.
18. Will stool be in there all the time?
19. At first it may be often and thin. But when you are eating more normally, it will probably work just once or twice a day like before you had the colostomy.
20. Why do I have to wear it at all?
21. To allow the diseased portion of your intestine to heal and work normally again.
22. Will other people know I have a colostomy?
23. Most likely not, as the pouch fits flat against you and doesn't even show.

An ileostomy does drain almost all the time and so will require more involved instructions and support. It is usually permanent.

13. Un estoma es la parte pequeña de su intestino (tripa) que el(la) médico(a) ha cosido a la parte de afuera.
14. ¿Tendré un olor o dejará escapar excremento?
15. No, si la ajustamos muy ajustada. Aún puede durar por dos o tres días antes de que tenga que cambiarla. Es una función muy normal. Algunas personas tienen excremento por el recto; usted lo pasa por el estoma.
16. ¿Dónde la vacío?
17. En el retrete, como todo el mundo.
18. ¿Habrá excremento todo el tiempo?
19. Al principio puede ocurrir a menudo y ser flaco. Pero cuando está comiendo mejor, funcionaría sólo una vez o dos veces al día como antes de que tuviera la colostomía.
20. ¿Por qué tengo que tenerla en primer lugar?
21. Para permitir que la parte enferma de su intestino se cure y funcione normalmente otra vez.
22. ¿Sabrán otras personas que tengo una colostomía?
23. Probablemente no, como la bolsa cabe aplastada contra usted y no se ve.

Una ileostomía sí desagua casi todo el tiempo y así requerrá más instrucciones importantes y apoyo. Por lo general es permanente.

A urostomy holds urine and fills as often as the kidney produces urine, which is all the time. The pouch takes the place of the bladder and acts as the collecting bag for urine. But people do learn to live with it, and it is an important area to be comfortable about.

Una urostomía retiene orina y llena siempre que el riñón produce orina, que es todo el tiempo. La bolsa toma el lugar de la vejiga y es la bolsa de colección para la orina. Pero las personas sí aprenden de vivir con ella, y es una área en que puede sentirse cómodo(a).

GENITOURINARY

Infection

1. Do you have pain with urination?
2. Do you have a burning sensation when you urinate?
3. Do you have to urinate very frequently?
4. Do you have to get up at night to urinate?
5. How many times a day do you urinate?
   How much do you urinate at one time?
6. Do you have pain over the bladder?
7. Is the urine . . .
   a. clear?
   b. normal?
   c. cloudy?
   d. bloody?
   e. with pus?
   f. with stones?
   g. with a strange odor?
8. Is it dark red, pink, brownish?

GENITOURINARIO

Infección

1. ¿Tiene dolor al orinar?
   ¿Le duele al orinar?
2. ¿Siente ardor al orinar?
3. ¿Tiene que orinar con mucha frecuencia?
4. ¿Tiene que levantarse por la noche para orinar?
5. ¿Cuántas veces al día orina usted?
   ¿Cuánto orina a la vez?
6. ¿Tiene algún dolor sobre la vejiga?
7. ¿La orina es . . .
   a. clara?
   b. normal?
   c. turbia?
   d. con sangre?
   e. con pus?
   f. con cálculos (piedras)?
   g. con olor extraño?
8. ¿El color es rojo oscuro, rosado, moreno?

9. Do you have backaches?
10. Have you ever had a bladder infection?
11. Have you ever had cystitis?
12. Have you ever had a kidney infection? Chills, fever?
13. Do you have pain in your testicles?
14. Do you have a discharge from your penis?
15. Have you ever had prostatitis?
16. Have you had any operations on your kidneys (ureters)? Any operations on your bladder or urethra?

9. ¿Sufre de dolores de espalda?
10. ¿Ha tenido alguna vez una infección en la vejiga?
11. ¿Ha tenido alguna vez cistitis?
12. ¿Ha tenido alguna vez una infección de los riñones? ¿Escalofríos, fiebre?
13. ¿Tiene dolor en los testículos?
14. ¿Le supura el pene (el miembro)?
15. ¿Ha tenido alguna vez problemas de la próstata?
16. ¿Ha tenido operaciones de los riñones (uréteres), o de la vejiga o uretra?

Obstruction

1. Can you urinate?
2. Do you have to urinate very frequently?
3. How many times a day do you urinate? How much do you urinate at one time?
4. Do you have to get up at night to urinate? How many times?
5. Do you have to wait very long for the urine to come out or strain to get the urine out?
6. Is the flow of urine strong and continuous?

Obstrucción

1. ¿Puede usted orinar?
2. ¿Tiene que orinar con mucha frecuencia?
3. ¿Cuántas veces al día orina usted? ¿Cuánto orina usted a la vez?
4. ¿Tiene que levantarse en la noche para orinar? ¿Cuántas veces?
5. ¿Tiene que esperar mucho para que le salga la orina o hace fuerza para que salga la orina?
6. ¿Es fuerte y continuo el chorro de su orina?

Tumor

1. Do you have to urinate very frequently?
2. Is the urine . . .
   a. clear?
   b. normal?
   c. cloudy?
   d. bloody?
   e. with pus?
   f. with stones?
3. Is there a strange odor?
4. Is it dark red, pink, brownish?
5. Do you have a lump in the testes?
6. Have you had any operations on your kidneys (ureters)? Any operations on your bladder or urethra?

Stones

1. When you have pain with urination, does the pain stay in that place or does it radiate toward the groin?
2. Have you had kidney stones?
3. Have you passed any stones?
4. Have you had any operations on your kidneys (ureters) or any operations on your bladder or urethra?

Tumor

1. ¿Tiene que orinar con mucha frecuencia?
2. ¿La orina es . . .
   a. clara?
   b. normal?
   c. turbia?
   d. con sangre?
   e. con pus?
   f. con cálculos (piedras)?
3. ¿Tiene un olor extraño?
4. ¿Es el color rojo oscuro, rosado, moreno?
5. ¿Tiene alguna bolita en los testículos?
6. ¿Ha tenido operaciones en los riñones (uréteres), o en la vejiga o uretra?

Cálculos (Piedras)

1. Cuando tiene dolor al orinar, ¿es fijo el dolor en un lugar, o se le corre hacia la ingle?
2. ¿Ha tenido piedras en los riñones?
3. ¿Ha pasado algunas piedras?
4. ¿Ha tenido operaciones en los riñones (uréteres), o en la vejiga o uretra?

Incontinence (Leaking)

1. Do you lose urine when you cough or sneeze or lift something?
2. Do you ever lose urine for no reason?
3. When you have to urinate do you lose urine before getting to the toilet?

Incontinencia (Gotear)

1. ¿Pierde orina al toser, al estornudar o al levantar algo?
2. ¿Hay veces que pierde orina sin ninguna razón?
3. Cuando tiene que orinar, ¿pierde orina antes de llegar al retrete?

Neurogenic

1. Can you urinate?
2. Do you have to urinate very frequently?
3. Do you have to get up at night to urinate?
4. How many times a day do you urinate?
   How much do you urinate at one time?
5. Do you have to wait very long for the urine to come out or strain to get the urine out?
6. Is the flow of urine strong and continuous?
7. Do you lose urine when you cough or sneeze or lift something?
8. Do you ever lose urine for no reason?
9. Have you had any injury to the spinal cord or brain?

Neurogénico

1. ¿Puede usted orinar?
2. ¿Tiene que orinar con mucha frecuencia?
3. ¿Tiene que levantarse por la noche para orinar?
4. ¿Cuántas veces al día orina usted?
   ¿Cuánto orina a la vez?
5. ¿Tiene que esperar mucho para que le salga la orina o hace fuerza para que salga la orina?
6. ¿Es fuerte y continuo el chorro de su orina?
7. ¿Pierde orina al toser, al estornudar o al levantar algo?
8. ¿Hay veces que pierde orina sin ninguna razón?
9. ¿Ha sufrido algún daño a la médula espinal o al cerebro?

10. Any medical disorders such as . . .
    a. diabetes?
    b. stroke?
    c. Parkinson's disease?
    d. multiple sclerosis?

10. ¿Algunas enfermedades como . . .
    a. diabetes?
    b. derrame cerebral?
    c. enfermedad de Parkinson?
    d. esclerosis múltiple?

Cystoscopy

1. The doctor wants to look into your bladder—the procedure is called cystoscopy—in order to find the reason for bleeding, infection, pain, etc.
2. It is necessary for you to sign a permit for him (her) to do the cystoscopy.
3. Please put on this gown and lie on this table with your legs over the stirrups, and I will wash you with an antiseptic solution and cover you with some drapes.
4. (FOR FEMALES) I will put some topical anesthetic into the urethra (squirt it in) and put a Q-tip (cotton swab) in the opening to keep the anesthetic in. This will make it more comfortable for you.
5. (FOR MALES) I will put some topical anesthetic into the urethra (squirt it in) and place a clamp on the penis to keep the anesthetic in. This will make it more comfortable for you.

Cistoscopia

1. El (La) médico(a) quiere examinarle la vejiga—este procedimiento se llama cistoscopia—para encontrar la razón del sangrar, de la infección, del dolor, etc.
2. Es necesario que usted firme el permiso para que él (ella) le haga la cistoscopia.
3. Favor de ponerse este camisón y acostarse en esta mesa con las piernas sobre los estribos, y yo le lavo con una solución antiséptica y le cubro con unas cobijas (sábanas).
4. (PARA LAS HEMBRAS) Le voy a poner anestesia (local) en la uretra (se la voy a jeringar) y le voy a aplicar un palito con algodón en la abertura para que la anestesia se quede. Esto le hará sentirse más cómoda.
5. (PARA LOS VARONES) Le voy a poner anestesia superficial en la uretra (se la voy a jeringar), y le voy a colocar una grapa en el pene para que se quede la anestesia. Esto le hará sentirse más cómodo.

5. (FOR FEMALES) The doctor will insert the instrument into the urethra. You should feel only some pressure. He(She) will then look into your bladder.
6. (FOR MALES) You will feel some pressure in the urethra and discomfort as the instrument passes through the prostate. Try to relax and take deep breaths as this is done.
7. He(She) must fill your bladder with some water in order to look around. If you become uncomfortable, tell us so we can let some water out (through the instrument). (The bladder collapses around the instrument.) Otherwise, he(she) cannot see.
8. [If the doctor needs urine for cytology:] The doctor needs to irrigate (flush) the bladder to obtain cells for examination. This may be uncomfortable.
9. The doctor wants you to take antibiotics for one day to prevent infection. (It is possible to introduce bacteria into the bladder even if we prep the patient.)
10. You may have some discomfort (burning) on urination and perhaps a small amount of bleeding. This is not serious unless it continues. If it does, please contact us.
11. If you have problems or complications, you may call us in the clinic or at night. Call the hospital number and ask for the urology resident on call or the interpreter if necessary.

5. (PARA LAS HEMBRAS) El(La) médico(a) le insertará el instrumento en la uretra. Usted sentirá sólo un poco de presión. Entonces (luego) él(ella) le va a examinar su vejiga.
6. (PARA LOS VARONES) Sentirá algo de presión en la uretra y molestia al pasar el instrumento por la próstata. Trate de relajarse y respirar profundamente mientras que se hace esto.
7. Él(Ella) tiene que llenarle la vejiga con agua para observar. Si usted se siente incómodo(a), avísenos para que podamos vaciar un poco del agua (por el instrumento). (La vejiga se cae alrededor del instrumento.) Si no, él(ella) no puede ver.
8. [Si el(la) médico(a) necesita orina para la citología:] El(La) médico(a) tiene que limpiarle la vejiga con un chorro de agua para obtener células para la prueba. Esto puede ser incómodo.
9. El(La) médico(a) quiere que usted tome antibióticos por un día para prevenir infección. (Es posible introducir bacteria en la vejiga aunque preparemos al [a la] paciente.)
10. Puede sufrir un poco de molestia (ardor) al orinar y quizás sangrar un poco. Esto no es serio a menos que siga. Si sigue, favor de avisarnos.
11. Si tiene complicaciones o problemas, puede llamarnos a la clínica o por la noche. Llame al número del hospital y pregunte por el(la) residente de urología de turno o por el(la) intérprete si es necesario.

HEADACHES/HEAD*

1. Do you have headaches?
2. Do you have migraines?
3. Do you ever feel dizzy?
4. How long do you feel dizzy?
5. How long do your headaches usually last?
6. Do you ever feel nauseated while you have a headache?
7. What do you do for your headaches?
8. How long have you had these headaches?
9. Where is the pain exactly?
10. Is the headache in the same place each time?
11. What causes the headaches?
12. Have the headaches occurred with vomiting?
13. Have you had recent head trauma?
14. Do you have high blood pressure?
15. Are there any changes in your vision?
16. Where do you feel the headache?
17. Where does it radiate?
18. Did the headache occur suddenly or gradually?

* See also Neurology, page 114.

DOLORES DE CABEZA/LA CABEZA

1. ¿Tiene usted dolores de cabeza (jaquecas)?
2. ¿Tiene usted migrañas (jaquecas)?
3. ¿Se siente usted mareado(a) algunas veces?
4. ¿Cuánto tiempo le dura el mareo?
5. ¿Cuánto tiempo le duran los dolores de cabeza (jaquecas, migrañas)?
6. Mientras tiene dolor de cabeza, ¿siente náuseas alguna vez?
7. ¿Qué hace para sus dolores de cabeza (jaquecas, migrañas)?
8. ¿Cuánto hace que tiene estos dolores de cabeza?
9. ¿Dónde le duele, exactamente?
10. ¿Siempre tiene el dolor de cabeza en el mismo sitio?
11. ¿Qué le causa los dolores de cabeza?
12. ¿Ha tenido dolores de cabeza con vómitos?
13. ¿Ha tenido recientemente trauma de la cabeza?
14. ¿Sufre de la presión alta?
15. ¿Hay algunos cambios en su vista?
16. ¿Dónde siente el dolor de cabeza?
17. ¿Adónde le corre?
18. ¿Su dolor de cabeza ocurrió de repente o gradualmente?

19. When do the headaches occur?
20. How often do they occur?
21. Are they continuous or intermittent?
22. Can you describe the pain?
23. Is this the worst headache you have ever had?
24. Does the headache awaken you from sleep?
25. Do you have blurred vision?
26. What makes the headache worse?
27. What makes your headache better?
28. Does medication affect the headache?
29. How long have you had this problem?

19. ¿Cuándo ocurren sus dolores de cabeza?
20. ¿Con qué frecuencia ocurren?
21. ¿Son continuas o intermitentes?
22. ¿Puede describir el dolor de cabeza?
23. ¿Es este el peor dolor de cabeza que ha tenido?
24. ¿El dolor de cabeza lo (la) despierta?
25. ¿Tiene la vista borrosa o nublada?
26. ¿Qué hace peor su dolor de cabeza?
27. ¿Qué hace mejor su dolor de cabeza?
28. ¿La medicina afecta el dolor de cabeza?
29. ¿Cuánto tiempo hace que tiene este problema?

MEDICATIONS / MEDICAMENTOS

Terminology / Terminología

English	Español
1. alcohol	1. el alcohol
2. amphetamine	2. la anfetamina
3. anesthesia	3. la anestesia
4. antacid	4. el antiácido
5. antibiotic	5. el antibiótico
6. antihistamine	6. la antihistamina
7. application	7. la aplicación
8. ascorbic acid (vitamin C)	8. el ácido ascórbico (vitamina C)
9. aspirin	9. la aspirina
10. barbiturate	10. el barbitúrico
11. Benzedrine (amphetamine)	11. la bencedrina (anfetamina)
12. calamine	12. la calamina
13. calcium	13. el calcio
14. capsule	14. la cápsula
15. castor oil	15. el aceite de ricino (de castor)
16. cocaine	16. la cocaína
17. cod liver oil	17. el aceite de hígado de bacalao
18. codeine	18. la codeína
19. contact lens	19. los lentes de contacto
20. contraceptive pills	20. las pastillas anticonceptivas
21. cortisone	21. la cortisona
22. cotton	22. el algodón
23. cough drops, lozenges	23. las pastillas para la tos
24. cough syrup	24. el jarabe para la tos
25. digitalis	25. la digitalis
26. diuretic	26. el diurético
27. dose	27. la dosis
28. douche	28. la ducha, el lavado interno, el lavado vaginal
29. dressing	29. el vendaje
30. drops	30. las gotas
31. elastic bandage	31. la venda elástica
32. enema	32. la enema
33. Epsom salt	33. la sal de higuera (de Epsom)
34. foam	34. la espuma
35. gauze	35. la gasa
36. glucose	36. la glucosa
37. heroin	37. la heroína
38. ice	38. el hielo
39. insulin	39. la insulina
40. iodine	40. el yodo
41. laxative	41. el laxante, el purgante, la purga
42. liniment	42. el linimento
43. lotion	43. la loción
44. milk of magnesia	44. la leche de magnesia
45. mineral oil	45. el aceite mineral
46. morphine	46. la morfina

47. narcotic	47. el narcótico
48. needle	48. la aguja
49. Novocaine	49. la novocaína
50. ointment	50. el ungüento, la crema
51. oxygen	51. el oxígeno
52. pacemaker	52. el marcapaso
53. penicillin	53. la penicilina
54. phenobarbital	54. el fenobarbital
55. pill	55. la píldora, la pastilla
a. birth control pill	a. la píldora anticonceptiva
b. sleeping pill	b. la píldora para dormir
c. thyroid pill	c. la pildora para tiroides
56. powder	56. el polvo
57. prosthesis	57. el miembro artificial (la prótesis)
58. quinine	58. la quinina
59. rubber (condom)	59. el hule, (el condón)
60. salve	60. la pomada, el ungũento
61. sanitary napkin ("Kotex")	61. la servilleta sanitaria ("Kotex")
62. sedative	62. el sedativo, el calmante
63. serum	63. el suero
64. smelling salts	64. las sales aromáticas
65. Sodium Pentothal (thiopental)	65. el pentotal de sodio
66. spray	66. la rociada
67. stimulant	67. la estimulante
68. sulfa	68. la sulfa
69. sulfur	69. el azufre
70. suppository	70. el supositorio
71. syrup of ipecac	71. el jarabe de ipecacuana
72. tablet	72. la tableta
73. tampon	73. el tapón
74. Terramycin (oxytetracycline)	74. la terramicina
75. Tylenol for children	75. Tylenol para niños
76. Vaseline (petroleum jelly)	76. Vaselina (la jalea petrólea)
77. vitamin	77. la vitamina

Instructions*

Instructions

1. right	1. derecho(a)
2. left	2. izquierdo(a)
3. tablespoonful	3. cucharada
4. teaspoonful	4. cucharadita
5. one-half teaspoonful	5. media cucharadita
6. BID	6. dos veces al día
7. TID	7. tres veces al día
8. QID	8. cuatro veces al día

*See also Weights and Measures, p. 361.

9. every hour	9. cada hora
10. each day, daily	10. cada día, diariamente
11. every other day	11. cada otro día (cada tercer día)
12. till gone	12. hasta terminar (acabar)
13. Let it dissolve in your mouth.	13. Que se disuelva en la boca.
14. as needed for pain	14. cuando la necesite para el dolor
15. insert	15. inserte
16. when you get up in the morning	16. al levantarse
17. Use the blow bottle like this at least three (3) times a day.	17. Use la botella soplante así por lo menos tres (3) veces al día.
18. apply	18. aplique (se), aplíquese
19. one-half (½) hour after meals	19. media (½) hora después de comidas
20. one (1) hour before meals	20. una (1) hora antes de comidas
21. for ten (10) days	21. durante diez (10) días
22. now (stat)	22. ahora (ahora mismo)
23. before bedtime	23. antes de acostarse
24. before you exercise	24. antes de hacer ejercicios
25. only when you really need it, because it may be habit-forming	25. solamente cuando la necesite, porque produce hábito
26. Apply ________ to the affected part.	26. Aplique ________ en la parte afectada.
27. chew	27. mastique
28. mix	28. mezcle
29. applicatorful	29. un aplicador lleno
30. vaginally	30. en la vagina
31. dissolved in	31. disuelto(a) en
32. Cool in the refrigerator.	32. Enfríe en el refrigerador.
33. Shake well.	33. Agítese bien.
34. as directed	34. de acuerdo con las instrucciones
35. scalp	35. cuero cabelludo
36. by mouth	36. por la boca
37. under the tongue	37. bajo la lengua
38. rectally	38. por el recto
39. rub	39. frote
40. gargle	40. haga gárgaras
41. soak	41. remoje, empape

42. Here is some medication for diarrhea. Take one to two (1–2) tablets every four to six (4–6) hours as needed for diarrhea.
43. Mix this package of soap with one (1) quart of water, and wash the affected area thoroughly.
44. These pills are vitamins.
45. These pills are for pain.
46. These pills are for the infection.
47. These pills are to treat your condition.
48. Take ________of these pills each day.
49. Here is enough medicine for ________ days.
50. Take one (1) of these pills every ________ hours.
51. Take one (1) pill daily for ________ days.
52. But do not take more than ________ a day maximum.
53. Fill the medicine dropper to this line and mix with a glass of water, juice, or milk.

42. Aquí tiene medicina para la diarrea. Tome una o dos (1–2) tabletas cada cuatro a seis (4–6) horas según las necesite para la diarrea.
43. Mezcle este paquete de jabón con un (1) litro de agua y lave completamente la parte afectada.
44. Estas pastillas son vitaminas.
45. Estas pastillas son para el dolor.
46. Estas pastillas son para la infección.
47. Estas pastillas son para tratar su condición.
48. Tome ________ de estas pastillas cada día.
49. Aquí tiene suficiente medicina para ________ días.
50. Tome una (1) de estas pastillas cada ________ horas.
51. Tome una (1) pastilla por ________ días.
52. Pero no tome más de ________ en total cada día.
53. Llene el gotero hasta esta línea y mezcle con un vaso de agua, jugo, o leche.

Prescriptions for Those Who Cannot Read

The form below can be copied and given along with medications to those patients who cannot read. The blanks below the pictures can be used to draw the dosage; for example, if the patient is to take two (2) tablets four (4) times per day, two (2) tablets could be drawn under each time/picture.

name, nombre ______

medicine, medicina ______

what it is for, symptoms, síntomas ______

______

dosage, dosis ______

TAKE WITH MEALS
TÓMESE A LA HORA DE LAS COMIDAS

TAKE WITHOUT FOOD
TÓMESE SIN COMIDA

NO

Reprinted with permission from David B. Werner, *Where There Is No Doctor,* Hesperian Foundation, 1977, p. 64.

Drug Labels

1. Avoid contact with your skin or clothing.
2. Do not crush or chew these tablets.
3. Do not take aspirin without the consent of your physician.
4. Do not take with antacids.
5. Do not take with aspirin.
6. Consult your physician for advice.
7. Do not take with dairy products or antacids.
8. Do not take with fruit juices.
9. Do not take with milk.
10. Drink a full glass of orange juice or eat a banana daily while taking this medication.
11. Filled by

    ______________________________________.
    (Pharmacist)
12. Finish all this medication unless directed otherwise by your physician.
13. Drink more water when using this medication.
14. Keep it in the refrigerator. Do not freeze it.
15. Keep it out of reach of children.
16. This medication may cause drowsiness. Alcohol may intensify this effect. Use care when operating machinery or an automobile.

Etiquetas de Drogas

1. Evite contacto con la piel o la ropa.
2. No moler ni masticar estas tabletas.
3. No tomar aspirina sin autorización de su médico.
4. No tomar con antiácidos.
5. No tomar con aspirina.
6. Consultar con el(la) médico(a) para consejo.
7. No tomar con productos lácteos o antiácidos.
8. No tomar con jugos de frutas.
9. No tomar con leche.
10. Tómese un vaso de jugo de naranja o cómase un plátano al día mientras está tomando medicina.
11. Dispensado por

    ______________________________________.
    (Farmacista)
12. Termine toda esta medicina a menos que su médico indique lo contrario.
13. Tome más agua mientras está usando esta medicina.
14. Guárdela en el refrigerador. No la congele.
15. Mantenga las medicinas fuera del alcance de los niños.
16. Esta medicina puede causar somnolencia. El alcohol puede aumentar este efecto. Precaución en el uso de maquinarias o vehículos de motor.

17. This medication may cause drowsiness. Avoid other depressants, such as alcohol.
18. This medication is not to be taken by mouth.
19. It is poisonous.
20. Shake well.
21. Shake it well and keep it refrigerated.
22. Special dietary considerations are necessary while taking this medication.
23. Take by mouth.
24. Take medication immediately before or with meals.
25. Take medication on an empty stomach one (1) hour before or two to three (2–3) hours after meals.
26. Take this medication one-half (½) hour before meals.
27. Take this medication with food or milk.
28. Take this medication with plenty of water.
29. This medication may discolor the urine or feces.
30. This prescription (Rx) may be refilled:
0 1 2 3 4 5 6 7 8 9 10 times as needed.
31. Warning—It is dangerous to stop this medication suddenly. Please contact your physician before altering dosage.

17. Esta medicina puede causar somnolencia. Evite otros depresantes, como el alcohol.
18. Esta medicina no se toma por la boca.
19. Es venenosa.
20. Agítese bien.
21. Agítese bien y guárdela en el refrigerador.
22. Consideraciones especiales en la dieta son necesarias al tomar esta medicina.
23. Tómese por la boca.
24. Tómese inmediatamente antes o con las comidas.
25. Tómese esta medicina con estómago vacío una (1) hora antes o dos a tres (2–3) horas después de las comidas.
26. Tómese esta medicina media (½) hora antes de comer.
27. Tómese esta medicina con leche o alimentos.
28. Tómese esta medicina con abundante agua.
29. Esta medicina puede teñir la orina o las heces.
30. Esta receta (Rx) puede repetirse:
0 1 2 3 4 5 6 7 8 9 10 veces según la necesidad.
31. Advertencia—Es peligroso cesar esta medicina repentinamente. Consulte con su médico antes de cambiar la dosis.

Side Effects

With this medicine you may . . .

1. be irritable
2. be depressed
3. be agitated
4. have insomnia
5. be dizzy
6. be nauseated
7. be thirsty
8. be hungry
9. lose your appetite
10. have excessive salivation
11. have diarrhea
12. be constipated
13. feel weak
14. have blurred vision
15. have double vision
16. have ringing in your ears
17. have a bad taste in your mouth
18. have a dry mouth
19. have a change in the color of your urine
20. have a different-smelling urine
21. have more vaginal secretions
22. have palpitations
23. have a rash
24. have red spots
25. be sleepy and you may not drive a car

Efectos Secundarios

Con esta medicina puede tener . . .

1. irritabilidad
2. depresión
3. agitación
4. insomnio
5. mareos
6. náusea
7. sed
8. hambre
9. falta de apetito
10. salivación excesiva
11. diarrea
12. estreñimiento
13. debilidad
14. visión nublada
15. vista doble
16. tintineo de los oídos
17. un sabor desagradable en la boca
18. la boca seca
19. un cambio de color en su orina
20. un olor diferente en su orina
21. más flujo vaginal
22. palpitaciones
23. una erupción
24. manchas rojas
25. sueño y no debe manejar un carro

NEPHROLOGY

Dialysis

1. Bring me your medicine please.
2. Wash your forearm with soap.
3. Breathe deeply and hold it. Breathe out.

NEFROLOGÍA

Diálisis

1. Tráigame su medicina, por favor.
2. Lávese el antebrazo con jabón.
3. Respire profundo y manténgalo. Exhale.

4. Are you thirsty?
5. When did the dull pain occur in your stomach?
6. Your potassium ("K") is very high. Do you eat a lot of avocados and beans?
7. Don't drink anything after midnight.
8. Don't drink water and you will not have cramps.
9. Clean your arm and you will not have an infection.
10. Eat breakfast before coming to dialysis.
11. Don't be afraid of the machines and you will feel better.
12. Do you have pain in your cannula?
13. Give me the blood tubing.
14. Keep your arm elevated on two pillows.
15. Take your vitamins after dialysis.
16. Take off the bandage.
17. Check the bandage for drainage.
18. Have you had drainage from the cannula?
19. How much do you weigh today?
20. How much weight do you have to lose today?
21. Did you come off at your dry weight?
22. Can you breathe all right when lying flat?
23. Where do you want me to put these needles today?
24. Are your ankles swollen?

4. ¿Tiene sed?
5. ¿Cuándo le empezó el dolor sordo en el estómago?
6. El nivel de potasio ("K") está muy alto. ¿Come muchos aguacates y frijoles?
7. No tome nada después de la medianoche.
8. No tome agua y no tendrá calambres.
9. Limpie su brazo y no tendrá ninguna infección.
10. Tome su desayuno antes de venir a diálisis.
11. No se asuste de las máquinas y se sentirá mejor.
12. ¿Tiene dolor en su cánula?
13. Déme el tubo de sangre, por favor.
14. Mantenga su brazo elevado sobre dos almohadas.
15. Tome las vitaminas después de diálisis.
16. Quítese la venda.
17. Revise la venda por si hay drenaje.
18. ¿Ha tenido drenaje por la cánula?
19. ¿Cuánto pesa usted hoy?
20. ¿Cuánto peso tiene que perder hoy?
21. ¿Después del tratamiento pesó su peso normal?
22. ¿Puede respirar normalmente al acostarse plano?
23. ¿Dónde quiere que le ponga estas agujas hoy?
24. ¿Tiene los tobillos hinchados (inflamados)?

Dialysis (Terminology)

1. artery
2. blood clot
3. cannula
4. chills
5. depressed
6. end-stage renal disease
7. fistula
8. graft
9. drainage
10. fever
11. irritable
12. listless
13. pain
14. redness
15. shunt
16. swelling
17. symptoms
18. weak(er)

Diálisis (Terminología)

1. la arteria
2. el coágulo
3. la cánula
4. los escalofríos
5. deprimido(a)
6. la enfermedad de los riñones de etapa final
7. la fístula
8. el injerto
9. el drenaje
10. la fiebre
11. irritable
12. indiferente
13. el dolor
14. el enrojecimiento o inflamación
15. la desviación
16. la hinchazón
17. los síntomas
18. (más) débil

How Dialysis Works

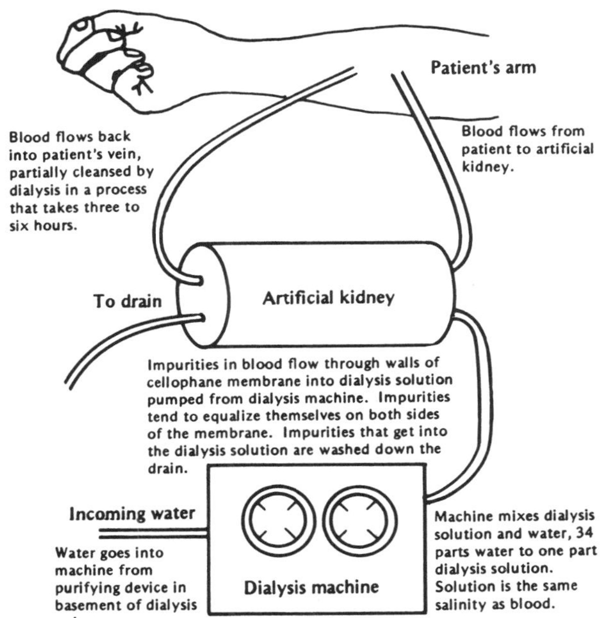
Patient's arm
Blood flows from patient to artificial kidney.
Blood flows back into patient's vein, partially cleansed by dialysis in a process that takes three to six hours.
To drain
Artificial kidney
Impurities in blood flow through walls of cellophane membrane into dialysis solution pumped from dialysis machine. Impurities tend to equalize themselves on both sides of the membrane. Impurities that get into the dialysis solution are washed down the drain.
Incoming water
Water goes into machine from purifying device in basement of dialysis unit.
Dialysis machine
Machine mixes dialysis solution and water, 34 parts water to one part dialysis solution. Solution is the same salinity as blood.

Cómo Funciona la Diálisis

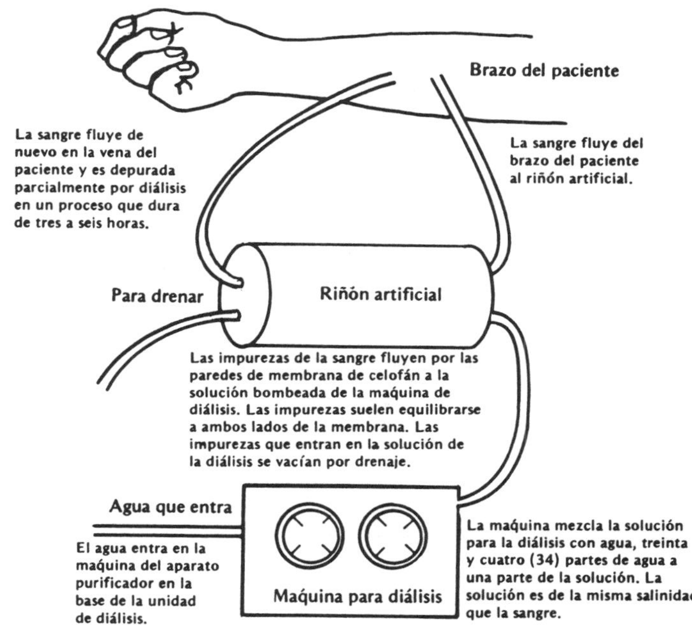
Brazo del paciente
La sangre fluye del brazo del paciente al riñón artificial.
La sangre fluye de nuevo en la vena del paciente y es depurada parcialmente por diálisis en un proceso que dura de tres a seis horas.
Para drenar
Riñón artificial
Las impurezas de la sangre fluyen por las paredes de membrana de celofán a la solución bombeada de la maquina de diálisis. Las impurezas suelen equilibrarse a ambos lados de la membrana. Las impurezas que entran en la solución de la diálisis se vacían por drenaje.
Agua que entra
El agua entra en la maquina del aparato purificador en la base de la unidad de diálisis.
Maquina para diálisis
La maquina mezcla la solución para la diálisis con agua, treinta y cuatro (34) partes de agua a una parte de la solución. La solución es de la misma salinidad que la sangre.

Figure 5. *Diagram of dialysis procedure.* Courtesy of San Jose Mercury News.

NEUROLOGY*

1. Do you feel weak?
2. Do you feel dizzy?
3. Do you have fainting spells?
4. Do you know whether you were a normal birth or a breech birth?
5. Have you ever had a high fever?
6. Have you ever had a head injury?
7. Have you ever had a motorcycle accident?
8. Have you ever had a sports injury?
9. Do you have convulsions?
10. Do you see double?
11. Do you have blurred vision?
12. Do you have tingling sensations?
13. Do you have numbness in your hands, arms, or feet?
14. Have you ever lost consciousness? For how long?
15. How frequently does this happen?
16. Have you ever had an electromyogram?
17. Do you get a ringing in your ears? Right, left, or both?
18. Relax. Repeat the words I am going to say.
19. Close your eyes.

NEUROLOGÍA

1. ¿Se siente débil?
2. ¿Se siente mareado(a)? (¿Tiene vértigo?)
3. ¿Tiene desmayos?
4. ¿Sabe usted si fue de parto normal o de nalgas?
5. ¿Ha tenido alguna vez fiebre (calentura) alta?
6. ¿Ha tenido alguna vez un daño a la cabeza?
7. ¿Ha tenido alguna vez un accidente en su motocicleta?
8. ¿Ha tenido alguna vez un daño por deportes?
9. ¿Tiene convulsiones?
10. ¿Ve usted doble?
11. ¿Tiene la vista borrosa?
12. ¿Tiene hormigueos?
13. ¿Siente entumecidas las manos, los brazos o los pies?
14. ¿Perdió alguna vez el conocimiento? ¿Por cuánto tiempo?
15. ¿Con qué frecuencia ocurre esto?
16. ¿Ha tenido alguna vez un electromiograma?
17. ¿Siente tintineo en los oídos? ¿En el derecho, en el izquierdo o en los dos?
18. Relájese. Repita las palabras que le voy a decir.
19. Cierre los ojos.

*See also Headaches, p. 101.

20. Move your head to your right, to the left, back and forward, like this.
21. Walk toward the door.
22. Now walk to me.
23. Walk in a straight line, putting one foot directly in front of the other like this.
24. Hop on one foot; now the other one.
25. Stand with your feet together and your arms extended in front of you, palms up like this, and close your eyes.
26. Keep your arms extended.
27. Pull against my hand.
28. Push against my hand. Harder.
29. Flex your wrist against my hand.
30. Raise your arms against my hand.
31. Lift up your leg and don't let me push it down.
32. Extend your leg against my hand. Pull it back.
33. Push your feet against my hands.
34. Bend your feet (at the ankle) upward.
35. Touch your nose with your finger and then touch my finger.
36. Keep on touching your nose and my finger, back and forth, rapidly.
37. Touch your knee with the heel of your other leg.
38. Now slide your heel down your shin to your foot.

20. Mueva la cabeza hacia la derecha, hacia la izquierda, hacia atrás y hacia adelante, así.
21. Camine hacia la puerta.
22. Ahora camine hacia a mí.
23. Camine en una línea recta, poniendo un pie directamente enfrente del otro, así.
24. Brinque en un pie, ahora en el otro.
25. Párese con los pies juntos y los brazos extendidos enfrente, las palmas arriba así, y cierre los ojos.
26. Mantenga los brazos extendidos.
27. Jale contra mi mano.
28. Empuje contra mi mano. Más fuerte.
29. Flexione la muñeca contra mi mano.
30. Levante los brazos contra mis manos.
31. Levante la pierna y no me deje bajarla.
32. Extienda la pierna contra mi mano. Jálela hacia atrás.
33. Empuje los pies contra mis manos.
34. Dóblese los tobillos hacia arriba.
35. Toque su nariz con el dedo y entonces toque mi dedo.
36. Siga tocando su nariz y mi dedo, uno y otro, rápido.
37. Toque la rodilla con el talón de la otra pierna.
38. Ahora con el talón recorra la espinilla hasta el pie.

39. Can you feel it when I touch you with this piece of cotton?
40. I am going to use this pin to test your sensations.
41. This is sharp.
42. This is dull.
43. Close your eyes and tell me if you feel it sharp or dull each time I touch you.
44. I am going to check your reflexes.
45. Squeeze my fingers in your hand as hard as you can.
46. Pull your arm toward your shoulder.
47. Say "yes" when you feel something touching you.
48. Is this hot or cold?
49. Do you feel the vibrations?
50. Put your feet together.
51. Am I sticking you with the point or the head of the pin?
52. Am I sticking you with two (2) points or with one (1)?
53. Do you feel it more on one (1) side than on the other?

39. ¿Puede sentir cuando le toco con este algodón?
40. Voy a usar este alfiler para revisar sus sensaciones.
41. Este es agudo.
42. Este es sordo.
43. Cierre los ojos y dígame si siente agudo o sordo cada vez que le toco.
44. Voy a revisar sus reflejos.
45. Apriete mis dedos en su mano lo más fuerte que pueda.
46. Suba el brazo hacia el hombro.
47. Diga "sí" cuando sienta que algo le toca.
48. ¿Está frío o caliente esto?
49. ¿Siente las vibraciones?
50. Junte los pies.
51. ¿Le estoy pinchando con la punta o con la cabeza del alfiler?
52. ¿Le estoy pinchando con dos (2) puntas o con una (1)?
53. ¿Lo siente más en un (1) lado que en el otro?

Mental Status

1. What is your name?
2. Do you know where you are?
3. Why are you here?
4. What day is this?

Estado Mental

1. ¿Como se llama?
2. ¿Sabe dónde está?
3. ¿Por qué está aqui?
4. ¿Qué día es hoy?

5. What month is this?
6. What year is this?

5. ¿En qué mes estamos?
6. ¿En qué año estamos?

Cranial Nerves

1. What does this smell like?
2. Cover one eye and look at my nose. How many fingers do you see?
3. Cover one eye and read this.
4. I want to examine your eyes.
5. Look to the right, left, up and down, but don't move your head.
6. Please smile.
7. Close your eyes and don't let me open them.
8. Can you feel this on your face?
9. Clench your teeth.
10. Can you hear this?
11. Open your mouth and say "ah."
12. Shrug your shoulders.
13. Stick out your tongue.
14. Move it from side to side.

Nervios Craneales

1. ¿Cómo huele esto?
2. Tape un ojo y mire mi nariz. ¿Cuántos dedos ve?
3. Tape un ojo y lea esto.
4. Quiero examinarle los ojos.
5. Mire a la derecha, a la izquierda, arriba y abajo, pero no mueva la cabeza.
6. Por favor, sonría.
7. Cierre los ojos y no me deje abrirlos.
8. ¿Puede sentir esto en la cara?
9. Apriete los dientes.
10. ¿Puede oír esto?
11. Abra la boca y diga "ah."
12. Levante los hombros.
13. Saque la lengua.
14. Muévala de lado a lado.

Name ______________________________ Date of Test [| |] mo day yr

Age __________ Sex M F Day of the week s m t w th f s

Date of Birth [| |] mo day yr Time AM PM

Diagnosis ______________________________ Date of injury [| |] mo day yr

GALVESTON ORIENTATION & AMNESIA TEST (GOAT)

Error Points

1. What is your name? (2) ______________ When were you born? (4) ______________ [|]
   Where do you live? (4) ______________
2. Where are you now? (5) city ______________ (5) hospital ______________ [|]
   (unnecessary to state name of hospital)
3. On what date were you admitted to this hospital? (5) ______________ [|]
   How did you get here? (5) ______________
4. What is the first event you can remember *after* the injury? (5) ______________ [|]
   Can you describe in detail (e.g., date, time, companions) the first event you can recall after injury? (5) ______________
   ____
5. Can you describe the last event you recall *before* the accident? (5) ______________ [|]
   ______________ Can you describe in detail (e.g., date, time, companions) the first event you can recall *before* the injury? (5) ______________
6. What time is it now? ________ (−1 for each $\frac{1}{2}$ hour removed from correct time to maximum of −5) [|]
7. What day of the week is it? ________ (−1 for each day removed from correct one) [|]
8. What day of the month is it ________ (−1 for each day removed from correct day to maximum of −5) [|]
9. What is the month? ______________ (−5 for each month removed from correct one to maximum of −15) [|]
10. What is the year? ________ (−10 for each year removed from correct one to maximum of −30) [|]

Total Error Points [| |]

Total GOAT Score (100-total error points) [| |]

Nombre ______________________ Fecha del examen ___ ___ ___ (mes día año)

Edad __________ Sex M F Día de la semana d, l, m, m, j, v, s

Fecha de Nacimiento ___ ___ ___ (mes día año) Hora AM PM

Diagnosis ______________________ Fecha de la lastimadura ___ ___ ___ (mes día año)

GALVESTON ORIENTATION & AMNESIA TEST (GOAT)

Error Points

1. ¿Cuál es su nombre? (2) __________ ¿Cuándo nació? (4) __________
   ¿Dónde vive? (4) __________
2. Dónde está ahora? (5) ¿ciudad? __________ (5) ¿hospital? __________
3. ¿En que día fue admitido (a) a este hospital? (5) __________
   ¿Cómo llegó aquí? (5) __________
4. ¿Después del accidente, cuál es el primer evento que recuerda? (5) __________
   ¿Puede describir con detalle (fecha, hora, compañeros) el primer evento que recuerda después del accidente? (5)
   ____
5. ¿Puede describir el último evento antes del accidente? (5) __________
   __________ ¿Puede describer con detalle (fecha, hora, compañeros) el evento antes del accidente)?
6. ¿Qué hora es? __________
7. ¿Qué día de la semana es? __________
8. ¿Qué día del mes es? __________
9. ¿Qué mes es? __________
10. ¿Qué año es? __________

Total Error Points

Total GOAT Score (100-total error points)

76-100 = Normal
66-75 = Borderline
≤ 65 = Impaired

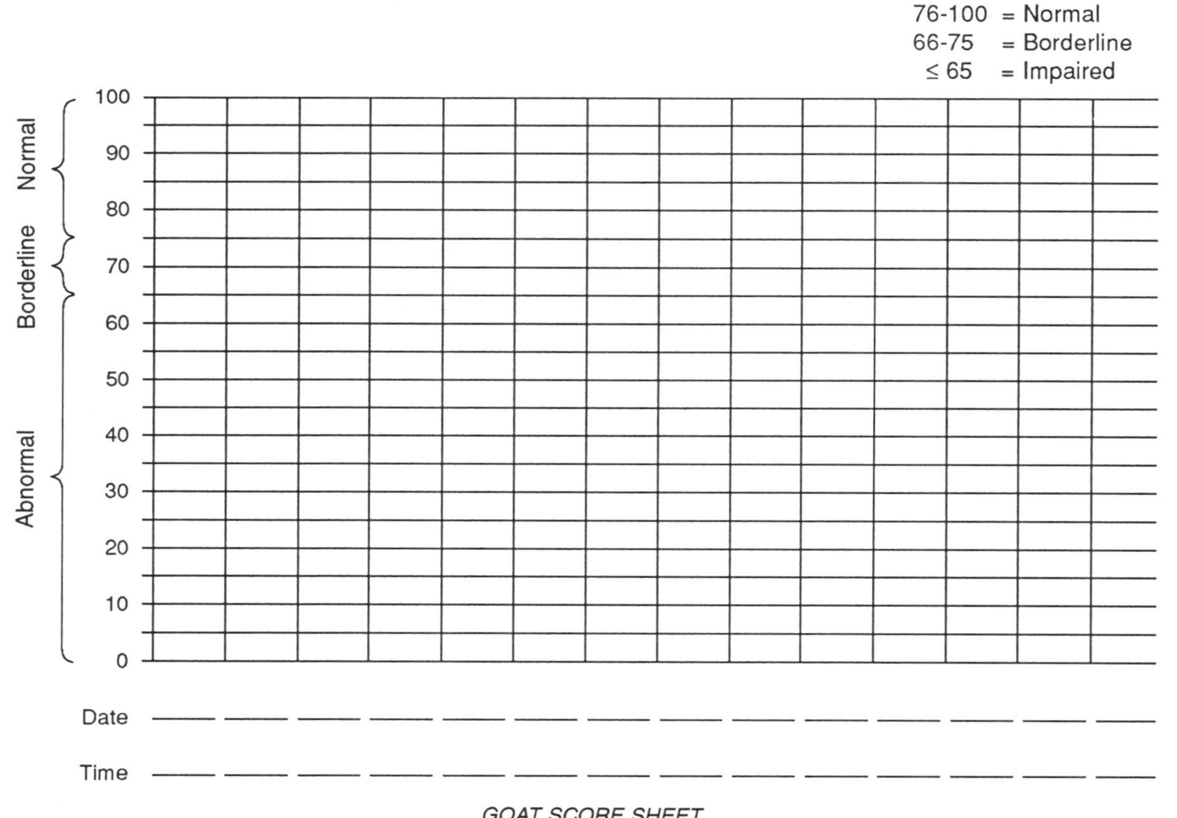

GOAT SCORE SHEET

Electroencephalogram

The electroencephalogram (EEG) is a brain wave test. It is a written record of the electrical activity of the brain.

Before the test be sure to ask your doctor what drugs you should take.

Come to the laboratory on the day and the hour of your appointment. You will then be seated in a chair and asked to keep your eyes open or closed. The lights may or may not be dimmed. Discs will be placed on areas of your scalp. A special paste will be used.

During the test a technician is at the controls of the machine monitoring the procedure. You may feel dizzy at times and will be asked to breathe deeply.

The EEG takes about one and a half (1½) hours.

Electroencefalograma

El electroencefalograma es una prueba de las ondas cerebrales. Es una grabación escrita de la actividad eléctrica del cerebro.

Antes de la prueba recuerde preguntarle a su médico qué drogas debe tomar usted.

Venga al laboratorio el día y a la hora de su cita. Luego usted se sentará en una silla y le dirán que mantenga los ojos abiertos o cerrados. Las luces serán disminuidas o no. Le pondrán electrodos de metal en áreas de su cuero cabelludo. Se usa una pasta especial.

Durante la prueba un(a) técnico está en los controles de la máquina encargado(a) del procedimiento. Usted puede tener mareos a veces y se le pedirá respirar profundo.

Esta prueba demora una hora y media (1½).

EMG Examination

The EMG (electromyographic) examination is a test of the electrical activity of nerves and muscles. The test gives your physician information about the health and functioning of the nerves and muscles in your body. This information can be of importance in making decisions regarding diagnosis and/or treatment of a number of different conditions in which the nerves and muscles may be affected.

El Examen EMG

El examen EMG (electromiográfico) es una prueba de la actividad eléctrica de los nervios y músculos. La prueba le da a su médico información acerca de la salud y la función de los nervios y músculos de su cuerpo. Esta información puede ser de importancia en hacer decisiones tocante a la diagnosis y/o tratamiento de diferentes condiciones en las cuales los nervios y los músculos pueden ser afectados.

The human body contains a large number of nerves and a correspondingly large number of individual muscles. The nature of the examination that will be carried out in your particular case depends in large part on the nature of your problem. Generally speaking, the examination consists of two (2) parts: nerve conduction testing and electromyography proper.

El cuerpo humano contiene un gran número de nervios y un gran número correspondiente de músculos individuales. El género de la prueba que se llevará a cabo en su caso particular depende en mayor parte en el género de su problema. En general, la prueba consiste en dos (2) partes: un examen de la conducción de los nervios, y la electromiografía misma.

Nerve conduction tests (NCV) are usually performed by pasting small metal discs on the skin of a hand or foot and then activating a nerve leading to the hand or the foot with a small stimulus pulse. The pulse produces a movement of the hand or foot, and this movement is photographed and later measured to determine whether the nerve response is normal or not.

Las pruebas de la conducción de los nervios (NCV) generalmente se hacen pegando pequeños discos metálicos en la piel de la mano o del pie, y luego activando, con un leve pulso de estímulo, un nervio que se dirige a la mano o al pie. El pulso produce un movimiento de la mano o del pie, y este movimiento es fotografiado y después medido para determinar si la respuesta del nervio es normal o no.

The EMG examination proper consists of testing the responsiveness of different muscles. In order to do this, it is necessary to administer a small pin-prick in each muscle as it is being tested.

El examen EMG propio consiste en probar la respuesta de los diferentes músculos. Para hacer esto, es necesario administrar un leve piquete de alfiler en cada músculo cuando se está examinando.

The extent of your particular examination (whether both NCV and EMG tests will be done or whether just one or the other will suffice, and which nerves and which muscles are to be examined) depends entirely on the nature of your symptoms and the kind of examination requested by your physician. In general, the examination takes between thirty (30) and sixty (60) minutes. If you have other questions, please feel free to ask them at the time of your examination.

La extensión de su examen particular (ya sea que ambos exámenes NCV y EMG se hagan o que sólo uno sea suficiente, y cuales nervios y músculos han de ser examinados) depende enteramente en el género de sus síntomas, y en la clase de examen pedida por su médico. En general, el examen dura de treinta (30) a sesenta (60) minutos. Si tiene otras preguntas, favor de hacerlas a la hora del examen.

Spinal Tap

You will need to have a spinal tap (lumbar puncture). The doctor will put a little medicine (like a dentist uses novocain) into your back to numb it. It will sting a little for a few seconds. Lie on your side with head bent forward and knees pulled up to your stomach. The inserting of the needle afterwards may feel like a blood test in the arm. If any tingling or pain occurs in one leg, tell the doctor. For the rest of the day lying down is recommended as much as possible. If a headache develops, lying down and taking a pain medication will help.

La Punción Lumbar

Se le deberá hacer una punción lumbar. El(La) médico le pondrá un poco de medicina en su espalda (como usa novocaína el[la] dentista) para entumecer el área. Le picará un poco por unos segundos. Acuéstese al lado con la cabeza doblada hacia adelante y con las rodillas alzadas hasta el estómago. El insertar de la aguja después se puede sentir como una prueba de la sangre en el brazo. Si siente algún hormigueo o dolor en una pierna, avísele al (a la) médico(a). Durante el resto del día se recomienda que se acueste lo más posible. Si siente dolor de cabeza, le ayudará acostarse y tomar aspirina u otra medicina analgésica (medicamento analgésico).

Pediatric Outpatients—Electroencelographic (EEG) Lab

General Preparation for All

1. Eat normal meals, but do not drink carbonated soft drinks.
2. Continue medication ordered by doctor.
3. Wash your hair the night before test. Do not apply hair dressing or hair spray.
4. *Do not* let child sleep on the way to test.
5. It is *important* to be on time. If you cannot, please call ______________________ immediately.

Pacientes Ambulatorios de Pediatría—Laboratorio de Electroencefalografía (EEG)

Preparación General Para Todos

1. Se puede comer comidas regulares pero no tomar gaseosas.
2. Siga tomando la medicina recetada por el(la) médico(a).
3. Lávese el pelo la noche antes de la prueba, no se aplique grasa, ni laca, ni ningún otro líquido para el pelo.
4. *No deje dormir* al (a la) niño(a) en camino a la prueba.
5. Es *importante* llegar a tiempo. Si no, favor de llamar ______________________ en seguida.

Test Procedure

1. This is a *painless,* simple test.
2. The test involves applying small metal discs on the scalp with sticky paste. *No needles are involved.*
3. The test takes one to two (1–2) hours, depending on how quickly the child goes to sleep.

Infants Up to Two (2) Years of Age

1. If your child takes a bottle, bring one so that the child may be fed just before the test.
2. Do not let your child take a nap before the test.

Ages Three (3) Years to Teens

1. The night before the test, keep your child up until twelve (12:00) midnight (if possible). Get the child up at five (5:00) A.M.
2. Do not let the child nap before appointment time.

Procedimiento de la Prueba

1. Es una prueba sencilla *sin dolor.*
2. La prueba consiste en que le ponen unos pequeños electrodos de metal o discos en ciertas áreas del cuero cabelludo con una pasta especial. *No se usan agujas.*
3. La prueba dura una a dos (1–2) horas según que pronto se duerma el(la) niño(a).

Criaturas Hasta Dos (2) Años de Edad

1. Si su niño(a) toma el biberón, traiga uno para que el(la) niño(a) pueda alimentarse inmediatamente antes de la prueba.
2. No permita que su niño(a) duerma siesta antes de la prueba.

Edades Tres (3) Años Hasta Los Años 13–19

1. La noche antes de la prueba mantenga al (a la) niño(a) despierto(a) hasta las doce (12:00) de la noche (la medianoche) (si es posible). Despierte al (a la) niño(a) a las cinco (5) de la mañana.
2. No deje al (a la) niño(a) dormir siesta antes de la cita.

Adult Outpatients—EEG Lab

General Preparation for All

1. You may eat normal meals, but no coffee or tea the night before the test.
2. Continue the medication ordered by the doctor.
3. Wash your hair the night before the test, but do not apply hair dressing or hair spray.
4. It is *important* to be on time. If you cannot be, please call ____________________ immediately.

Awake EEG Only

1. It is a *painless,* simple test.
2. It takes approximately one (1) hour.
3. The test involves applying small metal discs to the scalp with sticky paste. *No needles are involved.*

Sleep EEG

1. Do not sleep for twenty-four (24) hours before the appointment. It helps to have someone stay up with you.
2. It is a *painless,* simple test.
3. It takes one to two (1–2) hours.

Pacientes Adultos y Ambulatorios—Laboratorio de EEG

Preparación General Para Todos

1. Se puede comer comidas regulares. No tome café ni té la noche antes de la prueba.
2. Siga tomando la medicina recetada por el(la) médico(a).
3. Lávese el pelo la noche antes de la prueba, pero no se aplique grasa, ni laca, ni ningún otro líquido para el pelo.
4. Es *importante* llegar a tiempo. Si no puede, favor de llamar ____________________ en seguida.

Prueba EEG (Paciente Despierto)

1. Es una prueba sencilla *sin dolor.*
2. Dura más o menos una (1) hora.
3. Le pondrán unos pequeños electrodos de metal o discos en ciertas áreas del cuero cabelludo con una pasta especial. *No se usan agujas.*

Prueba de Electroencefalograma (EEG) (Dormido)

1. No duerma veinticuatro (24) horas antes de la cita. Ayuda tener alguien que se quede despierto(a) con usted.
2. Es una prueba sencilla *sin dolor.*
3. Dura una a dos (1–2) horas.

4. The test involves applying small metal discs to the scalp with sticky paste. *No needles are involved.*
5. *DO NOT DRIVE.* Arrange transportation to and from the hospital. It may be necessary to give you mild medication to help you sleep.

4. Le pondrán unos pequeños electrodos de metal o discos en ciertas áreas del cuero cabelludo con una pasta especial. *No se usan agujas.*
5. *NO MANEJE.* Arregle transporte al hospital y de vuelta. Es posible que usted reciba medicina ligera para ayudarle a dormir.

NUCLEAR MEDICINE

General

1. Return at this time tomorrow.
2. We are going to take some pictures of your brain/liver/kidney.
3. This test takes two (2) days.
4. Take this capsule now. Come back tomorrow at this time.
5. There is no preparation for this test.
6. You may have anything to eat or drink before this test.
7. Save all your urine for twenty-four (24) hours for a Schilling test.
8. The doctor wants to examine your neck.
9. Is your neck enlarged?
10. Can you feel any lumps in your neck?
11. Can you swallow and breathe without pain?
12. Have you lost or gained weight?
13. How much and in what period of time?
14. Is your hair falling out?

MEDICINA NUCLEAR

General

1. Regrese mañana a esta hora.
2. Le vamos a sacar unas radiografías de su cerebro/hígado/riñón.
3. Este examen (esta prueba) demora dos (2) días.
4. Tome esta cápsula ahora. Regrese mañana a esta hora.
5. No hay preparativos para esta prueba.
6. Puede tomar o comer lo que quiera antes de la prueba.
7. Guarde toda su orina durante un período de veinticuatro (24) horas para una prueba de Schilling.
8. El(la) doctor(a) quiere examinarle el cuello.
9. ¿Está agrandado su cuello?
10. ¿Siente alguna masa (bolita) en el cuello?
11. ¿Puede tragar y respirar sin dolor?
12. ¿Ha perdido o ha ganado peso?
13. ¿Cuánto y en cuánto tiempo?
14. ¿Se le cae el pelo?

15. Does the hot or cold weather bother you?
16. How is your appetite?
17. Are you a nervous person?
18. Is your skin dry?
19. Do your nails break easily?
20. Do you perspire very much?
21. Have you had an X ray in the past six (6) months?
22. Do you take any medications?
23. Are you pregnant?

15. ¿Le molesta cuando hace calor o cuando hace frío?
16. ¿Cómo es su apetito?
17. ¿Es usted una persona nerviosa?
18. ¿Está seca su piel?
19. ¿Se le quiebran las uñas con facilidad?
20. ¿Suda usted mucho?
21. ¿Le han sacado un rayo X durante los últimos seis (6) meses?
22. ¿Toma usted alguna medicina?
23. ¿Está usted embarazada (encinta)?

Questions for Female Patients

If the patient is female, the following questions should be asked prior to any administration of radioactive nuclides.

1. Have you completed menopause?
2. Have you had a hysterectomy?
3. What is the date of your last menstrual period?
4. Are you taking birth control pills?
5. Do you have an IUD?
6. Is there any possibility of pregnancy?

Preguntas para Pacientes Hembras (Mujeres)

Si la paciente es una mujer, se le deben hacer las siguientes preguntas antes de administrarle núclidos radioactivos.

1. ¿Ha terminado menopausia?
2. ¿Ha tenido histerectomía?
3. ¿Cuál es la fecha de su último período menstrual?
4. ¿Toma usted píldoras anticonceptivas?
5. ¿Usa un aparato intrauterino?
6. ¿Hay alguna posibilidad de embarazo?

Bone Scanning

If the patient is female, the following questions should be asked prior to any administration of radioactive nuclides.

Exploración de Hueso

Si la paciente es una mujer, se le deben hacer las siguientes preguntas antes de administrarle núclidos radioactivos.

1. Have you completed menopause?
2. Have you had a hysterectomy?
3. What is the date of your last menstrual period?
4. Are you taking birth control pills?
5. Do you have an IUD?
6. Is there any possibility of pregnancy?
7. I'm going to give you an injection into a vein.
8. Please return in two-and-one-half (2½) hours so that I may take pictures of your bones. This takes one (1) hour.
9. You may eat or drink anything in the interim.
10. If you have any pain, tell me so that I can take special pictures of that area.
11. The report will be sent to your doctor. Please contact your doctor for the results of this test.

1. ¿Ha terminado menopausia?
2. ¿Ha tenido histerectomía?
3. ¿Cuál es la fecha de su última regla?
4. ¿Toma usted píldoras anticonceptivas?
5. ¿Usa un aparato intrauterino?
6. ¿Hay alguna posibilidad de embarazo?
7. Voy a ponerle una inyección en una vena.
8. Por favor, regrese dentro de dos horas y media (2½ horas) para poder sacar fotos (radiografías) de los huesos. Esto demora una (1) hora.
9. Entre tanto, usted puede tomar o comer cualquier cosa.
10. Si tiene algún dolor, dígame para poder sacar radiografías especiales de esa área.
11. Se mandará el informe a su médico. Favor de llamar a su médico para los resultados de esta prueba.

Liver–Spleen Scanning

If the patient is female, the following questions should be asked prior to any administration of radioactive nuclides.

1. Have you completed menopause?
2. Have you had a hysterectomy?
3. What is the date of your last menstrual period?

La Exploración del Hígado y del Bazo

Si la paciente es una mujer, se le deben hacer las siguientes preguntas antes de administrarle núclidos radioactivos.

1. ¿Ha terminado menopausia?
2. ¿Ha tenido histerectomía?
3. ¿Cuál es la fecha de su última regla?

4. Are you on birth control pills?
5. Do you have an IUD?
6. Is there any possibility of pregnancy?
7. I'm going to give you an injection in the vein.
8. I am going to take pictures of your liver and spleen. This takes one (1) hour.
9. The report of this test will be sent to your doctor. Please contact your doctor for the results.

4. ¿Toma usted píldoras anticonceptivas?
5. ¿Usa un aparato intrauterino?
6. ¿Hay alguna posibilidad de embarazo?
7. Le voy a poner una inyección en la vena.
8. Voy a sacar radiografías de su hígado y del bazo. Esto demora una (1) hora.
9. Se mandará el informe de esta prueba a su doctor. Favor de llamar a su doctor para los resultados.

Thyroid Scanning

If the patient is female, the following questions should be asked prior to any administration of radioactive nuclides.

1. Have you completed menopause?
2. Have you had a hysterectomy?
3. What is the date of your last menstrual period?
4. Are you on birth control pills?
5. Do you have an IUD?
6. Is there any possibility of pregnancy?
7. Have you taken anything by mouth this morning?
8. Please return in six (6) hours so that we may take pictures of your neck.
9. Please return tomorrow morning at ________ to complete the test.

La Exploración de la Tiroides

Si la paciente es una mujer, se le deben hacer las siguientes preguntas antes de administrarle núclidos radioactivos.

1. ¿Ha terminado menopausia?
2. ¿Ha tenido histerectomía?
3. ¿Cuál es la fecha de su última regla?
4. ¿Toma usted píldoras anticonceptivas?
5. ¿Usa un aparato intrauterino?
6. ¿Hay alguna posibilidad de embarazo?
7. ¿Ha tomado o comido algo esta mañana?
8. Por favor, regrese dentro de seis (6) horas para que podamos sacar fotos (radiografías) de su cuello.
9. Por favor, regrese mañana a las ________ de la mañana para terminar la prueba.

OBSTETRICS AND GYNECOLOGY

Prenatal Record/Reproductive History

DATE ____________________ CHART NUMBER ________

Please fill in all of the following information and bring this form to the doctor.

Name ____ Birth date _____________ Race __________ Religion ______________

Address ____ City ________________________________

Phone or number where messages may be given ____

Head of household ______________________________ Birth date ___________ Occupation ___________________________

PRESENT PREGNANCY HISTORY:
Date of last normal period _________________________
Date of prior menstrual period _________________________
When did you first feel the baby move? _________________________
Expected date of delivery _________________________

Please circle the medications you are taking now:

Vitamins	Sleeping pills	Pills for special illness or disease
Iron pills	Pain pills	Liquid medicine
Tranquilizers	Pep pills	Shots or injections
Antibiotics	Diet pills	Other

OBSTETRICIA Y GINECOLOGÍA

Registro Prenatal/Historia de Reproducción

FECHA ____________ NÚMERO DE EXPEDIENTE ________

Favor de llenar toda la información siguiente y traer esta forma al (a la) médico.

Nombre ____________ Fecha de nacimiento ____________ Raza ____________ Religión ____________

Dirección ____________ Ciudad ____________

Teléfono o número donde se puede dejar mensajes ____________

Dueño(a) de la familia ____________ Fecha de nacimiento ____________ Ocupación ____________

HISTORIA ACTUAL DEL EMBARAZO:
Fecha de la última regla normal ____________
Fecha de la regla anterior ____________
¿Cuándo fue la primera vez que usted notó que el(la) bebé se estaba moviendo? ____________
Fecha aproximada del parto ____________

Señale con un círculo las medicinas que usted está tomando ahora:

Vitaminas	Píldoras para dormir	Píldoras para enfermedades especiales
Píldoras de hierro	Píldoras para dolor	Medicina líquida
Tranquilizantes	Píldoras para animar	Inyecciones
Antibióticos	Píldoras de dieta	Otra

Please check (X) A: the symptoms you have had since this pregnancy began.
Please check (X) B: the symptoms you still have this week.

	A	B		A	B
Spots before eyes	______	______	Chills and fever	______	______
Nausea and vomiting	______	______	Heartburn	______	______
Swelling of hands and feet	______	______	Painful rectum	______	______
Burning on urination	______	______	Hemorrhoids (piles)	______	______
Constipation	______	______	Vaginal discharge	______	______
Cramping	______	______	Water from vagina	______	______
Lumps in breasts	______	______	Backache	______	______
Headache	______	______	Dizziness	______	______
Bleeding	______	______	Varicose veins	______	______
Frequent tiredness	______	______	Emotional upsets	______	______
Frequent colds or illness	______	______	Dental problems	______	______
Loss of appetite	______	______	Loss of balance	______	______

PREVIOUS OBSTETRICAL HISTORY: Full term ______ Premature ______ Abortions ______ Living children ______

Date	Weeks pregnant	Type of delivery (spontaneous, forceps, breech, cesarean section)	Hours of labor	Child: Weight	Child: Sex	Where delivered	Complications

Favor de marcar (X) A: los síntomas que usted ha tenido desde que este embarazo empezó.
Favor de marcar (X) B: los síntomas que usted todavía tiene esta semana.

	A	B		A	B
Manchas frente a los ojos	______	______	Escalofríos y fiebre	______	______
Náuseas y ganas de vomitar	______	______	Acedía (Agruras)	______	______
Hinchazón de las manos y de los pies	______	______	Recto doloroso	______	______
Ardor al orinar	______	______	Hemorroides (almorranas)	______	______
Estreñimiento	______	______	Desecho vaginal	______	______
Calambres	______	______	Agua de la vagina	______	______
Bultos en los senos	______	______	Dolor de espalda	______	______
Dolor de cabeza	______	______	Mareos	______	______
Hemorragia	______	______	Venas varicosas	______	______
Cansancio frecuente	______	______	Problemas emocionales	______	______
Resfriados frecuentes o enfermedad	______	______	Problemas dentales	______	______
Pérdida de apetito	______	______	Pérdida de equilibrio	______	______

HISTORIA OBSTETRICIA PREVIA: Embarazo a término ______ Prematuro ______ Abortos ______ Hijos viviendo ______

				Hijo(a)			
Fecha	Semanas del embarazo	Tipo de parto (espontáneo, fórceps, nalgas, cesárea)	Horas del parto	Peso	Sexo	Lugar del parto	Complicaciones

PATIENT'S HISTORY: (Please circle diseases you have had and indicate your age when disease was discovered.)

Mumps	Measles	Chicken pox
Whooping cough	Scarlet fever	Rheumatic fever
Allergies	Tuberculosis	Diabetes
Cancer	Syphilis	Heart trouble
High blood pressure	Blood disease	Lung trouble
Digestion or bowel trouble	Dental disease	Arthritis
Kidney trouble	Other handicaps	Mental or emotional illness
Problems with muscles or bones	Serious injuries	

What years have you been hospitalized for illness? ________ Why? ________________________________

What years have you had operations? ________________ Why? ________________________________

Have you ever had unusual complications from taking drugs? ________________________________

Anesthesia? ________________________________ Medical treatments? ________________________________

Have you ever needed blood transfusions? ________________ Spinal fluid tests? ________________________________

Radiation therapy? ________________________________

MENSTRUAL HISTORY: Age of first period ________________ Number of days period lasts ________________

Number of days from first day of one period to first day of next period ________________________________

If periods are irregular please explain ________________________________

Have periods ever caused you to seek medical treatment or take medication? Explain: ________________

____

FAMILY HISTORY:

MOTHER:	Age ________	General health ________	Date and cause of death ________
FATHER:	Age ________	General health ________	Date and cause of death ________
BROTHERS:	How many ________	General health ________	Date and cause of death ________
SISTERS:	How many ________	General health ________	Date and cause of death ________

HISTORIA MÉDICA DEL DE LA PACIENTE: (Favor de circular las enfermedades que usted ha tenido y de indicar su edad cuando la enfermedad fue descubierta.)

Paperas	Sarampión	Varicela, viruelas locas
Tos ferina	Escarlatina	Fiebre reumática
Alergias	Tuberculosis	Diabetes
Cáncer	Sífilis	Enfermedad del corazón
Presión alta	Enfermedad de la sangre	Problemas de los pulmones
Problemas con la digestión o las entrañas	Enfermedad dental	Artritis
Problemas de los riñones	Otras inhabilidades	Enfermedades mentales o emocionales
Problemas con músculos o huesos	Daños serios	

Fechas de hospitalizaciones ______________ Razones ______________

Fechas de operaciones ______________ Razones ______________

¿Ha tenido usted alguna vez complicaciones extraordinarias de tomar drogas? ______________

¿Anestesia? ______________ ¿Tratamientos médicos? ______________

¿Ha tenido usted alguna vez una transfusión de sangre? ____ ¿Pruebas del fluído de la espina? ______________

¿Terapia de radiación? ______________

HISTORIA MENSTRUAL: Edad de empezar las reglas ________ ¿Cuántos días le duran las reglas? ______________

Número de días desde el primer día de la regla hasta el primer día de la regla siguiente ______________

Si las reglas no son regulares favor de explicar ______________

¿Ha buscado usted tratamiento médico o ha tomado medicinas a causa de sus reglas? Explique: ______________

____

HISTORIA DE LA FAMILIA:

MADRE:	Edad ______	Salud ______	Fecha y causa de muerte ______
PADRE:	Edad ______	Salud ______	Fecha y causa de muerte ______
HERMANOS:	¿Cuántos? ______	Salud ______	Fecha y causa de muerte ______
HERMANAS:	¿Cuántos? ______	Salud ______	Fecha y causa de muerte ______

PLEASE CIRCLE CONDITIONS THAT ARE OR HAVE BEEN IN YOUR FAMILY—INCLUDING YOUR OWN GRANDPARENTS:

Tuberculosis
Cancer
Diabetes
Heart trouble

Problems with blood pressure or disease
Physical birth defects
Mental retardation
Nervous disorders

Convulsions or fits
Allergies
Twins or multiple births
Varicose veins

NOTES:

FAVOR DE CIRCULAR LAS CONDICIONES QUE ESTÁN O HAN ESTADO EN SU FAMILIA—INCLUYENDO SUS PROPIOS ABUELOS:

Tuberculosis	Problemas con presión o enfermedad de sangre	Convulsiones o ataques
Cáncer	Defectos físicos de nacimiento	Alergias
Diabetes	Retardación mental	Gemelos o partos múltiples
Enfermedades del corazón	Enfermedades de los nervios	Venas varicosas

NOTAS:

Early Pregnancy

1. When is your due date?
2. When was your last menstrual period?
3. Do you have any vaginal discharge?
   How much?
4. Have you ever been pregnant?
   How many times?
5. Are you pregnant now?
6. I need a urine specimen from you.
7. You are pregnant.
   You are not pregnant.
8. Do you want an abortion?
9. Your baby is due on ________________.
10. What was your normal weight before pregnancy?
11. While you are pregnant it is important not to smoke, drink alcohol, or drink too much coffee.
12. Did you take any medicines while you were pregnant?

Al Principio del Embarazo

1. ¿Cuándo es su día de parto?
2. ¿Cuándo tuvo su última regla?
3. ¿Tiene desecho vaginal?
   ¿Cuánto?
4. ¿Ha estado embarazada alguna vez?
   ¿Cuántas veces?
5. ¿Está embarazada ahora?
6. Necesito una muestra de su orina.
7. Usted está embarazada.
   Usted no está embarazada.
8. ¿Quiere tener un aborto?
9. A lo mejor, su bebé nacerá el ________________.
10. ¿Cuál fue su peso normal antes del embarazo?
11. Mientras que usted está embarazada no debe fumar, ni tomar alcohol, ni tomar demasiado café.
12. Tomó algunas medicinas mientras estaba embarazada?

Danger Signs during Pregnancy

1. Nausea and continuous vomiting
2. Persistent headache
3. Blurred vision
4. Dizziness

Síntomas de Peligro durante el Embarazo

1. Náuseas y vómitos continuos
2. Dolor de cabeza constante
3. Vista nublada (borrosa)
4. Mareos

5. Swelling of feet, hands, ankles, and face
6. Small amount of urine passed during the day
7. Spotting or hemorrhage
8. Water coming from the vagina
9. Any other symptom that worries you

5. Hinchazón de los pies, de las manos, de los tobillos, y de la cara
6. Poca orina pasada durante el día
7. Manchas de sangre o hemorragia
8. Agua que sale de la vagina
9. Cualquier otro síntoma que le preocupe

Labor and Delivery

1. Has your bag of waters broken? When?
2. When did your pains begin?
3. How many minutes apart are they now?
4. Do you have a lot of pain?
5. Open your mouth and breathe. Do not push.
6. Every time the pain comes, push.
7. I need to examine you internally.
8. I have to examine you vaginally.
9. Put your feet in these stirrups.
10. Spread your knees and legs apart.
11. It is not possible for your baby to be born vaginally; we are going to do a cesarean section. Do you understand?
12. Your baby is in a difficult breech position, and it is safer to have your baby with a cesarean section.
13. Push.
14. Don't push.

Parto

1. ¿Se le rompió la bolsa de agua(s)? ¿Cuándo?
2. ¿Cuándo le comenzaron los dolores?
3. ¿Cuántos minutos pasan entre un dolor y otro?
4. ¿Tiene usted mucho dolor?
5. Abra la boca y respire por la boca. No puje.
6. Cuando le venga el dolor, puje.
7. Necesito hacerle un examen interno.
8. Tengo que examinarle por la vagina.
9. Ponga los pies en estos estribos.
10. Abra las rodillas y las piernas.
11. No es posible que su bebé nazca por la vagina; por eso vamos a hacerle una cesárea. ¿Entiende?
12. Su bebé está en posición de nalgas y es mejor que hagamos una cesárea.
13. Puje.
14. No puje.

15. A cesarean section is an operation in which your baby is born via an incision made abdominally. There are two possible types of anesthesia. With an epidural, you will be awake and can see your baby right away, but you won't be able to feel the incision. With full anesthesia you will be able to see your baby when you come out of the recovery room.
16. I'm going to listen to the baby's heartbeat.
17. This is a fetal monitor which enables us to check the baby's heartbeat continually.
18. We have to catheterize you. It will be a little uncomfortable.
19. We have to start an IV in your arm. It will help keep fluids in you.
20. I'm going to give you some medication to make your pains stronger—Pitocin (oxytocin).
21. I am going to give you some medication for the pain through your IV.
22. Roll over on your side.
23. Grab your knees and push.
24. Congratulations, you have a healthy baby boy (girl).
25. Your baby has some medical problems. We will call an interpreter.

15. Una operación cesárea (cirugía de parto) es una operación en la que nace su bebé cuando hacemos una incisión (cortada) en el abdomen. Hay dos tipos de anestesia que se pueden usar. Con la epidural usted está despierta y puede ver al (a la) bebé inmediatamente pero no podrá sentir la incisión (cortada). Con la anestesia general podrá ver al (a la) bebé cuando usted salga de la sala de recuperación.
16. Voy a escuchar los latidos del corazón del (de la) bebé.
17. Éste es un monitor del feto que nos ayuda a revisar el latido del corazón del (de la) bebé.
18. Tenemos que ponerle un catéter. Le será un poco incómodo.
19. Tenemos que ponerle un suero en el brazo. Ayudará a mantenerle los fluídos.
20. Le voy a dar una medicina para hacerle los dolores más fuertes—Pitocin (oxytocin).
21. Le voy a dar una medicina para el dolor por medio del suero.
22. Póngase al lado. (Voltéese.)
23. Agarre las rodillas y empuje.
24. Felicidades, usted tiene un(a) niño(a) sano(a).
25. Su bebé tiene unos problemas médicos. Llamaremos a un(a) intérprete para que se los explique.

Postpartum*

1. Are you planning to breast-feed or bottle-feed?
2. Do you want "rooming-in," or do you want the nurses to watch your baby in the nursery?
3. Your baby weighs ________ lb. (kilograms) ________ oz. (grams).
4. It is important that both you and your baby rest so that you are both strong when you go home.
5. Do you have any questions about caring for your baby? If so, I can call an interpreter to explain things to you.
6. Are you having cramps or pain with your stitches?
7. Every time you go to the bathroom, fill this bottle with warm water and spray yourself off. Use the whole bottle.
8. Pat yourself dry, do not rub. Try not to go over the same area twice.
9. You should not have sexual relations for six (6) weeks.
10. If your flow becomes very heavy or painful, call your doctor immediately.
11. Do you fully understand what circumcision is and what it requires?

Después del Parto

1. ¿Piensa darle pecho al (a la) nene(a) o darle el biberón?
2. ¿Quiere "rooming-in" (quiere decir tener el [la] bebé en el cuarto con usted siempre) o prefiere que las enfermeras le cuiden a su bebé en la sala de los recién nacidos?
3. Su bebé pesa ________ libras (kilos) ________ onzas (gramos).
4. Es importante que usted y su bebé descansen para que los (las) dos estén fuertes cuando se vayan a casa.
5. ¿Tiene preguntas sobre el cuidado de su bebé? Si es así, puedo llamar a un(a) intérprete para que se las explique.
6. ¿Tiene calambres o dolor en sus puntadas?
7. Cada vez que vaya al baño, llene esta botella con agua tibia y lávese. Use toda la botella.
8. Séquese a palmaditas, no se frote. Trate de no pasar sobre la misma área dos (2) veces.
9. No debe tener relaciones sexuales por seis (6) semanas.
10. Si le sale mucho flujo o si siente dolores, llame a su médico inmediatamente.
11. ¿Entiende bien lo que significa la circuncisión y lo que requiere?

*A list of clothing and other equipment for newborns can be found in Pediatrics, p. 148. Postpartum instructions on breast-feeding can be found in Pediatrics, p. 158.

12. Would you like more information?
13. Circumcision involves surgically removing the foreskin from the penis. It is done very quickly.
14. Do you want your baby circumcised?
15. Generally the plastic ring will fall off about five to eight (5–8) days after the circumcision. The baby can be bathed and his diapers can be changed as if he had not been circumcised.

12. ¿Quiere más información?
13. La circuncisión significa remover quirúrgicamente el prepucio del pene. Se hace rápidamente.
14. ¿Quiere que su niño sea circuncidado?
15. Generalmente el anillo plástico cae de los cinco (5) a ocho (8) días después de la circuncisión. El bebé puede ser bañado y sus pañales pueden ser cambiados como si no se le hubiera hecho la circuncisión.

Gynecology

1. At what age did you begin to menstruate?
2. How often do you get your period?
3. How far apart are your periods?
4. How long do they last?
5. When was your last menstrual period?
6. Describe your menstrual flow.
   Is it very heavy? With pain?
7. Do you bleed heavily?
8. How many sanitary pads or tampons do you use during a period?
9. Have your periods always been regular until now?
10. Have you ever had menstrual problems?
11. How is your mood during your menstrual flow?

Ginecología

1. ¿A qué edad tuvo el primer período (la primera regla)?
2. ¿Cada cuándo le viene la regla?
   ¿Cada cuándo menstrúa usted?
3. ¿Con qué frecuencia tiene los períodos?
4. ¿Cuánto le duran?
5. ¿Cuándo fue su última regla?
6. Describa su hemorragia (flujo) menstrual.
   ¿Es muy abundante? ¿Con dolor?
7. ¿Sangra mucho?
8. ¿Cuántas servilletas sanitarias o tapones usa durante la regla?
9. ¿Han sido regulares sus reglas hasta ahora?
10. ¿Ha tenido alguna vez problemas menstruales?
11. ¿Cómo es su humor durante su regla?

12. Do you spot between periods?
13. Do you have vaginal discharge?
14. Describe the discharge, what color it is.
15. When was your last Pap smear?

12. ¿Tiene manchas de sangre entre los períodos?
13. ¿Tiene flujo vaginal?
14. Describa el flujo, de qué color es.
15. ¿Cuándo fue su última prueba de Pap?

Pelvic Exam

1. I am going to do a pelvic exam.
2. Have you ever had a pelvic exam before?
3. I am going to insert my fingers into your vagina in order to examine you internally.
4. This will not hurt.
5. Slide down the table and bend your legs, putting your feet in the stirrups. Then let your legs relax and open.
6. I am going to insert this speculum in your vagina in order to see your vagina and cervix. It might be a little cold.
7. Now I am going to put my finger in your rectum. Relax. This will not hurt.
8. You can slide back now and sit up. I am finished.
9. You can get dressed now.

Examen Pélvico

1. Le voy a hacer un examen pélvico.
2. ¿Ha tenido alguna vez un examen pélvico?
3. Voy a insertarle mis dedos en la vagina para examinarle por dentro.
4. Esto no le va a doler.
5. Muévase hasta el borde de la mesa, doble las piernas ponga los pies en los estribos. Luego, relaje las piernas y ábralas.
6. Le voy a insertar este espéculo en su vagina para vérsela y también la cérvix (el cuello uterino). Lo sentirá un poco frío.
7. Ahora le voy a poner mi dedo en su recto. Relájese. No le va a doler.
8. Ahora puede moverse e incorporarse. He terminado.
9. Puede vestirse ahora.

OPHTHALMOLOGY

1. What problems do you have with your eyesight/vision?
2. Have you ever worn glasses?
3. Have you ever had any eye disease or injury?
4. Is there any family history of eye disease?
5. Do you have high blood pressure or diabetes?
6. Please read the letters.
7. Please look at the light.
8. Can you read the letters.
9. Do the letters look better or worse?
10. Tell me which lens is better, number "one" or number "two."
11. Place your chin here.
12. I am going to look at your eyes.
13. I am going to do a glaucoma test. I will put some drops in your eyes. The drops will not blur your sight. The drops will burn a little.
14. Your eyes look healthy.
15. We need to change the strength of your glasses so you can see better.
16. You need a bifocal lens.

OFTALMOLOGÍA

1. ¿Qué problemas tiene con los ojos/la vista/la visión?
2. ¿Ha usado alguna vez lentes/gafas/anteojos?
3. ¿Ha tenido alguna vez una enfermedad de los ojos o ha sufrido alguna vez de daño a los ojos?
4. ¿Hay alguien en su familia que padezca de enfermedades de los ojos?
5. ¿Padece de alta presión o diabetes?
6. Favor de leer las letras.
7. Favor de mirar la luz.
8. ¿Puede leer las letras?
9. ¿Ve las letras mejor o peor?
10. Dígame qué lente está mejor, número "uno" o número "dos."
11. Ponga su barbilla aquí.
12. Le voy a mirar los ojos.
13. Le voy a hacer una prueba para glaucoma. Le voy a poner unas gotas en los ojos. Estas gotas no van a hacer borrosa su vista. Le van a arder un poco.
14. Los ojos parecen sanos.
15. Necesitamos cambiar la fuerza de sus lentes para que usted pueda ver mejor.
16. Usted necesita un lente bifocal.

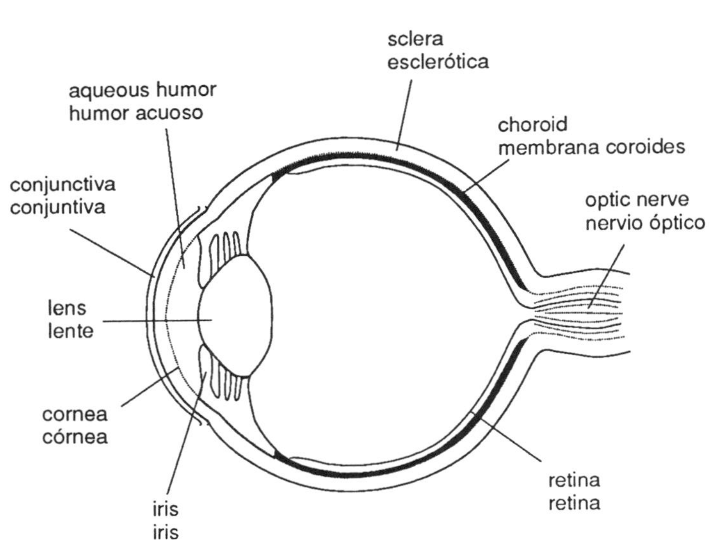

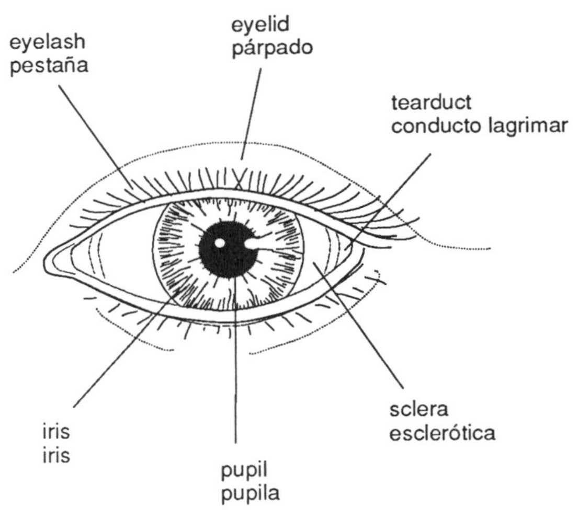

Figure 6. *Illustration of the eye.*

17. Take some time to adjust to your new glasses.
18. Please return in six (6) months, one (1) year, etc.
19. I am going to refer you to an ophthalmologist.
20. Have a good day.

17. Tome tiempo para acostumbrarse a sus nuevos lentes.
18. Favor de regresar en seis (6) meses, un (1) año, etc.
19. Le voy a referir a un(a) oftalmólogo(a).
20. ¡Qué pase un buen día!

ORTHOPEDICS*

1. Have you been in an accident?
2. How long ago?
3. Where is the pain?
4. Do you feel pain when you stand?
5. Do you feel pain when you bend?
6. Do the pains shoot down toward the legs?
7. You have a pulled muscle.
8. You have a broken bone.
9. You have a sprain.
10. You have sprained your ______________________________.
11. We need to take some X rays.
12. You must wear a sling whenever you are out of bed.

*For more information see Back Pain or Problems, p. 58.

ORTOPEDIA

1. ¿Ha tenido algún accidente?
2. ¿Cuánto hace?
3. ¿Dónde le duele? / (¿Dónde está el dolor?)
4. ¿Siente dolor al estar de pie?
5. ¿Siente dolor al doblarse?
6. Le corren los dolores hacia las piernas?
7. Usted tiene un músculo distendido (jalado/rasgado).
8. Usted tiene un hueso quebrado (roto).
9. Usted tiene una torcedura.
10. Usted se ha torcido su ______________________________.
11. Necesitamos tomarle unos rayos X.
12. Usted debe llevar un cabestrillo cuando no esté en la cama.

13. I'm going to put a pillow under your leg.
14. Can I help you into the chair? I will hold your leg for you.
15. Place the walker in front of you.
16. Put most of your weight on your hands and take a step with the walker.
17. You must keep your knee straight for the surgery to be successful.
18. Wiggle your toes to aid circulation.
19. Do you want something for the pain?
20. Is this traction helping you?
21. Do you want a shot or pain pills?
22. Leave your dressing or hip alone.

13. Le voy a poner una almohada debajo de la pierna.
14. ¿Puedo ayudarle a sentarse en la silla? Le agarraré la pierna.
15. Ponga el andador en frente de usted.
16. Ponga su peso en las manos y dé un paso con el andador.
17. Usted debe mantener la rodilla recta para que tenga éxito la cirugía.
18. Mueva los dedos del pie para ayudar la circulación.
19. ¿Quiere algo para el dolor?
20. ¿Le ayuda esta tracción?
21. ¿Quiere una inyección o pastillas para el dolor?
22. No se toque el vendaje ni la cadera.

Hand Splint

1. This is a splint to protect your hand.
2. To care for it, wash it in warm (lukewarm) water.
3. If you wash it in hot water it will melt.
4. Do not leave it in the sun or in any very hot place (dashboard of a car or on the radiator).
5. You can wash the padding also.
6. It is very dense and does not absorb water.
7. Just brush it briskly and it will dry immediately.

Tablilla de Mano

1. Ésta es una tablilla para proteger la mano.
2. Para cuidarla, lávela en agua tibia.
3. Si la lava en agua caliente se derretirá.
4. No la deje en el sol o en un lugar demasiado caliente (en el guardabarros de un carro o en el radiador).
5. También el relleno se puede lavar.
6. Es muy denso y no absorbe agua.
7. No más cepíllela ligeramente y se secará en seguida.

8. Be careful to check the fit.
9. Your wrist should rest snugly in the curve.
10. Watch it, and adjust it if the edge slips down on your arm.
11. This edge should stay between your knuckles and the second joint on your finger.
12. Because of the surgery, the tendon that used to bend your ring finger now bends your thumb.
13. Practice touching the tip of your thumb to the tips of your fingers.
14. Squeeze this gauge. It measures the strength in your hand. Grip and pinch.

8. Cuidado de revisar el ajuste.
9. La muñeca debe reposar bien en la curva.
10. Revísela, y ajústela si el borde se le zafa del brazo.
11. Este borde debe estar entre los nudillos y la segunda coyuntura del dedo.
12. Por razón de la cirugía, el tendón que antes doblaba su dedo anular ahora dobla su dedo pulgar.
13. Practique tocando la punta del pulgar con las puntas de los dedos.
14. Apriete este calibrador. Mide la fuerza de la mano. Apriételo y pellizque.

PEDIATRICS

Pediatric Equipment List

1. A and D ointment
2. alcohol
3. bassinette
4. bath towel
5. bathtub
6. blankets
7. bottles
8. cotton
   a. cotton balls
   b. cotton swabs, Q-Tips
9. cream (lotion)
10. crib
11. Desitin

PEDIATRÍA

Lista de Equipo Pediátrico

1. el ungüento de A y D la crema de A y D
2. el alcohol
3. el moisés
4. la manta de baño, toalla de baño
5. el bacín para el (la) niño(a), la bañera
6. las cobijitas
7. los biberones
8. el algodón
   a. las bolas de algodón
   b. los palitos de algodón
9. la crema (la loción)
10. la cuna
11. la crema de Desitin

12. diapers
    a. disposable diapers
    b. diaper pins
    c. diaper pail
13. drops
14. gauze (sterile)
15. high chair
16. kimono
17. lotion
18. nightgown

12. los pañales
    a. los pañales desechables
    b. los alfileres de seguridad
    c. el balde para pañales
13. las gotas
14. la gasa (estéril)
15. la silla alta
16. el quimono
17. la loción
18. la camiseta de dormir, la batita de dormir

19. nipples
20. oil
21. pail (diaper)
22. petroleum jelly, Vaseline
23. powder
24. Q-Tips, cotton swabs
25. shampoo
26. shirts, undershirts
27. sheets
28. sweater
29. towels

19. el tetero
20. el aceite
21. el balde para pañales
22. la jalea de petróleo, Vaselina
23. el talco, los polvos
24. los palitos de algodón
25. el champú
26. las camisetas interiores
27. las sábanas
28. el suéter
29. las toallitas

History Form (for new patients, to be filled out by parent prior to visit)

Name of child ______________________________

Birth date ______________________________

Is this child being seen for a routine visit ( ), for a school exam ( ), etc., or for a particular problem ( )? If so, please specify.

____

Formulario de la Historia (para pacientes que vienen por primera vez, y a ser llenado por los padres antes de la visita)

Nombre del (de la) niño(a) ______________________________

Fecha de nacimiento ______________________________

¿Es ésta una visita de rutina o chequeo ( ), un examen para la escuela ( ), etc., o viene usted por un problema particular ( )? De ser así, por favor especifique el problema. ______________

____

Pregnancy and Birth

1. Is the child yours by birth ____, adopted ____, stepchild ____, other ____?
2. Did you have an illness or bleeding during your pregnancy? No Yes
3. Did you take any medications or have any X rays during the pregnancy? (Circle which one.) Did you use narcotics, cocaine, other drugs? No Yes
4. Was it a premature delivery? No Yes
   Full-term? Yes No
5. Was the delivery normal? Yes No
   If not, was it breech, by cesarean section, induced, by forceps? Full term?
6. Was the baby born strong and healthy? Yes No
7. Where was the child born? (city and country)
   ____
8. What was the birth weight? ______________________________
   Length? ______________________________
9. Did your baby have any trouble starting to breathe? No Yes

Embarazo y Nacimiento

1. ¿Es su hijo(a) por nacimiento ____, adoptado(a) ____, hijastro ____, otro ____?
2. ¿Tuvo usted enfermedades, sangramiento o hemorragias durante su embarazo? No Sí
3. ¿Tomó usted alguna medicina, o le hicieron alguna radiografía durante su embarazo? (Indique cuál con un círculo) ¿Tomó usted narcóticos, cocaína u otras drogas? No Sí
4. ¿Fue un parto prematuro? No Sí
   ¿Nació a término? Sí No
5. ¿Fue el parto normal? Sí No
   Si no, fue un parto de nalgas, cesárea, inducido, fórceps? ¿Nació a término?
6. ¿Nació el (la) bebé fuerte y de buena salud? Sí No
7. ¿Dónde nació el (la) niño(a)? (ciudad y país) ______________
   ____
8. ¿Cuánto pesó al nacer? ______________________________
   ¿Cuánto midió? ______________________________
9. ¿Tuvo su bebé algún problema para empezar a respirar? No Sí

10. Did the baby have any trouble while in the hospital? (jaundice, difficulty breathing, blueness, vomiting) No Yes

11. Did the baby leave the hospital when you (mother) left? Yes No

Newborn Addiction

1. Did you use drugs or alcohol during your pregnancy?
2. What drug?
3. How often did you take it?
4. When was the last time you took it?
5. Did you smoke during your pregnancy?
6. How many cigarettes a day?
7. Is your baby . . .
   taking the bottle well?
   vomiting or having diarrhea?
   jittery?
   very fussy or sleeping too much?
   gaining weight well?
8. Has your baby had convulsions?
9. Your baby will need to be hospitalized for observation.
10. Your baby will need medications so that he/she will feel better.

10. ¿Tuvo el (la) niño(a) alguna enfermedad o trastorno mientras que estaba en el hospital? (ictericia, problemas o trastornos respiratorios, piel azulada, vómitos?) No Sí

11. ¿Se pudo ir el (la) bebé a casa al mismo tiempo que usted (la madre)? Sí No

Adicción del Recién Nacido

1. ¿Tomó drogas o bebidas alcohólicas durante su embarazo?
2. ¿Qué droga usó?
3. ¿Qué tan seguida lo tomaba?
4. ¿Cuándo fue la última vez que tomó la droga?
5. ¿Usted fumó durante su embarazo?
6. ¿Cuántos cigarillos al día?
7. ¿Su bebé . . .
   está tomando bien el biberón?
   vomita o tiene diarrea?
   tiene nerviosidad el cuerpo?
   muy irritable (fastidioso) o duerme demasiado?
   está ganando peso bien?
8. ¿Su bebé ha tenido convulsiones?
9. Su bebé tendrá que quedarse en el hospital para observarlo.
10. Su bebé va a necesitar medicinas para que se sienta mejor.

Feeding and Digestion

1. Was there severe colic or any unusual feeding problem the first three (3) months? No Yes
2. Is your child's appetite usually good? Yes No
3. Is it good now? Yes No
4. Has there been any change in your child's appetite recently? No Yes
5. Are there any foods he/she cannot eat? No Yes
6. Does your child often have diarrhea? No Yes
7. Has constipation ever been much of a problem? No Yes
8. Does he/she take vitamins? ____
   Iron? ____
   Fluoride? ____
   Other medicine? ____

Family History

1. Are the child's parents both in good health? Yes No
   Mother's age ____ Ht ____ Wt ____
   Father's age ____ Ht ____ Wt ____

Comida y Digestión

1. ¿Tuvo el (la) niño(a) cólicos severos o algún trastorno inusual para alimentarse en los primeros tres (3) meses? No Sí
2. ¿Es el apetito de su niño(a) generalmente bueno? Sí No
3. ¿Es bueno actualmente? Sí No
4. ¿Ha tenido su niño(a) cambios de apetito recientemente? No Sí
5. ¿Hay algunas comidas que no pueda comer? No Sí
6. ¿Tiene su niño(a) diarrea frecuentemente? No Sí
7. ¿Está su niño(a) estreñido(a), o lo ha sido, causándole problemas? No Sí
8. ¿Toma él (ella) vitaminas ____?
   ¿Hierro ____?
   ¿Fluoruro ____?
   ¿Otra medicina ____?

Historia de la Familia

1. ¿Están los padres del(de la) niño(a) en buena salud? Sí No
   Edad de la madre ____ Estatura ____ Peso ____
   Edad del padre ____ Estatura ____ Peso ____

2. Circle any of the following diseases that this child's grandparents, parents, aunts, uncles, brothers, or sisters have had:

diabetes	cancer
tuberculosis	seizures
congenital defects	high blood pressure
heart attack	stroke
nervous breakdown	bleeding disorder or anemia
kidney disease	rheumatic fever
asthma or hay fever	infections
	AIDS

3. List name, birth date, and general health of brothers and sisters and their general state of health (good, regular, etc.)

____

____

____

4. Are the parents separated (date)? ____________________

____

Divorced (date)? ____________________

5. Does the mother work outside of the home? No Yes
6. Have any of your children died? No Yes
7. Have you had any abortions or miscarriages? No Yes
8. Does the family include any stepchildren, or half-brothers, half-sisters, foster children, or grandparents? No Yes

2. Ponga un círculo alrededor de alguna de estas enfermedades si alguno(a) de los padres, abuelos, tíos, o hermanos de su niño(a) las ha tenido:

diabetes	cáncer
tuberculosis	ataques o convulsiones
defectos congénitos	tensión o presión alta
ataque al corazón	infarto o embolia cerebral o derrame
problemas nerviosos	problemas de la sangre o anemia
enfermedades del riñon	fiebre reumática
asma o rinitis, fiebre del heno	infecciones
	SIDA

3. Ponga aquí los nombres de los hermanos del (de la) niño(a), su fecha de nacimiento, y su estado general de salud (bueno, regular, etc).

____

____

____

4. ¿Están los padres del(de la) paciente separados (fecha)? ____

____

¿Divorciados (fecha)? ____________________

5. ¿Trabaja la madre fuera de la casa? No Sí
6. ¿Se le ha muerto algún (alguna) hijo(a)? No Sí
7. ¿Ha tenido usted abortos o malpartos? No Sí
8. ¿Está la familia integrada con algún (alguna) hijastro(a), medio(a) hermano(a), niño(a) adoptado(a), o abuelos? No Sí

Infections, Illnesses, Miscellaneous Problems, and Development

1. Has your child . . .
   a. had as many as three attacks of ear trouble? No Yes
   b. had more than three colds or throat infections with fever per year? No Yes
   c. had any trouble with urination? No Yes
   d. had any trouble hearing? No Yes
   e. had any trouble with vision? No Yes
   f. ever been unconscious or had convulsions at any time? No Yes
2. At what age did your child . . .
   sit alone? ______________________
   walk alone? ______________________
   say words? ______________________
3. At what age was he(she) toilet trained . . .
   daytime? ______________ (years)
   night time? ______________ (years)
4. Does you child have any trouble sleeping? No Yes
5. Does your child have dental problems? No Yes
6. In this list of illnesses, circle any that your child has had:

"red" measles	mumps
chickenpox	scarlet fever
	German or "3-day" measles
whooping cough	serious accidents

Infecciones, Enfermedades, Problemas Misceláneos, y Desarrollo

1. ¿Ha tenido su niño(a) . . .
   a. a lo menos tres inflamaciones o infecciones del oído? No Sí
   b. más de tres resfriados, gripes o infecciones de la garganta con fiebre en un año? No Sí
   c. problemas al orinar? No Sí
   d. problemas auditivos? No Sí
   e. problemas de visión? No Sí
   f. ¿Ha estado inconsciente o ha sufrido convulsiones alguna vez? No Sí
2. ¿A qué edad . . .
   se sentó solo(a) su niño(a)? ______________________
   caminó solo(a) su niño(a)? ______________________
   dijo palabras su niño(a)? ______________________
3. ¿A qué edad dejó de orinarse
   de día? ______________ (años)
   de noche? ______________ (años)
4. ¿Tiene su niño(a) algún problema para dormir? No Sí
5. ¿Tiene su niño(a) problemas con los dientes? No Sí
6. En esta lista de enfermedades haga un círculo alrededor de la(s) que su niño(a) haya tenido:

sarampión	parotiditis o paperas
varicela (lechina o viruelas locas)	fiebre escarlatina
	rubéola
tos ferina	accidentes serios

pneumonia | removal of tonsils and adenoids
broken bones
other operations (specify) ____________
other diseases (what?) ____________
hospitalizations (for what and for how long?) ____________
____

7. (For teenage girls): At what age was onset of menstruation? ________

pulmonía | operación de las amígdalas o adenoides
huesos quebrados
otras operaciones (especifique) ____________
otras enfermedades (especifique) ____________
hospitalizaciones (especifique el motivo y duración) ________
____

7. (Para niñas): ¿A qué edad empezó a menstruar? ________

Ear Infection in Children

1. Has your child had fever, cold symptoms, pain, or has he/she been pulling at his/her ears?
2. Has he/she been crying during the night?
3. Has he/she had any ear infections in the past? When? How was he/she treated? Did it help?
4. Has the child ever had blood or pus draining from the ears?
5. For an ear infection, the child must have treatment with an antibiotic and medication for the pain and fever.
6. The antibiotic must be given according to the directions on the bottle (twice daily, three times a day, four times a day, etc., for ten days).
7. If the child has continued fever, pain, or ear drainage 48 to 72 hours after the medication has been started, you must call or return to have the child examined.

Infección del Oído en Niños

1. ¿Ha tenido su hijo/hija fiebre, síntomas de resfriado, dolor, o se ha estado jalándose a los oídos?
2. ¿Ha estado llorando él/ella durante la noche?
3. ¿Ha tenido él/ella infecciones del oído en el pasado? ¿Cuándo? ¿Cómo fue tratado? ¿Le ayudó?
4. ¿Ha tenido el niño/niña alguna vez sangre o pus saliendo del oído?
5. Para una infección del oído, el niño/niña debe tener tratamiento con un antibiótico y medicina para el dolor y fiebre.
6. Se debe darle el antibiótico en acuerdo de las instrucciones en la botella (dos veces, tres veces, cuatro veces al día, etc., por diez días).
7. Si el niño/niña continúa con dolor, fiebre, o drenaje del oído por 48 a 72 horas después de que haya comenzado a tomar la medicina, usted debe llamar o regresar con su niño/niña para un examen.

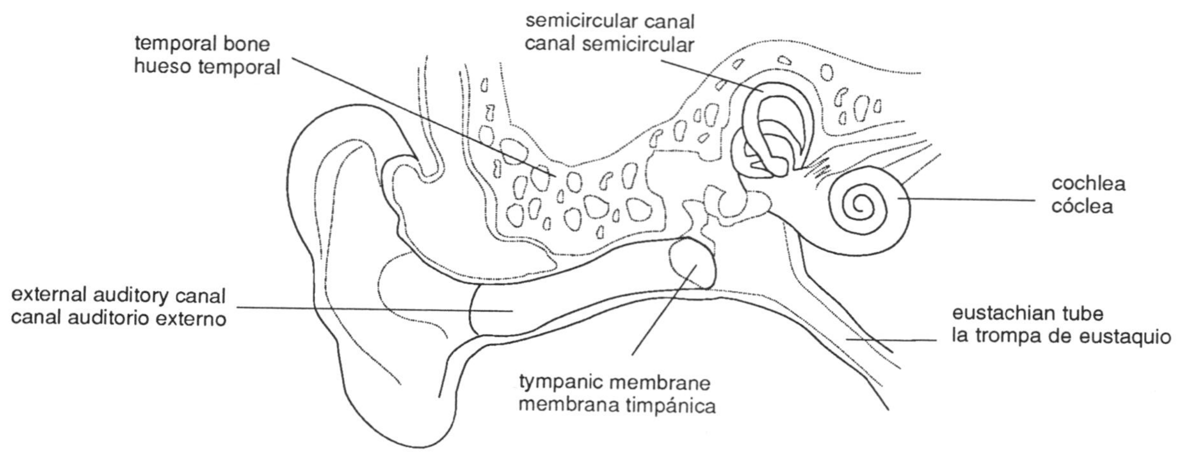

Figure 7. *Illustration of the Inner Ear*

8. It is very important that you return to the clinic/office ten days to two weeks from now to have the child's ear reexamined because untreated infection or fluid behind the ear drums may cause hearing problems and other complications.
9. *Tympanogram:* This is a painless simple test. It will tell us if the eardrum moves properly and will help to determine if the infection or fluid has completely cleared from behind the eardrum.

Allergies

1. Has your child ever had . . .
   a. eczema or hives? No Yes
   b. wheezing, asthma, hay fever? No Yes

8. Es muy importante que usted regrese a la clínica/oficina dentro de diez días y dos semanas a re-examinar los oídos del/de la niño/niña porque infección no tratada o líquido detrás del tímpano del oído causa problemas al oír y otras complicaciones.
9. *Timpanograma:* Esta es una prueba simple y sin dolor. Nos indica si el tímpano se mueve correctamente y ayudará a determinar si la infección o el líquido ha desaparecido completamente de detrás del tímpano.

Alergias

1. ¿Ha tenido su hijo(a) . . .
   a. eczema o urticaria? No Sí
   b. disnea (silbido o problemas al respirar), asma, fiebre del heno? No Sí

c. allergies or reactions to any medicines or injections? No Yes

2. Does your child tend to have a stuffy nose or "constant cold" (sinus trouble)? No Yes

Behavior

1. Does your child get along well in school? Yes No
2. Does your child get along well with other children, adults, teachers? Yes No
3. Does your child have any behavior problems that cause you concern? No Yes

Tests and Immunizations

1. Has your child been vaccinated against . . .

a. smallpox (successfully)? Date _____ Yes No
b. DPT: or diphtheria, tetanus and whooping cough? Yes No
Date of last booster _____
c. polio (all three doses by mouth)? Yes No
d. polio (by injection) Yes No
Any booster polio immunizations given? Yes No
e. measles (by injection)? Date _____ Yes No
f. mumps (by injection)? Date _____ Yes No

c. alergias o reacciones a alguna medicina o resfriados "constantes" (enfermedad del seno nasal)? No Sí

2. ¿Suele su niño(a) tener la nariz tapada o resfriados "constantes" (enfermedad del seno nasal)? No Sí

Conducta

1. ¿Se lleva bien su niño(a) en la escuela? Sí No
2. ¿Tiene su niño(a) buenas relaciones con otros niños, adultos, maestros? Sí No
3. ¿Tiene su niño(a) algún problema de conducta que le preocupa a usted? Sí No

Pruebas e Inmunizaciones

1. ¿Ha sido su niño(a) inmunizado (vacunado) contra . . .

a. la viruela (con éxito)? Fecha _____ Sí No
b. D.P.T. (difteria, tétanos, tos ferina)? Sí No
Fecha de inyección de refuerzo _____
c. la polio (todas las tres dosis por la boca)? Sí No
d. la polio (en forma de inyección)? Sí No
¿Ha tenido las inyecciónes de resfuerzo para la polio? Sí No
e. el sarampión (inyección)? Fecha _____ Sí No
f. la parotiditis o paperas (inyección)? Fecha _____ Sí No

g. German measles? Date ____________ Yes No
h. Hib vaccine (meningitis)? ____________ Yes No
i. Hepatitis B? Date ____________ Yes No

2. Has your child had a skin test for tuberculosis? Give date of last test ____________ Positive or negative? ____________ Yes No
3. Has your child ever experienced unusual reactions to any vaccinations; for example, high fever, convulsions, and prolonged crying and screaming? Yes No
4. Has your child's hearing been tested? Yes No
5. Has your child's vision been tested? Yes No
6. When did your child last see a dentist? ____________
7. Name and address of child's last pediatrician or general physician ____________

g. la rubéola (inyección)? Fecha ____________ Sí No
h. la vacuna contra meningitis? ____________ Sí No
i. Hepatitis B? Fecha ____________ Sí No

2. ¿Ha tenido su niño(a) pruebas de tuberculina (tuberculosis)? Fecha de última prueba ____________ ¿Positiva o negativa? (indique) ____________ Sí No
3. ¿Ha tenido alguna vez su hijo(a) reacciones inusuales a algunas vacunas; por ejemplo, fiebre alta, convulsiones, llorando por mucho tiempo o gritando? Sí No
4. ¿Ha sido examinada la audición de su niño(a)? Sí No
5. ¿Ha sido examinada la visión de su niño(a)? Sí No
6. ¿Cuándo vio su niño(a) por ultima vez al(a la) dentista? ____________
7. Nombre y dirección del último(a) pediatra o médico del(de la) niño(a)____________

Postpartum Breastfeeding Questions and Instructions

1. Did the baby nurse well?
2. Nurse your baby only five (5) minutes on each breast.
3. Be sure to burp the baby when changing to the other breast.

Amamantando al Bebé después de Parto Preguntas e Instrucciones

1. ¿Mamó bien el(la) bebé?
2. Dé de mamar a su bebé sólo cinco (5) minutos de cada pecho.
3. Haga eructar al (a la) bebé al cambiar al otro pecho.

4. I know you don't have any milk yet. The baby's nursing will stimulate your milk to come sooner.
5. Before your milk comes in the baby gets something called colostrum when he(she) nurses. It is very nutritious and good for the baby.

4. Sé que todavia no tiene leche. El mamar del(de la) bebé la estimulará para que venga la leche más pronto.
5. Antes de que venga la leche el(la) bebé obtiene algo llamado colostro cuando mama. Es muy alimenticio y bueno para el(la) bebé.

Illness in Infants*

1. What kind of food has the baby been eating at home?
2. Is there any food/medicine that makes the baby sick?
3. The baby can continue to eat what she(he) normally eats.
4. The baby is getting a little bit better.
5. Do you think your baby is better or worse?
6. Is your baby taking the medicine well?
7. Your baby is no better. We must
   a. do more tests.
   b. change the medicine.
8. Bring the baby to the clinic on ______________________________ ______________________________.
9. Call the clinic on __________ morning so we can tell you the time of your next appointment.

Enfermedades de los Niños

1. ¿Qué clase de comida ha estado comiendo el(la) bebé en casa?
2. ¿Hay algunos alimentos/algunas medicinas que le hacen mal a su bebé?
3. Su bebé puede continuar comiendo lo que come normalmente.
4. El(La) bebé se está mejorando.
5. ¿Cree qué su bebé está mejor o peor?
6. ¿Está tomando la medicina bien su bebé?
7. Su bebé no está mejor. Tenemos que
   a. hacerle más pruebas.
   b. cambiarle la medicina.
8. Traiga al(a la) bebé a la clínica el ______________________________ ______________________________.
9. Llame a la clínica el __________ por la mañana para que le digamos la fecha de su próxima cita.

* Instructions for fever reduction in children can be found in Patient Information, p. 222. Directions for treating diarrhea in children can be found in Patient Information, p. 212.

Phrases to Converse (Talk) with Children

1. Hello, my name is ______________________. I am your nurse/doctor.
2. This is a hospital.
3. Stick out your tongue and say "ah."
4. You are going to have an operation.
5. You won't feel anything.
6. It's the same as being asleep.
7. When you wake up you will be here in your bed, and you may feel a little pain.
8. Your mommy and daddy will be able to visit you.
9. Do you want some juice, milk, or anything?
10. We have a play room where you may play
    a. when you feel better.
    b. when the doctor says it's all right.
11. When you have to go to the bathroom, press the button and I will help you.
12. You have to stay in bed. Please don't move.
13. Are you
    a. sleepy?
    b. hungry?
    c. scared?
    d. angry?
    e. sad?
14. I'm going to put an IV in your arm.

Frases para Conversar (Hablar) con los Niños

1. Hola, me llamo ______________________. Soy tu enfermera/doctor/doctora.
2. Éste es un hospital.
3. Saca la lengua y dí "ah."
4. Tú vas a tener una operación.
5. No sentirás nada.
6. Es lo mismo que dormir.
7. Cuando te despiertes, estarás aquí en la cama y puedes sentir un poco de dolor.
8. Tu mamá y papá pueden visitarte.
9. ¿Quieres jugo, leche, u otra cosa?
10. Tenemos un cuarto de recreo donde puedes jugar
    a. cuando estés mejor.
    b. cuando el(la) doctor(a) diga que está bien.
11. Cuando necesites ir al baño, aprieta el botón y te ayudaré.
12. Tienes que guardar cama. Por favor, no te muevas.
13. ¿Tienes
    a. sueño?
    b. hambre?
    c. miedo?
    d. ¿Estás enojado(a)?
    e. ¿Estás triste?
14. Te voy a poner un suero en el brazo.

15. The food will go into your veins through this needle.
16. Please don't move. It won't hurt once it's in place.
17. Thank you.
18. Sit down/lie down (go to bed)/get up.

15. El alimento intravenoso pasará por tus venas a través de esta aguja.
16. Por favor, no te muevas. No te va a doler cuando esté en su sitio.
17. Gracias.
18. Siéntate/acuéstate/levántate.

Vocabulary*	***Vocabulario***		
1. juice	1. el jugo	10. play	10. jugar
2. milk	2. la leche	11. read	11. leer
3. toys	3. los juguetes	12. sing	12. cantar
4. doll	4. la muñeca	13. dance	13. bailar
5. animal	5. el animal	14. baby	14. bebé, nene
6. bottle	6. la botella	15. Mickey Mouse	15. Ratón Mickey (Miguelito)
7. diaper	7. el pañal	16. Donald Duck	16. Pato Donaldo
8. pee	8. (hacer) pipí	17. Come here.	17. Ven acá. (Ven aquí).
9. poo	9. (hacer) caca (popó)	18. Give me your hand.	18. Dame la mano (manita).

Developmental Milestones

Most children will have reached these developmental milestones naturally months before the time limit given. Should a child lag behind, then the parents might welcome the opportunity to have their child examined.

Etapas de Desarrollo

La mayoría de los niños llegarán naturalmente a estas etapas de desarrollo meses antes del plazo indicado. Si el(la) niño(a) se demora, se supone que sus padres puedan apreciar la oportunidad de hacer que el(la) niño(a) sea examinado(a).

*With toddlers and small children the term "mi hijo/mi hija" is used by many members of the family besides the parents and may well be used by the medical worker when soothing or calming a toddler.

When I describe a behavior, please tell me whether you have noticed your child doing it. I may ask the child to perform some simple tasks.

1. three (3) months
   a. Lifts head up while on stomach
   b. Responds to bell or similar sound
   c. Vocalizes, not crying (coos, chuckles)
   d. Smiles responsively to mother or familiar person or object
2. six (6) months
   a. Supports upper body with arms while on stomach
   b. Sits with support, head steady
   c. Rolls over
   d. Grasps rattle
   e. Reaches for object
   f. Follows object moving across his line of vision (four [4] months)
   g. Laughs and squeals (five [5] months)
   h. Smiles spontaneously
3. nine (9) months
   a. Bears some weight on legs
   b. Sits without support
   c. Transfers object from one hand to another
   d. Turns to voice or loud noise
   e. Feeds self cracker
   f. Works for toy out of reach

Cuando yo describa un comportamiento, por favor dígame si ha notado que su niño(a) lo hace. Es posible que yo le diga al niño (a la niña) que haga algunas cosas sencillas.

1. tres (3) meses
   a. Levanta la cabeza mientras que está boca abajo
   b. Responde a una campana o a otro sonido semejante
   c. Vocaliza sin llorar (intenta hablar, se ríe)
   d. Responde con sonrisas a la mamá o a una persona u objeto familiar
2. seis (6) meses
   a. Soporta el tronco del cuerpo con los brazos mientras que está boca abajo
   b. Se sienta con soporte, con la cabeza firme
   c. Roda el cuerpo de un lado a otro
   d. Agarra la sonaja
   e. Alcanza con las manos hacia algún objeto
   f. Con los ojos sigue un objeto que cruza su línea de vista (cuatro [4] meses)
   g. Se ríe y hace chillidos de gusto (cinco [5] meses)
   h. Sonríe espontáneamente
3. nueve (9) meses
   a. Soporta algo de su peso con las piernas
   b. Se sienta sin soporte
   c. Cambia un objeto de una mano a otra
   d. Se voltea al oír alguna voz o ruido fuerte
   e. Come una galleta por si mismo(a)
   f. Hace el esfuerzo de sujetar un juguete fuera de su alcance

4. twelve (12) months
   a. Stands holding on
   b. Pulls self to sitting position
   c. Grasps small object with thumb and index finger
   d. Hands toy on request
   e. Imitates speech sounds (dada, baby, mama)
   f. Plays peek-a-boo
   g. Holds onto toy if someone tries to pull it away
   h. Responds to name
5. eighteen (18) months
   a. Likes pull toys and being read to
   b. Stoops and recovers object
   c. Walks alone
   d. Plays ball
   e. Indicates wants, without crying
   f. Drinks holding cup
6. two (2) years
   a. Throws and kicks ball
   b. Walks backward
   c. Walks up steps, climbing
   d. Identifies one body part (for example, "Where is your hair?")
   e. Correctly uses several words (other than mama, dada)
   f. Uses spoon, spilling little
   g. Removes garments

4. doce (12) meses
   a. Se mantiene de pie soportándose
   b. Levanta el cuerpo para sentarse
   c. Agarra un objeto con el pulgar y el dedo índice
   d. Entrega un juguete cuando se le pide
   e. Imita sonidos de la voz (papá, bebé, mamá)
   f. Juega a las escondidas con la cabeza
   g. No suelta un juguete si alguien trata de quitárselo
   h. Responde a su nombre
5. dieciocho (18) meses
   a. Le gustan los juguetes que se jalan; le gusta que le lean
   b. Se agacha y levanta un objeto
   c. Camina sin ayuda
   d. Juega a la pelota
   e. Indica lo que quiere, sin llorar
   f. Bebe agarrando la taza
6. dos (2) años
   a. Tira y patea la pelota
   b. Camina hacia atrás
   c. Sube escalones, trepando
   d. Identifica partes del cuerpo (por ejemplo, "¿Dónde está tu pelo?")
   e. Usa varias palabras correctamente (más que mamá, papá)
   f. Usa la cuchara, derramando poco
   g. Se quita la ropa

7. three (3) years
   a. Throws ball overhand
   b. Follows two (2) or three (3) simple directions
   c. Alternates feet on stairs
   d. Stands momentarily on one foot
   e. Feeds self
   f. Jumps in place
   g. Pedals tricycle
   h. Uses sentences of two (2) or more words
   i. Can copy the letter "O" (only fifty [50] percent of the children tested passed this test)

8. four (4) years
   a. Gives first and last name
   b. Washes and dries hands
   c. Understands "cold," "tired," and "hungry" (at least two [2] of the three [3] words alone)
   d. Puts on shoes
   e. Dresses with supervision
   f. Uses plural words
   g. Plays games like tag with other children
   h. Can copy plus sign (+) (only fifty [50] percent of children tested passed this test)

7. tres (3) años
   a. Lanza la pelota
   b. Lleva a cabo dos (2) o tres (3) mandatos sencillos
   c. Alterna los pies en las escaleras
   d. Momentáneamente se para en un pie
   e. Se alimenta a sí mismo(a)
   f. Salta en su lugar
   g. Pedalea el triciclo
   h. Habla en oraciones de dos (2) o más palabras
   i. Puede copiar la letra "O" (sólo cincuenta [50] por ciento de los niños examinados salieron bien en esta prueba)

8. cuatro (4) años
   a. Da su nombre y apellido
   b. Se lava y se seca las manos
   c. Entiende "frío," "cansado," y "tener hambre" (a lo menos dos [2] de las tres [3] palabras solas)
   d. Se pone los zapatos
   e. Se viste, con dirección
   f. Usa palabras plurales
   g. Juega juegos como "tócame tú" con otros niños
   h. Puede copiar la señal de más (+) (sólo cincuenta [50] por ciento de los niños examinados salieron bien en esta prueba)

PULMONARY—RESPIRATORY

1. Do you have difficulty breathing?
2. Can you breathe well now?
3. How long can you hold your breath?
4. Are you short of breath?
5. Do you smoke? How many packs a day?
6. Do you cough a lot?
7. How long have you been coughing?
8. Does it hurt when you cough?
9. Do you cough up phlegm?
10. What is the color of the phlegm?
    a. Clear?
    b. Gray?
    c. White?
    d. Yellow?
    e. Green?
    f. Red?
    g. Brown?
    h. Black?
11. Do you cough up blood?
12. Do you spit up blood?
13. Do you wheeze?
14. Have you ever had asthma?

PULMONAR—RESPIRATORIA

1. ¿Tiene alguna dificultad para respirar?
2. ¿Puede usted respirar bien ahora?
3. ¿Por cuánto tiempo puede retener la respiración?
4. ¿Le falta aire para respirar? (¿Tiene falta de aire?)
5. ¿Fuma usted? ¿Cuántos paquetes al día?
6. ¿Tose usted mucho?
7. ¿Desde cuándo tiene tos?
8. ¿Le duele cuando tose?
9. Al toser, ¿escupa usted flema(s)?
10. ¿De qué color es la flema?
    a. ¿Clara?
    b. ¿Gris?
    c. ¿Blanca?
    d. ¿Amarilla?
    e. ¿Verde?
    f. ¿Roja?
    g. ¿Marrón?
    h. ¿Negra?
11. Al toser, ¿expectora usted sangre?
12. ¿Escupa usted sangre?
13. ¿Le silba a usted el pecho?
14. ¿Ha tenido asma alguna vez?

15. Have you ever had . . .
    a. tuberculosis?
    b. pneumonia?
    c. emphysema?
    d. bronchitis?
16. When was the last time you had chest X rays? What were the results?
17. I am going to listen to your lungs.
18. Breathe deeply.
19. Exhale. Exhale with force (very strongly).
20. Again, please.
21. Relax. Relax your arm/leg.
22. Don't pull out the tube.
23. You need the tube to be able to breathe.

15. ¿Ha tenido alguna vez . . .
    a. tuberculosis?
    b. pulmonía?
    c. enfisema?
    d. bronquitis?
16. ¿Cuándo fue su última radiografía (rayos X) del pecho? ¿Qué fueron los resultados?
17. Le voy a escuchar los pulmones.
18. Respire profundo (aspire profundamente).
19. Exhale. Exhale con fuerza (muy fuerte).
20. Otra vez, por favor.
21. Relájese. Afloje el brazo/la pierna.
22. No jale el tubo.
23. Usted necesita el tubo para poder respirar.

Tuberculosis

1. Tuberculosis (TB) is an infectious disease that is transmitted from one person to another by airborne germs. Generally, tuberculosis attacks the lungs, but it can also attack other parts of the body like the brain and the spinal column.
2. I would like to talk to you about tuberculosis.
3. Did they explain to you at the TB clinic that tuberculosis is a contagious disease?

Tuberculosis

1. La tuberculosis (TB) es una enfermedad infecciosa que se transmite de persona a persona por medio del aire. Generalmente, la tuberculosis ataca los pulmones, pero también puede atacar a otras partes del cuerpo como el cerebro y la espina dorsal.
2. Me gustaría hablarle acerca de su tuberculosis.
3. ¿Le explicaron en la clínica que la tuberculosis es una enfermedad contagiosa?

4. When you cough, the germs in your lungs are forced out into the air. People around you can breathe them in.
5. That is why I want to give a TB test to everyone who lives with you.
6. Do any of them have any symptoms of tuberculosis: a cough, coughing up blood, losing weight, tiredness, or sweating at night?
7. I want to test them to see if they have breathed in the TB germs. In two days if it becomes red, you will need a chest X ray to know if you have tuberculosis. If the X rays do not show any disease, there is a medicine to protect you from tuberculosis. If you have the disease, there is a medicine you can take to cure yourself.
8. When can I come to give them skin tests? It will have to be a day when I can return in two days to give the results.

4. Cuando tosa los gérmenes en sus pulmones salen y se quedan en el aire y estos a su vez pueden ser inhalados.
5. Es por eso que quiero hacerle a su familia, a cada uno de los que viven con usted, una prueba de TB.
6. ¿Alguno de ellos tiene algún síntoma de tuberculosis: tos, tos con sangre, pérdida de peso, fatiga, o sudores nocturnos?
7. Me gustaría ver si no se han contagiado. En dos días, si las pruebas de su piel son positivas, entonces les tomarán rayos X del pecho. Pero, si los rayos X resultan negativos, entonces, pueden tomar medicina preventiva. Si tiene tuberculosis, hay una medicina que puede tomar para curarse.
8. ¿Cuándo puedo venir para hacerles la prueba? Debe ser un día en que pueda regresar dos días después para darles los resultados.

PSYCHIATRY

Current Mental Status

1. Why are you seeking hospital treatment now?
2. Can you cope at home, at work?
3. Do you have a psychiatrist (therapist) now?
4. How are you feeling?
5. Do you want to hurt yourself or someone else?

PSIQUIATRÍA

Actual Estado Mental

1. ¿Por qué busca tratamiento del hospital ahora?
2. ¿Puede manejarse en casa, en el trabajo?
3. ¿Tiene un(a) psiquiatra (terapista) ahora?
4. ¿Cómo se siente?
5. ¿Le dan ganas a usted de dañarse o de dañar a otra persona?

6. Do you want to die?
7. Do you hear voices?
8. Do you get messages from the television or radio?
9. Do you get messages from other places?
10. Can/do people control your thoughts?
11. Do voices or thoughts inside your head ever tell you or command you to do things? To yourself or to others?
12. How long have you had this problem?
13. We will help you maintain control.

6. ¿Desea usted morir?
7. ¿Oye usted voces?
8. ¿Recibe usted mensajes por televisión o por radio?
9. ¿Recibe usted mensajes por otros modos (lugares)?
10. ¿Controlan (Pueden controlar) otros sus pensamientos?
11. ¿Algunas veces le mandan a usted hacer algo las voces, los pensamientos que lleva? ¿A sí mismo(a) o a otras personas?
12. ¿Desde cuándo tiene este problema?
13. Le ayudaremos a mantener control.

Behavior Changes

1. When did the patient's behavior begin to change?
2. What were the changes?
   a. Did the patient stop eating? When?
   b. Did the patient stop sleeping? When?
   c. Did the patient become withdrawn/stop talking?
3. What is the patient usually like behaviorally?

Cambios de Comportamiento

1. ¿Cuándo empezó a cambiar el comportamiento del (de la) paciente?
2. ¿Cuáles fueron los cambios?
   a. ¿Dejó de comer el (la) paciente? ¿Cuándo?
   b. ¿Dejó de dormir? ¿Cuándo?
   c. ¿Se aisló el(la) paciente dentro de sí mismo(a)? ¿Dejó de hablar?
3. ¿Cómo es el comportamiento del (de la) paciente regularmente?

Substance Use*

1. Does the patient use alcohol?
   a. What kind?
   b. How much per day and for how long?

Uso de Substancias

1. ¿Usa alcohol el (la) paciente?
   a. ¿De qué tipo?
   b. ¿Cuánto por día y por cuánto tiempo?

*See also Drugs, pp. 82–83.

2. Does the patient use street drugs (pot, pills, cocaine, crack)?
   a. What kind?
   b. How much per day and for how long?
3. Does the patient use any drugs prescribed by the doctor or bought from the drug store?
   a. What kind?
   b. How much and for how long?

2. ¿Usa el(la) paciente drogas corrientes de calle (marijuana, forma de píldoras, cocaína, "crak")?
   a. ¿De qué tipo?
   b. ¿Cuánto por día y por cuánto tiempo?
3. ¿Usa el(la) paciente drogas recetadas por el médico o compradas en la farmacia?
   a. ¿De qué tipo?
   b. ¿Cuánto y por cuánto tiempo?

Family Psychiatric History

1. Has anyone in the patient's family ever had a mental illness?
2. Has anyone in the family had a drug or alcohol problem?
3. Who was the relative? (relationship to the patient)
4. What kind of a problem did he(she) have?
5. Was he(she) treated by a doctor or hospitalized for the problem?

Historia Familiar Psiquiátrica

1. ¿Alguna vez ha tenido enfermedad mental algún miembro de la familia del (de la) paciente?
2. ¿Ha tenido alguien de la familia algún problema con drogas o con alcohol?
3. ¿Quién era el(la) pariente? (parentesco del [de la] paciente)
4. ¿Qué tipo de problema tenía él(ella)?
5. ¿Fue atendido(a) por un(a) médico o internado(a) en el hospital por el problema?

Medical Problems

1. Is the patient currently being seen by a doctor for any medical problem?
2. Who is the doctor? Name, phone number?

Problemas Médicos

1. ¿Está el(la) paciente bajo el cargo de un(a) médico(a) a causa de algún problema médico?
2. ¿Quién es el(la) médico(a)? ¿Su nombre, número de teléfono?

3. What are you (the patient) being seen for?
4a. Is the patient allergic to any medications or foods?
4b. Are you allergic to any medications or foods?
5. Do you have a psychiatrist presently?
6. Who is the psychiatrist? What is his(her) phone number?
7. When did you last see a psychiatrist or medical doctor?

3. ¿Para qué lo(la) está atendiendo el(la) médico(a) a usted (el [la] paciente)?
4a. ¿Tiene el(la) paciente alergias a algunos medicamentos o alimentos?
4b. ¿Es usted alérgico(a) a medicamentos o alimentos?
5. ¿Tiene usted un(a) psiquiatra ahora?
6. ¿Quién es el(la) psiquiatra? ¿Cuál es su número de teléfono?
7. ¿Cuándo fue la última vez que usted vio a un(a) psiquiatra o médico?

Finance and Insurance

1. Do you have medical insurance?
2. Do you have a Medicaid/Medicare Card?
3. Does your insurance cover psychiatric treatment and hospitalization?
4. Do you have a job? Where do you work?
5. What type of income do you have?
6. Are you receiving Social Security? disability? unemployment?
7. How do you support yourself?

Finanzas y Seguro

1. ¿Tiene usted seguro médico?
2. ¿Tiene usted tarjeta de Medicaid/Medicare?
3. ¿Su seguro paga tratamiento psiquiátrico y hospitalización?
4. ¿Tiene usted empleo (trabajo)? ¿Dónde trabaja?
5. ¿Qué tipo de ingresos tiene usted?
6. ¿Recibe usted Seguro Social? ¿ayuda por incapacidad? por falta de empleo?
7. ¿Cómo se mantiene usted?

Living Situation

1. Where have you been living?
2. Who was taking care of you, or were you taking care of yourself?
3. Where will you live when you leave the hospital?
4. Can you return to the place where you were living?

Situación de Vivienda

1. ¿Dónde ha estado viviendo?
2. ¿Quién lo(la) cuidaba, o se cuidaba a sí mismo(a)?
3. ¿Dónde vivirá usted cuando salga del hospital?
4. ¿Puede regresar usted adonde vivía?

Significant Others

1. What are the names and phone numbers for family members, friends and neighbors, and the hours when they can be reached?
2. What are the names and numbers of any doctor, counselor, or therapist who has treated you in the past?

Otros Significantes

1. ¿Cuáles son los nombres y números de teléfono de miembros de la familia, de amigos y vecinos, y las horas cuando se puedan llamar?
2. ¿Cuáles son los nombres y números de teléfono de cualquier(a) médico(a), consejero(a) o terapista que le haya tratado en el pasado?

Patient Intake

1. Read these unit rules and rights of patients.
2. Do you have any questions?
3. You are restricted to this unit (area).
4. Please sign the conditions of admission.
5. You are on a seventy-two (72) hour hold.
6. Routine medications are given at nine (9) A.M., one (1) P.M., five (5) P.M., and nine (9) P.M.

Ingreso del (de la) Paciente

1. Lea estas reglas de la unidad y los derechos de los pacientes.
2. ¿Tiene preguntas?
3. No se permite salir de esta unidad (área).
4. Favor de firmar esta forma de condiciones de ingreso.
5. Usted tiene que quedarse por setenta y dos (72) horas.
6. Se dan medicinas de rutina a las nueve (9) de la mañana y a la una (1), a las cinco (5), y a las nueve (9) de la noche.

RADIOLOGY	RADIOLOGÍA
1. Good morning (good day). Good afternoon.	1. Buenos días. Buenas tardes.
2. Are you able to stand up?	2. ¿Puede usted estar de pie?
3. Do you have any pain?	3. ¿Tiene usted algún dolor?
4. Where does it hurt?	4. ¿Dónde le duele?
5. I am going to take a picture/X ray of your gallbladder.	5. Le voy a hacer una radiografía (rayos X) de la vesícula biliar.
6. I am going to take a picture/X ray of your colon.	6. Le voy a hacer una radiografía (rayos X) del colon.
7. I am going to take an intravenous pyelogram.	7. Le voy a hacer una radiografía (rayos X) de los riñones (pielograma intravenoso).
8. Please change your clothes. Put on a hospital gown. One ties in the front and one ties in the back.	8. Favor de cambiarse la ropa. Póngase un camisón. Haga un lazo enfrente y el otro detrás.
9. Please lie on the table, face up/face down.	9. Por favor, acuéstese sobre la mesa, boca arriba/boca abajo.
10. The table may be a little cold.	10. La mesa puede estar un poco fría.
11. Turn on your left/right side.	11. Voltéese al lado izquierdo/al lado derecho.
12. Turn over.	12. Voltéese al otro lado.
13. Let me put you in the right position.	13. Déjeme ponerle en la postura correcta.
14. Swallow this mixture.	14. Trague esta mezcla.
15. Stand here and place your chest against this plate.	15. Párese aquí y apoye el pecho contra esta placa.
16. Rest your chin here.	16. Apoye el mentón aquí.
17. Put your hands on your hips with the palms facing out.	17. Ponga las manos en las caderas con las palmas hacia afuera.
18. Don't move.	18. No se mueva.
19. Take a deep breath. Hold it. Now breathe normally.	19. Aspire profundo. Manténgalo. Ahora respire normalmente.

20. We have to take another picture.
21. You are almost finished.
22. When you are finished, you can go back to your room/go home.
23. You are finished.
24. You may put your clothes on and go home.
25. Sit down on the wheelchair and wait for the orderly.
26. The orderly will take you back to your room.

Ultrasound

1. Your bladder is too full. You may go to the bathroom and urinate one-half (½) or one (1) cup only.
2. Did you drink your water?
3. You were supposed to drink four (4) large glasses of water or liquids.
4. Does your bladder feel full?
5. Your bladder has to be full. The sound passes through and outlines your uterus and ovaries. When your bladder is full, it pushes your bowel or intestines out of the way. The sound will not go through air. So if there is air in your intestines, we will not see anything. It blocks the sound.
6. You'll have to wait until your bladder fills up.
7. When was the last time you ate or drank anything?

20. Tenemos que tomar otra foto.
21. Usted va a terminar muy pronto.
22. Cuando termine, puede regresar a su cuarto/regresar a casa.
23. Usted ha terminado.
24. Usted puede ponerse la ropa ahora e ir a casa.
25. Siéntese en la silla de ruedas y espere al(a la) ayudante.
26. El(La) ayudante lo/la llevará a su cuarto.

Ultrasonido

1. Su vejiga está demasiada llena. Puede ir al baño y orinar solamente media (½) taza o una (1) taza.
2. ¿Tomó usted su agua?
3. Usted debería haber tomado cuatro (4) vasos grandes de agua o líquidos.
4. ¿Siente llena su vejiga?
5. Su vejiga tiene que estar llena. El sonido pasa por y delinea su útero y los ovarios. Cuando la vejiga está llena empuja su intestino a un lado. El sonido no puede pasar por el aire. Así que si hay aire en sus intestinos, no podemos ver nada. Obstruye el sonido.
6. Usted tiene que esperar hasta que se llene su vejiga.
7. ¿Cuándo fue la última vez que usted comió o tomó algo?

8. Do you have any pain? Where? Point to it (show me where).
9. Have you had any bleeding? Was it spotting? Did you pass any clots?
10. Have you had any pelvic infections? What kind? Yeast? Gonorrhea? Syphilis?
11. Have you had any operations on your uterus or ovaries? Did they take out the ovary or tube?
12. Have you had a hysterectomy?
13. When the doctor examined you, did he(she) feel a mass or lump on either side? Which side? Did he(she) say how large it was or what he(she) thought it might be?
14. Have you ever been pregnant before? How many children do you have?
15. How many months along are you?
16. When are you due?
17. Have you ever had an ultrasound test before? What did you have it done for?
18. This test will not hurt you or the baby.
19. We use sound waves and not X rays. We rub mineral oil on your skin. The sound passes through the oil better. The sound goes into your body. Then it bounces off the organs inside and returns into this apparatus. It then gives us an image, or outline, of what is inside, on our screen. Then we take pictures of what we see.

8. ¿Tiene usted dolor? ¿Dónde? Enséñeme.
9. ¿Ha tenido sangramiento? ¿Había manchas de sangre? ¿Había coágulos?
10. ¿Ha sufrido de infecciones vaginales? ¿De qué clase? ¿Infección fungosa? ¿Gonorrea? ¿Sífilis?
11. ¿Ha tenido operaciones del útero o de los ovarios? ¿Le sacaron el ovario o tubo falopio?
12. ¿Ha tenido una histerectomía?
13. Cuando el(la) médico(a) le examinó, ¿sintió él(ella) un bulto en un lado? ¿En qué lado? ¿Dijo él(ella) qué grande era? ¿Dijo qué creía que podría ser?
14. ¿Ha estado embarazada antes? ¿Cuántos hijos (niños) tiene?
15. ¿Cuántos meses ha estado embarazada?
16. ¿Cuándo espera al(a la) bebé?
¿Cuál es la fecha del parto?
17. ¿Ha tenido alguna vez una prueba de ultrasonido? ¿Para qué?
18. Esta prueba no le va a doler a usted ni al(a la) bebé.
19. Usamos ondas de sonido y no rayos X. Frotamos aceite mineral en su piel. El sonido pasa mejor por el aceite mineral. El sonido entra en su cuerpo. Luego rebota de los órganos adentro y regresa en este aparato. Entonces nos da una imagen o bosquejo de lo que está adentro, por la pantalla. Luego sacamos fotos de lo que vemos.

Body CT*

This X-ray examination, a form of computed tomography, uses a CT scanner to produce a series of cross-sectional images of a selected part of your body. The examination will be conducted by a technologist, an expert in the use of this specialized equipment.

The results will be evaluated by a radiologist, who is a physician specializing in medical diagnosis by X ray. Each separate CT image can be likened to a slice of an orange. By studying several images in sequence, the radiologist can build up a three-dimensional picture of the part of the body being examined.

Be sure to follow your doctor's instructions carefully. If you don't, the examination may have to be repeated at a later date.

How the Body CT Works

The ring encircling your body contains an X-ray tube and a receptor which are mounted opposite each other. These rotate around your body, which is positioned in the exact center of the ring.

With each rotation, or scan, thousands of X-ray beams pass through your body. Some of the energy in each beam is absorbed by the structures inside your body. The rest passes through and strikes the receptor. The receptor measures this amount and feeds the information into a computer.

*Courtesy of PAS Publishing Co.

CT (Tomografía Computarizada) del Cuerpo

Este examen por rayos X, una forma de tomografía computada, usa un contador CT para producir una serie de imágenes de sección transversal de una parte seleccionada del cuerpo. El examen será conducido por un(a) tecnólogo(a), un(a) experto(a) en el uso de estos instrumentos especializados.

Los resultados se evaluarán por un(a) radiólogo(a) quien es un(a) médico(a) que se especializa en la diagnosis médica por rayos X. Cada una de las imágenes de CT se puede semejar a una tajada de naranja. Estudiando varias imágenes en secuencia, el(la) radiólogo(a) puede componer un retrato en tres dimensiones de la parte del cuerpo examinada.

Asegúrese de seguir con mucho cuidado las instrucciones de su médico. Si no, puede ser necesario repetir el examen más tarde.

Cómo Funciona la CT del Cuerpo

El círculo alrededor de cuerpo contiene un tubo de rayos-X y un receptor que están soportados en posiciones opuestas. Estos giran alrededor del cuerpo que está puesto en el centro exacto del círculo.

Con cada vuelta, o exploración, miles de emisiones de rayos X pasan por su cuerpo. Algo de la energía en cada emisión es absorbido por las estructuras dentro de su cuerpo. Lo demás pasa y da con el receptor. El receptor mide esta cantidad y entrega la información a un computador.

The computer calculates the density of each area within the body, based on the energy absorbed as the scanner rotates. This density is a number that is assigned either a particular color or a shade of gray which is then displayed on a viewing screen.

Because thousands of X-ray beams are emitted during each scan, it is possible to recreate on the screen an accurate and highly detailed picture of the structures inside your body. The calculations that are required by each scan take the computer only a few seconds to make, but would take a human being years of effort.

What Happens during a Body CT

- For the examination, you may be asked to remove part or all of your clothing, and to wear a gown.
- After you enter the examination room, the technologist will position you on a special table.
- Once you are securely in place, you will be moved into the ring of the scanner. The technologist will control the scanner and monitor the progress of the examination from an adjacent room.
- As you are moved through the scanner, relax and remain as still as possible. You will be asked to hold your breath for a few seconds as each scan is made.
- You will hear the sounds of gears and motors in the ring as the X-ray equipment scans your body. After each image, or scan, is made, the table will move you into position for the next scan.

El computador calcula la densidad de cada área dentro del cuerpo, basada en la energía absorbida, así como el aparato exploratorio da la vuelta. Esta densidad es un número al que se le asigna un color particular, o un matiz de gris, que luego se exhibe en una pantalla.

Puesto que miles de emisiones de rayos X se lanzan durante cada exploración, es posible recrear en la pantalla un retrato preciso y sumamente detallado de las estructuras dentro de su cuerpo. Los cálculos requeridos por cada exploración son hechos en pocos segundos por el computador, lo que le costaría a un ser humano años de esfuerzo para llegar al mismo resultado.

Lo que Ocurre durante una CT del Cuerpo

- Para el examen se le puede pedir que se quite toda o parte de la ropa y que se ponga un camisón.
- Después de entrar en la sala de exámenes, el(la) tecnólogo(a) lo(la) arreglará en una mesa especial.
- Ya que esté bien asegurado(a) en su lugar, se le moverá dentro del círculo del contador. El(La) tecnólogo(a) controlará el instrumento y vigilará el progreso del examen desde un cuarto contiguo.
- Mientras pasa por el instrumento, relájese y permanezca lo más inmóvil posible. Se le pedirá no respirar por unos segundos mientras que se haga cada escudriña.
- Oirá el sonido del engranaje y de motores en el círculo mientras el aparato de rayos X explora su cuerpo. Después de que se haga cada imagen o retrato, la mesa lo(la) moverá en posición para la imagen que sigue.

- Frequently, it may be necessary to use a medication called a contrast medium to highlight certain internal structures. The way the contrast medium is introduced depends on the part of the body examined. Usually it is given orally or injected into a vein. The radiologist can give you specific information about the contrast medium before the examination begins.
- After all the required scans have been obtained, you'll wait while the radiologist examines them to make sure they contain all the necessary information. Occasionally, more scans may be needed.
- ALLOWING TIME The examination itself usually takes less than an hour. It's wise, though, to allow more time for your entire visit. Your doctor's office can advise you on just how long you should plan to spend.
- FINDING OUT THE RESULTS The radiologist will study your examination and give his(her) impression to your physician. Your doctor will discuss these results with you and explain what they mean in relation to your health.
- AFTERWARDS The contrast medium will be eliminated through your urine, and should not discolor the urine or stool. You can resume your regular diet immediately after the examination, unless told otherwise by your doctor.

- Frecuentemente será necesario usar un medicamento llamado medio de contraste, para hacer destacar ciertas estructuras internas. El modo en que el medio de contraste se introduce depende de la parte del cuerpo examinada. Generalmente se da por la boca o se inyecta en una vena. El(La) radiólogo(a) le puede dar información específica acerca del medio de contraste antes de que comience el examen.
- Después de que se obtengan todas las imágenes requeridas, usted esperará mientras que el(la) radiólogo(a) las examine para asegurar que contienen toda la información necesaria. De vez en cuando, más exploraciones pueden ser necesarias.
- APARTANDO TIEMPO El examen en sí dura generalmente menos de una hora. Sin embargo, sería conveniente conceder más tiempo para la visita entera. La oficina de su médico le puede aconsejar aproximadamente cuánto tiempo debe apartar para el examen.
- DESCUBRIENDO LOS RESULTADOS El(La) radiólogo(a) estudiará el examen y dará su impresión a su médico. Su doctor(a) discutirá estos resultados con usted, y le explicará lo que significan en relación con su salud.
- DESPUÉS El medio de contraste se eliminará por la orina y no debe descolorear la orina o las feces. Puede volver a su dieta regular inmediatamente después del examen, a menos que su médico le diga diferente.

- SPECIAL NOTE If you've ever had an examination involving a contrast medium before and experienced any discomfort, tell the radiologist or technologist. Any woman who is or thinks she may be pregnant should tell her doctor prior to the test.

- NOTA ESPECIAL Si alguna vez ha tenido un examen en el cual se usó un medio de contraste y sintió malestar, dígaselo al(a la) examinador(a). Cualquier mujer que esté embarazada, o que cree que lo esté debe decirle eso a su médico antes del comienzo del examen.

Head CT*

This X-ray examination, a form of computed tomography, uses a CT scanner to produce a series of cross-sectional images of your head. The examination will be conducted by a technologist, who is an expert in the use of this specialized equipment.

The results will be evaluated by a radiologist, who is a physician specializing in medical diagnosis by X ray. Each separate CT image can be likened to a slice of an orange. By studying several images in sequence, the radiologist can build up a three-dimensional picture of the structures inside your head.

- Wear loose-fitting, comfortable clothes for the examination.
- Avoid wearing any metal objects on your head, such as hairpins or earrings, and keep your hairdo simple.

How the Head CT Works

The ring encircling your head contains an X-ray tube and a receptor which are mounted opposite each other. These rotate around your head, which is positioned in the exact center of the ring.

*Courtesy of PAS Publishing Co.

CT (Tomografía Computarizada) de la Cabeza

Este examen por rayos X, una forma de tomografía computada, usa un contador CT para producir una serie de imágenes de sección transversal de la cabeza. El examen será conducido por un(a) tecnólogo(a), un(a) experto(a) en el uso de estos instrumentos especializados.

Los resultados se evaluarán por un(a) radiólogo(a) quien es un(a) médico(a) que especializa en la diagnosis médica por rayos X. Cada una de las imágenes de CT se puede semejar a una tajada de naranja. Estudiando varias imágenes en secuencia, el(la) radiólogo(a) puede componer un retrato en tres dimensiones de la estructura dentro de la cabeza.

- Lleve ropa suelta y confortable para el examen.
- Evite llevar objetos de metal en la cabeza, como horquillas o aretes, y arregle su pelo sencillamente.

Cómo Funciona la CT para la Cabeza

El círculo que rodea su cabeza contiene un tubo de rayos X y un receptor que están soportados en posiciones opuestas. Estos giran alrededor de la cabeza que está puesta en el centro exacto del círculo.

With each rotation, or scan, thousands of X-ray beams pass through your head. Some of the energy in each beam is absorbed by the structures inside your head. The rest passes through and strikes the receptor. The receptor measures this amount and feeds the information into a computer.

The computer calculates the density of each area within the head, based on the energy absorbed as the scanner rotates. This density is a number that is assigned either a particular color or a shade of gray which is then displayed on a viewing screen.

Because thousands of X-ray beams are emitted during each scan, it is possible to recreate on the screen an accurate and highly detailed picture of the structures inside your head. The calculations that are required by each scan take the computer only a few seconds to make, but would take a human being years of effort.

Con cada vuelta o exploración, miles de emisiones de rayos X pasan por la cabeza. Algo de la energía en cada emisión es absorbida por las estructuras dentro de la cabeza. Lo demás pasa y da con el receptor. El receptor mide esta cantidad y entrega la información a un computador.

El computador calcula la densidad de cada área dentro de la cabeza, basada en la energía absorbida, así como el aparato exploratorio da la vuelta. Esta densidad es un número al que se le asigna un color particular, o un matiz de gris, que luego se exhibe en una pantalla.

Porque miles de emisiones de rayos X se lanzan durante cada exploración, es posible recrear en la pantalla un retrato preciso y sumamente detallado de las estructuras dentro de la cabeza. Los cálculos que son requeridos por cada exploración son hechos en pocos segundos por el computador, lo que le costaría a un ser humano años de esfuerzo para llegar al mismo resultado.

What Happens during a Head CT

- After you enter the examination room, the technologist will position you on a special table. If you're wearing glasses, you will probably be asked to remove them.
- Your head will be positioned in a cradle and secured with a restraining device, such as a strap, which should not cause discomfort.
- You will then be moved into the ring of the scanner. The technologist will control the scanner and monitor the progress of the examination from an adjacent room.

Lo Que Ocurre durante una CT de la Cabeza

- Después de entrar en la sala de exámenes, el(la) tecnólogo(a) le arreglará en una mesa especial. Si lleva lentes, se le pedirá quitárselos.
- La cabeza se le pondrá en una cuna, y será asegurada con un aparato frenador, como una venda, que no debe causar malestar.
- Luego se le moverá dentro del círculo del contador. El(La) tecnólogo(a) controlará el contador, y vigilará el progreso del examen desde un cuarto contiguo.

- As you are moved through the scanner, relax and do not move your head.
- You will hear the sounds of gears and motors in the ring as the X-ray equipment scans your head. After each image, or scan, is made, the table will move you into position for the next scan.
- Frequently, it may be necessary to use a medication called a contrast medium to highlight certain internal structures. If so, the contrast medium will be injected into a vein, probably in your arm. The vein may be made to stand out by a tourniquet. This medication may be injected from a syringe, or it may fiow gradually from an intravenous bottle.
- During the injection, you may feel warm and flushed, and have a metallic taste in your mouth. This is a normal reaction to the contrast medium. It will last only a minute or so and is not cause for concern. But do let the examiner know if you begin to itch, feel short of breath, or are otherwise uncomfortable.
- After all the required scans have been obtained, you'll wait while the radiologist examines them to make sure they contain all the necessary information. Occasionally, more scans may be needed.
- ALLOWING TIME The examination itself usually takes less than an hour. It's wise, though, to allow more time for your entire visit. Your doctor's office can advise you on just how long you should plan to spend.

- Mientras que pasa por el contador, relájese y no mueva la cabeza.
- Oirá el sonido del engranaje y de motores en el círculo, mientras el aparato de rayos X explora su cabeza. Después de que se haga cada imagen o retrato, la mesa lo(la) moverá en posición para la imagen que sigue.
- Frecuentemente será necesario usar un medicamento llamada medio de contraste, para hacer destacar ciertas estructuras internas. En ese caso, el medio de contraste se le inyectará en una vena, probablemente en el brazo. La vena se hará resaltar con un torniquete. El medicamento se le puede inyectar de una jeringa o gradualmente fluirá de un frasco intravenoso.
- Durante la inyección es posible que se sienta con calor y ruborizado(a), y tenga un sabor metálico en la boca. Ésta es una reacción normal al medio de contraste. Durará sólo como un minuto y no debe causar inquietud. No obstante, deje saber al (a la) examinador(a) si empieza a sentir comezón, falta de respiración, o si de otro modo se siente incómodo(a).
- Después de que se obtengan todas las imágenes requeridas, usted esperará mientras que el(la) radiólogo(a) las examine para asegurar que contienen toda la información necesaria. De vez en cuando, más exploraciones se pueden necesitar.
- APARTANDO TIEMPO El examen en sí dura generalmente menos de una hora. Sin embargo, sería conveniente conceder más tiempo para la visita entera. La oficina de su médico le puede aconsejar aproximadamente cuánto tiempo debe apartar para el examen.

- FINDING OUT THE RESULTS The radiologist will study your examination and give his (her) impression to your physician. Your doctor will discuss these results with you and explain what they mean in relation to your health.
- AFTERWARDS The contrast medium will be eliminated through your urine, and should not discolor the urine or stool. You can resume your regular diet immediately after the examination, unless told otherwise by your doctor.
- SPECIAL NOTE If you've ever had an examination involving a contrast medium before and experienced any discomfort, tell the radiologist or technologist.

- DESCUBRIENDO LO RESULTADOS El (La) radiólogo(a) estudiará el examen y le dará su impresión a su médico. Su doctor(a) discutirá estos resultados con usted, y le explicará lo que significan en relación con su salud.
- DESPUÉS El medio de contraste se eliminará por la orina y no debe descolorear la orina o las feces. Puede volver a su dieta regular inmediatamente después del examen, a menos que su médico le diga diferente.
- NOTA ESPECIAL Si alguna vez ha tenido un examen en el cual se usó un medio de contraste y sintió malestar, dígaselo al(a la) radiólogo(a) o al(a la) tecnólogo(a).

Magnetic Resonance Imaging (MRI)

How an MRI Scanner Works

- Your body is composed of tiny particles called atoms. Under normal conditions, the protons inside of these atoms spin randomly.
- A magnet creates a strong, steady magnetic field. This causes the protons to line up together and spin in the same direction, like an army of tiny tops.
- A radio frequency signal is beamed into the magnetic field. The signal makes the protons move out of alignment similar to what happens to a spinning top when someone hits it.
- A receiver coil measures the energy released by the disturbed protons. The time it takes the protons to return to their aligned position is also measured.

La Creación de Imágenes por Resonancia Magnética (MRI)

Como Funciona el Explorador de Resonancia (MRI)

- Su cuerpo está compuesto de partículas minúsculas llamadas átomos. Bajo condiciones normales los protones internos a estos átomos giran al azar.
- El imán crea un fuerte campo magnético estable. Esto hace que los protones se alineen juntos y giren en la misma dirección, como un ejército de trompos minúsculos.
- Una señal de radiofrecuencia es introducida en el campo magnético. La señal hace que los protones salgan del alineamiento lo mismo que le ocurriría a un trompo cuando alguien lo toca.
- Un resorte receptor mide la energía liberada por los protones perturbados. También se mide el tiempo que tardan los protones en regresar a su posición alineada.

- A computer uses this information to construct an image on a television screen, showing the distribution of protons of certain atoms. The screen image can then be recorded on film or magnetic tape so that there is a permanent copy.

- Una computadora usa esta información para construir una imagen en una pantalla televisora, mostrando la distribución de los protones de ciertos átomos. La imagen de la pantalla puede registrarse luego en película o cinta magnética para tener una copia permanente.

Preparing for an MRI Scan

- At home, go about your normal routine. Follow any instructions about eating or taking your usual medications.
- At the scanning site, you will be asked about your medical history.
- You will be told about the scanning procedure.
- Before you enter the scanning room, you will remove any metallic objects such as jewelry, hairpins, glasses, belt buckles, clothing with zippers, hearing aids, and nonpermanent dentures. Don't wear mascara.
- You will change into a hospital gown.
- You will be checked with a metal detector.
- You may be injected with a "contrast agent." This helps improve the quality of certain magnetic resonance images.
- You may be given a sedative to help you relax and lie still.

Preparación para una Exploración de Resonancia Magnética

- En casa, haga su vida cotidiana. Siga todas las instrucciones referentes a comida y medicina.
- En el lugar donde se haga la exploración, se le preguntará su historia médica.
- Se le explicará el procedimiento de exploración.
- Antes de entrar en el cuarto donde tendrá lugar la exploración, usted se quitará todos los objetos metálicos que lleve puesto, tales como joyas, horquillas de pelo, gafas, hebillas del cinturón, ropas con cremalleras, audífonos, y dentadura postiza que no sea permanente. No use máscara en las pestañas.
- Se le pondrá un camisón de hospital.
- Se le examinará con un detector de metales.
- Es posible que se le inyecte un "medio de contraste." Este medio ayuda a mejorar la calidad de ciertas imágenes MRI.
- Es posible que le den un sedativo para ayudarle a relajarse y acostarse tranquilo.

Anatomy Terminology Especially for Radiology

Términos de Anatomía Especialmente para la Radiología

1. aorta	1. la aorta
2. artery	2. la arteria
3. bile ducts	3. los conductos biliares
4. bladder	4. la vejiga
5. brain	5. el cerebro
6. gallbladder	6. la vesícula biliar
7. kidneys	7. los riñones
8. liver	8. el hígado
9. ovarian cyst	9. el quiste de ovario
10. ovaries	10. los ovarios
11. spine	11. la espina
12. umbilical cord	12. el cordón umbilical
13. umbilical vein	13. la vena umbilical
14. uterus	14. el útero
15. vein, inferior vena cava	15. la vena, la vena cava inferior

Intravenous Pyelogram*

1. I am going to inject an iodine dye in your arm.
2. Then we'll take some X rays of your kidneys.
3. This is called an intravenous pyelogram.
4. We want to determine whether there are cysts or kidney stones.

Pielograma Intravenoso

1. Le voy a inyectar una tinta de yodo en el brazo.
2. Entonces le vamos a hacer unas radiografías (rayos X) de los riñones.
3. Esto se llama un pielograma intravenoso.
4. Queremos determinar si hay quistes o piedras (cálculos) en los riñones.

* A diet to be used the day before an intravenous pyelogram is done can be found on p. 183.

REHABILITATION ASSESSMENT

Ambulation History†

1. Can you walk without assistance?
2. Do you use equipment (canes, crutches, braces)?
3. Do you use a wheelchair?
4. Is there a limit to how far you can walk (or use your wheelchair) outside the home?
5. Can and do you go out visiting friends, or to restaurants, theaters, or stores?
6. Do you have falls?
7. Do you drive a car?
8. Can you climb stairs?

Transfer History

1. Can you get in and out of bed unaided?
2. Can you get on and off a toilet unaided?
3. Can you get in and out of the tub unaided?

† For more information, see Rehabilitation Physical Therapy, p. 256.

APRECIO DE REHABILITACIÓN

Historia Ambulatoria

1. ¿Puede caminar sin ayuda?
2. ¿Usa equipo (bastones, muletas, abrazaderas)?
3. ¿Usa usted una silla de ruedas?
4. ¿Hay límites para la distancia en que puede caminar (o usar su silla de ruedas) fuera de casa?
5. ¿Puede salir a visitar a sus amigos o ir a los restaurantes, a los teatros, o a las tiendas?
6. ¿Hay ocasiones en que se cae?
7. ¿Maneja usted un carro?
8. ¿Puede usted subir las escaleras?

Historia de Trasladarse

1. ¿Puede usted subirse a la cama y bajarse de la cama sin ayuda?
2. ¿Puede sentarse y levantarse del retrete (excusado) sin ayuda?
3. ¿Puede meterse en la tina y salir de la tina sin ayuda?

Dressing History

1. Do you dress in street clothes daily?
2. Can you put on without assistance your shirt, pants, dress, undergarments, etc.?
3. Do you need help with shoes and socks?

Historia de Vestirse

1. ¿Se viste en ropa para afuera todos los días?
2. ¿Puede ponerse sin ayuda su camisa, sus pantalones, su vestido, su ropa interior, y demás ropa?
3. ¿Necesita usted ayuda con sus zapatos y calcetines?

Eating History

1. Can you feed yourself unassisted?
2. Can you cut meat?
3. Do you have trouble holding glasses and cups?

Historia de Comer

1. ¿Puede alimentarse sin ayuda?
2. ¿Puede cortar la carne?
3. ¿Tiene problemas en agarrar vasos y tazas?

Personal Hygiene History

1. Can you shave (use makeup) and comb your hair unaided?
2. Can you shower or bathe without assistance?
3. Can you use a toilet unaided?
4. Do you need help in cleaning up after a bowel movement?
5. Are bladder and bowel accidents a problem for you?

Historia de la Higiene Personal

1. ¿Puede afeitarse (ponerse maquillaje) y peinarse sin ayuda?
2. ¿Puede ducharse y bañarse sin ayuda?
3. ¿Puede usar el excusado sin ayuda?
4. ¿Necesita ayuda en limpiarse después de defecar o después de evacuar intestinos?
5. ¿Son accidentes de la vejiga y de los intestinos problemas para usted?

SEXUALLY TRANSMITTED DISEASES*

1. Have you been in this clinic before?
2. Have you ever been treated for syphilis and do you know the results?
3. Have you had sexual contact with someone who has recently been treated for sexually transmitted disease?
4. Have you ever had any liver or kidney problems?
5. Do you have a discharge from your penis?
6. Does it hurt when you urinate?
7. Do you have urethral irritation? Any unusual sensation?
8. Do you have any sores or a rash?
9. Have you taken your medicine in the past seven (7) days?
10. When was your last sexual contact?
11. Was it with a woman or man?
12. Was your contact genital or oral?
13. Did you have rectal or anal contact?
14. Do you know the person you had sex with?
15. Where does the person live?
16. Do you have a vaginal discharge?
17. Do you have abdominal pain?

* See also AIDS in Section B, pp. 37–50.

ENFERMEDADES DE TRANSMISIÓN SEXUAL

1. ¿Ha estado en esta clínica antes?
2. ¿Le han tratado para sífilis y sabe usted los resultados?
3. ¿Ha tenido contacto sexual con alguien que haya sido tratado recientemente para una enfermedad de transmisión sexual?
4. ¿Ha tenido alguna vez problemas del hígado o de los riñones?
5. ¿Tiene una descarga (un flujo) del pene?
6. ¿Siente dolor al orinar?
7. ¿Tiene irritación de la uretra? ¿Alguna sensación inusual?
8. Tiene llagas o un salpullido?
9. ¿Ha tomado su medicina en los últimos siete (7) días?
10. ¿Cuándo fue su último contacto sexual?
11. ¿Fue con un hombre o una mujer?
12. ¿Fue el contacto por los genitales o por la boca?
13. ¿Tuvo contacto por el recto o por el ano?
14. ¿Conoce a la persona con quién tuvo relaciones?
15. ¿Dónde vive esta persona?
16. ¿Tiene descargas vaginales?
17. ¿Tiene dolor en el abdomen?

18. Have you noticed fever or chills?
19. Do you have an IUD in place?
20. How long have you had the symptoms you describe?
21. When did you last have intercourse?
22. Have you ever had gonorrhea?
23. Was it treated? With what?
24. Are you allergic to penicillin or tetracycline?

18. ¿Ha notado fiebre (calentura) o escalofríos?
19. ¿Le han puesto un aparato intrauterino?
20. ¿Desde cuándo tiene los síntomas que usted describe?
21. ¿Cuándo fue la última vez que tuvo relaciones sexuales?
22. ¿Ha tenido gonorrea alguna vez?
23. ¿Le dieron tratamientos? ¿Con qué?
24. ¿Es usted alérgico(a) a la penicilina o a la tetraciclina?

SURGERY

General Medical Surgical Nursing

1. How do you feel?
2. Do you have pain?
3. Do you feel short of breath?
4. Do you need the bedpan?
5. Do you need anything now?
6. When did you have your last bowel movement?
7. Do you need a pill for pain?
   One (1) or two (2)?
8. Do you urinate frequently?
9. Do you have pain with urination?
10. Do you have allergies?

CIRUGÍA

Cuidado Médico Quirúrgico General

1. ¿Cómo se siente?
2. ¿Tiene dolor?
3. ¿Tiene dificultad en respirar?
   ¿Le falta aire al respirar?
4. ¿Necesita la chata (el bacín)?
5. ¿Necesita algo ahora?
6. ¿Cuándo fué la última vez que usted obró?
7. ¿Necesita una pastilla para dolor?
   ¿Una (1) o dos (2)?
8. ¿Orina con frecuencia?
9. ¿Tiene dolor al orinar?
10. ¿Tiene alergias?

11. Have you had a bad reaction from any medicine?
12. Have you had sickness from any medicine?
13. Have you had anything to eat or drink since midnight?
14. You must have nothing to eat or drink after midnight.

11. ¿Ha tenido una reacción mala de alguna medicina?
12. ¿Le ha caído mal alguna medicina?
13. ¿Ha comido o tomado algo desde la medianoche?
14. No debe comer ni tomar nada después de la medianoche.

Preoperative

1. My name is ________________. I will make sure that everything will go fine today.
2. What is your name?
3. Where are you from?
4. How many children do you have?
5. I'm going to shave you.
6. The pill will make you sleep.
7. We need to move you onto this gurney to take you to the operating room.
8. Did you receive an injection before coming to the operating room?
9. How are you feeling?
10. Are you cold?
11. Has someone taken a sample of your blood?
12. Are you allergic to anything? Medicines, drugs, foods, insect bites?

Antes de la Cirugía

1. Me llamo ________________. Aseguraré que todo salga bien hoy.
2. ¿Cómo se llama usted?
3. ¿De dónde es usted?
4. ¿Cuántos hijos (niños) tiene usted?
5. Le voy a rasurar.
6. La pastilla le hará dormir.
7. Necesitamos moverlo(a) a esta camilla para llevarlo(a) a la sala de operaciones.
8. ¿Le pusieron una inyección antes de venir a la sala de operaciones?
9. ¿Cómo se siente?
10. ¿Tiene frío?
11. ¿Le han sacado una muestra de sangre?
12. ¿Es usted alérgico(a) a algo? ¿Medicinas, drogas, alimentos, picaduras de insectos?

13. Do you use contact lenses or dentures? Do you have loose teeth, removable bridges, or any prosthesis? Are you wearing jewelry, hair pins, or nail polish?
14. Don't be afraid.
15. You will feel fine during the procedure.
16. The operation will take ____________ hours.
17. It is important to bring your knees to your abdomen and your chin down toward your chest and push your back out toward the doctor.
18. I'm going to place this ground plate under your hip. It's going to be cold and sticky but it will warm up soon and you will forget it is there.
19. You will know the results tomorrow.

13. ¿Usa usted lentes de contacto o una dentadura postiza? ¿Tiene dientes flojos, dientes postizos, o cualquier próstesis? ¿Usa alhajas, horquillas, o esmalte en las uñas?
14. No tenga miedo.
15. Usted se sentirá bien durante el procedimiento.
16. La operación durará ____________ horas.
17. Es importante levantar las rodillas hasta el abdomen y bajar el mentón hacia el pecho y empujar la espalda hacia el (la) doctor(a).
18. Le voy a poner esta placa antieléctrica bajo la cadera. Estará fría y pegajosa pero se calentará pronto y usted se olvidará que está allí.
19. Usted sabrá los resultados mañana.

Postoperative

1. I must check for bleeding.
2. I must check your IV.
3. Your IV is not running. I must try to fix it.
4. You must lie flat.
5. Has the anesthesia worn off yet?
6. Do you still have numbness?
7. You may not eat or drink anything yet, because you may vomit; and the doctor wants you to rest your stomach.

Postoperatorio

1. Debo revisar para ver si está sangrando.
2. Debo revisar su suero.
3. Su suero no funciona. Debo tratar de arreglarlo.
4. Debe extenderse completamente.
5. ¿Se le ha pasado ya la anestesia?
6. ¿Todavía siente adormecimiento?
7. No puede comer ni beber nada todavía, porque puede vomitar; el (la) doctor(a) quiere que usted descanse el estómago.

8. This shot will make you sleep.
   Esta inyección le hará dormir.
9. The doctor wants you to stay in bed.
   El (La) médico(a) quiere que se quede en cama (que guarde cama).
10. I want to take your temperature.
    Quiero tomarle la temperatura.
11. Please take deep breaths and cough strongly to help prevent pneumonia.
    Por favor, respire profundamente y tosa fuertemente para ayudar a prevenir la pulmonía.
12. Hold your incision with a pillow and cough.
    Ponga presión sobre la herida con una almohada y tosa.
13. I'm going to suction the tube.
    Voy a aspirar el tubo.
14. This will make you cough.
    Esto le va a hacer toser.
15. You have fluid in your lungs.
    Usted tiene líquido en los pulmones.
16. Practice on this machine. Try to get all the balls to the top as you take a deep breath.
    Practique con esta máquina. Trate de poner todas las bolas en la parte de arriba al respirar profundamente.
17. You may take a small amount of ice chips only.
    Puede tomar solamente un poco de hielo triturado.
18. What did you drink today?
    ¿Qué bebió hoy?
19. We must measure how much you drink.
    Debemos medir cuánto bebe.
20. The doctor wants you to drink more fluids.
    El (La) doctor(a) quiere que beba más líquidos.
21. Please save your urine for us to check.
    Por favor, guarde su orina para que la analicemos.
22. We need a specimen, so please save it.
    Necesitamos una muestra, de manera que guárdela, por favor.
23. Please let us know when you have a bowel movement.
    Por favor, díganos cuando haya obrado.
24. Have you noticed any bleeding from the rectum, vagina, or the mouth?
    ¿Ha notado flujo de sangre del recto, de la vagina, o de la boca?

VITAL SIGNS

1. Please step on the scale.
2. I am going to take your temperature. Open your mouth.
3. You have a high fever.
4. You have a slight fever.
5. I'm going to take your blood pressure.
6. Roll up your sleeve. Relax.
7. Your blood pressure is normal.
8. Your blood pressure is low.
9. Your blood pressure is too high.
10. Let me feel your pulse.
11. Your pulse is too rapid.
12. I'm going to listen to your chest.
13. Take a deep breath.
14. Breathe slowly.
15. Breathe rapidly.
16. Cough please. Again.
17. Hold your breath.
18. Bend your elbow.
19. Make a fist.
20. Here is a prescription to reduce your blood pressure.

SIGNOS VITALES

1. Súbase a la báscula, por favor.
2. Le voy a tomar la temperatura. Abra la boca.
3. Usted tiene una temperatura (calentura) muy alta.
4. Usted tiene un poco de fiebre.
5. Le voy a tomar su presión de sangre.
6. Súbase la manga. Relájese.
7. Su presión es normal.
8. Su presión está baja.
9. Su presión está demasiada alta.
10. Déjeme tomarle el pulso.
11. Su pulso es demasiado rápido.
12. Le voy a escuchar el pecho.
13. Respire profundo.
14. Respire despacio.
15. Respire rápido.
16. Tosa, por favor. Otra vez.
17. Mantenga la respiración.
18. Doble el codo.
19. Haga un puño. (Cierre la mano.)
20. Aquí tiene una receta para bajar la presión de sangre.

SECTION C

Patient Information

BACK PAIN

Things That Will Help

Bed

Bed rest is recommended. If it is necessary to work, try to take periods of rest during the working day. In any case, try to rest as much as possible in bed, going to bed earlier and resting during the weekend. Use a firm mattress.

Board

A board three-quarters (¾) of an inch or one (1) inch thick should be put between the mattress and the boxspring. This will help to alleviate back pain. If you can't get such a board in the stores, you can get one at a lumberyard.

PARA AYUDARLE CON LOS DOLORES DE ESPALDA

Cosas Que Le Ayudarán

Cama

Se recomienda descanso en cama. Si es necesario trabajar, trate de tener ratos de descanso durante el día de trabajo. En cualquier caso, haga lo posible para pasar más tiempo en cama, acostándose más temprano y descansando durante el fin de semana. Use un colchón duro.

Tabla

Una tabla de tres cuartos (¾) de una pulgada o una (1) pulgada de gruesa debe ponerse entre el colchón y el resorte de la cama. Esto hará que disminuya el dolor de la espalda. Si no puede conseguir tal tabla en las tiendas, puede conseguirla en una maderería.

Temperature

Moist heat will help. Rest in a hot bath for twenty (20) minutes in the morning and at night. At other times put hot towels on your back. Repeat this two (2) to three (3) times a day.

Special Instructions ______________________________

____

____

____

____

Temperatura

El calor húmedo le ayudará. Descanse en un baño caliente por veinte (20) minutos por la mañana y por la noche. Otras veces póngase toallas calientes en la espalda. Repita esto dos (2) a tres (3) veces por día.

Instrucciones Especiales ______________________________

____

____

____

____

What You Must or Must Not Do

Bending down or lifting something heavy: You should not lift anything with your knees stiff. Always bend your knees and your hips. Don't lift things from cars. Don't open windows that are over furniture, and so on.

Sitting: Try to sit with your knees higher than your hips. A little stool would help with this.

Sleep: Sleep on your side with your knees raised enough to curve your back a little.

Driving: Push the seat so that you can put your knees higher than your hips, curving your back a bit.

Lo Que Debe Hacer y Lo Que No Debe Hacer

Agacharse o levantar algo pesado: No debe levantar nada con las piernas tiesas. Siempre doble las rodillas y la cadera. Sobre todo, no levante cosas de los coches. No abra ventanas que estén arriba de muebles, ni haga esfuerzos de ese tipo.

Sentarse: Trate de sentarse con las rodillas más altas que la cadera. Un banquito ayudaría para esto.

Dormir: Duerma de lado con las rodillas levantadas bastante para curvar su espalda un poco.

Manejar: Empuje el asiento para que pueda poner las rodillas más altas que la cadera, curvando un poco la espalda.

Walking: Don't walk a lot. Wear shoes with low heels. Don't curve your back. Keep the points of your feet straight. Any movement can injure your back.

Caminar: No camine mucho. Use zapatos de tacones bajos. No curve la espalda. Mantenga rectas las puntas de los pies. Cualquier movimiento puede lastimar la espalda.

HOW TO STOP SEVERE BLEEDING*

1. Spurting or gushing blood can cause death in minutes. You can save the life of a bleeding person by acting quickly.
2. Cover the wound with a thick, clean compress. If you do not have a handkerchief or piece of clothing, use your hand.
3. Press hard and elevate the wound above the heart. Don't elevate if movement causes pain.
4. Send for emergency help. Send someone else so you can stay with the victim.

COMO DETENER UNA HEMORRAGIA

1. Una hemorragia grave puede causar la muerte en minutos. Usted puede salvarle la vida a una persona que tiene una hemorragia si actúa rápidamente.
2. Cubra la herida con una compresa gruesa y limpia. Si no tiene un pañuelo o un pedazo de tela, hágalo con la mano.
3. Presione fuerte sobre la herida y acomode a la víctima de modo que la parte herida quede más elevada que el corazón. No lo haga si el movimiento le produce dolor.
4. Pida a alguien que busque asistencia médica. Mande a otra persona para que usted pueda quedarse con la víctima.

Source: Used with permission of the American Red Cross. Copyright 1987.

* See also On-Site Emergencies, p. 2.

BREASTFEEDING INSTRUCTIONS

The most healthful, simple, natural, and inexpensive method of nursing a child is to breast feed him (her). The majority of mothers can nurse their children if they try and persist.

1. Before breastfeeding your child, wash your hands well with soap and water. Next, wash your breasts and nipples with clear water.
2. To nurse the baby, make yourself comfortable. Stretch out, or sit in a low chair so that you can support your arms. The child should be with his (her) head higher than his (her) stomach, so that he (she) can swallow easily.
3. Breastfeed him (her) when the baby is hungry—generally every one, two, or three (1, 2 or 3) hours. At the end of a time period, the baby will get accustomed to his (her) own schedule.
4. Breastfeed the baby until the breast is empty, then give him (her) the other breast until he (she) does not want anymore. Usually the baby will nurse from ten to twenty (10 to 20) minutes. If one breast is sufficient, give him (her) the other one the next time.
5. In order that your milk does not diminish, rest a lot and eat moderately. Your diet should include a selection of milk, eggs, meat, poultry, fish, fruit, vegetables, and brown bread, tortillas, or cereal.

INSTRUCCIONES PARA AMAMANTAR

La forma más sana, simple, natural y económica de criar a un(a) niño(a) es amamantarlo(la). La mayoría de madres pueden amamantar a los hijos si prueban y persisten.

1. Antes de darle el pecho a su niño(a), lávese las manos con agua y jabón. A continuación, lávese los pechos y los pezones con agua clara.
2. Para amamantar al(a la) bebé, póngase cómoda. Tiéndase, o siéntese en una silla baja, de modo que pueda apoyar los brazos. El(La) niño(a) debe estar con la cabecita más alta que el estómago; así puede tragar fácilmente.
3. Déle el pecho cuando el(la) bebé tenga hambre—generalmente cada una, dos, o tres (1, 2 o 3) horas. Al cabo de un tiempo, el(la) bebé se acostumbrará a su propio horario.
4. Amamante al(a la) bebé de un pecho hasta que esté vacío, luego déle del otro hasta que no quiera más. Por lo regular, el(la) bebé mamará de diez a veinte (10 a 20) minutos. Si con un pecho basta, la próxima vez déle del otro.
5. Para que su leche no diminuya, descanse mucho y coma moderadamente. Su dieta debe incluir una selección de leche, huevos, carne, pollo, pescado, fruta, vegetales, y pan moreno, tortillas, o cereal.

6. If your nipples bleed, crack, or hurt call your doctor.
7. The doctor will advise you if it is necessary to give your child a bottle in addition to or instead of the breast from time to time.

6. Si se le agrietan, o le sangran, o le duelen los pezones, llame al(a la) médico(a).
7. El(La) médico(a) le indicará si conviene que dé a su niño(a) un biberón de vez en cuando o "como substituto del pecho."

BURNS—CARE AT HOME*

Bacteria can cause infection and prevent healing of the burn. Following the instructions below can keep bacteria from growing and help your wound heal better.

If you notice any special problems such as a strong sour smell, greenish or puslike fluid around the burn area, or fever greater than one hundred and one degrees Fahrenheit (101°F) or thirty-nine degrees Celsius (39°C), call the hospital or your doctor.

Bathing

Bathing the burn will help keep it clean. The burn should be cleansed every day in a bathtub, sink, or a dishpan until healing becomes apparent. Be sure the washing basin is clean. Use soap powder or liquid to wash the tub. If the burn is on a small child, be sure the room is warm and check the water to be sure it is not too hot.

* See also Burn Unit, p. 60.

EL CUIDADO DE UNA QUEMADURA EN CASA

Las bacterias pueden causar infección e impedir que sane la quemadura. Siga las instrucciones que siguen para prevenir infección por bacterias y así ayudar a que sane la herida.

Si usted nota algo como lo siguiente, llame al hospital o a su médico: un olor fuerte y apestoso, fluído verde o como pus alrededor del área de la quemadura, o fiebre más de ciento un grados (101.0°F) o treinta y nueve grados (39°C).

Baños

Para mantener limpia la quemadura debe bañarla. Se debe bañar cada día en una tina, fregadero, o bacín hasta que se empiece a formar una cicatriz. Asegúrese de que la tina o fuente esté limpia. Use jabón en polvo o líquido para lavar el baño antes de usarlo. Si la persona quemada es un(a) niño(a), asegure que el agua que usa para lavarlo(la) no esté muy caliente.

1. Add a gentle detergent powder or liquid to the warm water.
2. Gently splash the water over the burned area.
3. Do not use a washcloth on the burn.
4. Ten to twenty (10–20) minutes in the bath is enough.
5. Pat the good skin dry with a clean towel. DO NOT dry the burn with a towel.
6. A little lotion can be put on the unburned skin if it is irritated.

1. Añada un polvo detergente suave o líquido detergente suave al agua tibia que va a usar.
2. Con cuidado eche el agua al área quemada.
3. No use toallita o trapo para lavar la quemadura.
4. Diez a veinte (10–20) minutos de baño son suficientes para lavar la quemadura.
5. Con cuidado seque la piel que está normal con una toalla limpia. NO seque la quemadura con una toalla.
6. Si la piel normal está irritada puede usar una loción para la piel.

Medication

After each bath, the burn dressing should be applied. Clean hands will help keep the burn from becoming infected. Gently spread on the dressing to a layer about this thick ________. Wrap with a gauze bandage, and secure this with adhesive tape. If the burn is on a sensitive area, you should add a layer of loosely wadded gauze before applying the tape. This will serve as a cushion.

Medicinas

Después de cada lavada, la herida debe cubrirse con medicina y vendajes. Las manos deben estar absolutamente limpias para evitar una infección en la quemadura. Con cuidado cubra la herida con una capa de medicina más o menos así de gruesa ________. Envuelva la herida con un vendaje de gasa y asegure todo con cinta adhesiva. Si la llaga está en un lugar sensible, añada gasa suelta antes de poner la cinta adhesiva. Esto le servirá de protección.

Clothing

Loose clothing can be worn over the burn if necessary. Button-type clothes are the easiest to wear over the burn. However, it is best to leave the burn uncovered except for the medication and the dressing. Any clothing worn should be clean.

Ropa

Sobre la quemadura se puede usar ropa suelta si es necesario. La ropa con botones es más fácil de usar sobre la quemadura. Sin embargo, es mejor no cubrir la herida con ropa, sólo con medicina y vendajes. Cualquier ropa que se use debe estar bien limpia.

General Considerations

It is important to exercise the area of the burn to keep from getting stiff. This is especially important if arms or legs have been burned. You SHOULD use the arm or leg which is burned.

Some swelling is normal and should decrease by the third day. Swelling can be minimized by keeping the injured part elevated above the heart. If the lower arm or hand has been burned, remove any jewelry.

Consideraciones Generales

Es importante ejercitar la área de la quemadura para evitar la rigidez. Esto es especialmente importante si las áreas que se quemaron están en los brazos o las piernas. SE DEBE usar la pierna o el brazo que está quemado.

La hinchazón ocurre normalmente con una quemadura, y por lo general se reduce al tercer día. Se puede reducir la hinchazón si la área que está quemada se mantiene levantada sobre el nivel del corazón. Si el brazo o la mano se ha quemado, debe quitarse sus alhajas.

CAST CARE INSTRUCTIONS

You have just had a cast applied as part of the treatment for your injury. Because of the nature of your injury and of the plaster of paris used to make your cast, there are certain precautions you should take to prevent serious problems.

1. Keep the injured limb elevated (propped up) continuously for the next forty-eight (48) hours. This is to prevent swelling of the limb, and to be effective, your arm or leg must be arranged so that your fingers or toes are at least twelve (12) inches above your heart.

INSTRUCCIONES PARA EL CUIDADO DE UN YESO

Como parte del tratamiento para su daño se le ha puesto un yeso. A causa del carácter de su herida y del yeso, hay ciertas precauciones que se debe tomar para prevenir problemas serios.

1. Mantenga el miembro dañado constantemente elevado (soportado hacia arriba) durante las próximas cuarenta y ocho (48) horas. Esto previene la hinchazón del miembro, y para que sea efectivo, arregle el brazo o la pierna de tal manera que los dedos de la mano o los dedos del pie estén por lo menos doce (12) pulgadas más altas que el corazón.

2. Rarely, there is sufficient swelling within the cast to interfere with the circulation or nerve supply. Signs you should look out for are excessive blueness, paleness, numbness (loss of feeling), or coldness of your fingers or toes. This is a serious condition and it is absolutely necessary that you return to the hospital at once.
3. The pain of your injury should subside rapidly. You may have some mild aching, but this should respond to aspirin. If your doctor feels you need stronger medication he (she) will prescribe it. If the pain medication does not work within thirty (30) to forty-five (45) minutes, you should call your doctor for advice.
4. Do not get your cast wet. If you do, it will only fall apart and no longer perform its proper function.
5. Never put anything under your cast. No matter how good it would feel to scratch that itch, you are asking for trouble from infected pressure sores or scratches if you put anything under your cast. If you have trouble with itching, call your doctor. He (She) can prescribe medicine to deal with the problem.
6. Your cast will be set in a few minutes, but it requires forty-eight (48) hours to harden completely. If it has a walking heel, do not walk on it for forty-eight (48) hours.

2. Rara vez hay inflamación dentro del yeso que pueda interferir con la circulación de la sangre o con los nervios. Las señales que se deben notar son: piel demasiada morada o azulada, palidez, entumecimiento (pérdida de sensación), o frío de los dedos de la mano o los dedos del pie. Si usted tiene alguna de estas señales, puede ser muy serio. Es absolutamente necesario que regrese al hospital inmediatamente.
3. El dolor de su herida debe pasar pronto. Puede sufrir un poco de dolor al principio, pero se puede aliviar con aspirina. Si su doctor cree que usted necesita medicina más fuerte, le dará una receta. Si la medicina no le alivia el dolor en treinta a cuarenta y cinco (30–45) minutos, llame al (a la) doctor(a) para que le diga lo que usted tiene que hacer.
4. No deje que se moje el yeso. Si se moja, se deshace, y será ineficaz.
5. Nunca ponga nada debajo del yeso. No rasque el área cubierta por el yeso, de ningún modo. Esto puede causar una infección. Si la comezón persiste, llame al (a la) doctor(a) para que le dé alguna medicina.
6. El yeso se seca en unos minutos, pero requiere cuarenta y ocho (48) horas para endurecerse completamente. Si usted tiene un yeso con tacón, no camine por cuarenta y ocho (48) horas.

7. For proper treatment of your injury, you should come to all your appointments on time.
8. If for any reason you are concerned about your cast or your injury, do not hesitate to call your doctor.

CATHETERIZATION

1. What is the Intermittent Catheterization Program?
   A hollow tube called a catheter is passed into your bladder every eight (8) hours to allow the urine to drain out. On this program, you must not drink more than one-half (½) liter of fluids per eight (8) hours.

2. Why must I limit my intake of fluids to one-half (½) liter per eight (8) hour shift?

Because a large percentage of the fluids you drink is processed by your kidneys to produce urine which is stored in the bladder until you urinate. Because of your spinal cord injury, your bladder cannot empty itself.

3. Why not leave the catheter in the bladder rather than reinsert it every eight (8) hours? Then I could drink as much as I wanted.

   A catheter could be placed in your bladder and left there, but the risk of infection is very high. There is much less risk of infection from being catheterized every eight (8) hours.

7. Mantenga todas sus citas con el (la) doctor(a) para asegurarse un tratamiento adecuado.
8. Si, por cualquier razón, usted está preocupado(a) por su yeso, o por su herida, llame a su médico.

EL PROGRAMA DE CATETERIZACIÓN

1. ¿Qué es El Programa de Cateterización Intermitente?
   Un tubo hueco que se llama un catéter es pasado hasta entrar la vejiga cada ocho (8) horas para permitir que la orina desagüe. Durante este programa usted no debe tomar más de medio (½) litro de fluídos cada ocho (8) horas.
2. ¿Por qué debo limitar mi consumo de fluídos a medio litro cada ocho (8) horas?

Porque un porcentaje grande de los fluídos que usted toma es procesado por sus riñones para producir orina que se acumula en la vejiga hasta que usted orine. Por el daño a su espina dorsal, su vejiga no puede vaciarse por sí misma.

3. ¿Por qué no dejar puesto el catéter en la vejiga en vez de volverlo a meter cada ocho (8) horas? De esta manera yo podría beber cuánto quisiera.

   Podríamos meter un catéter en su vejiga y dejarlo allí, pero el riesgo de infección es muy alto. Hay menos riesgo de infección si usamos el catéter cada ocho (8) horas.

4. I can't feel my bladder anymore. So what's the harm if it gets too full?

   There is a possibility that in three to six (3–6) months, even though you will still be unable to feel your bladder, it might start emptying by itself when it gets full. If you stretch the bladder by filling it too full now, the muscles which surround your bladder will tear and these spontaneous emptyings will never occur after that.

5. How can I prevent this tearing of the bladder muscles?

   By being careful to drink only one-half (½) liter of liquids every eight (8) hours. Also you should limit coffee or tea to one (1) cup per day, and no alcoholic drinks of any kind. Coffee, tea, or alcohol make your kidneys produce urine at a very fast speed, even if you have only had one-half (½) liter to drink in the last eight (8) hours.

4. Ya no puedo sentir mi vejiga. Así, ¿qué importa si se pone demasiada llena?

   Hay posibilidad que, dentro de tres a seis (3–6) meses, aunque usted no pueda sentir la vejiga, podrá empezar a vaciarse cuando se llene. Si usted estira la vejiga por llenarla demasiado ahora, los músculos alrededor de la vejiga se romperán y estos desagües espontáneos nunca ocurrirán otra vez.

5. ¿Cómo puedo prevenir este rompimiento de los músculos de la vejiga?

   Tenga cuidado en tomar sólo medio (½) litro de líquidos cada ocho (8) horas. También, usted debe limitar café o té a una (1) taza al día, y no tome bebidas alcohólicas de ninguna clase. Café, té, o alcohol hacen que sus riñones produzcan orina a gran velocidad, aunque usted haya tomado solo medio (½) litro en las últimas ocho (8) horas.

FIRST AID FOR CHOKING

1. Ask: Are you choking?
2. If the victim cannot breathe, cough, or speak, give the Heimlich maneuver.
   a. Stand behind the victim.
   b. Wrap your arms around the victim's waist.
   c. Make a fist with one hand. PLACE your FIST (thumb-side) against the victim's stomach in the midline just ABOVE THE NAVEL AND WELL BELOW THE RIB MARGIN.

PRIMEROS AUXILIOS PARA AHOGADOS

1. Pregunte: ¿Se está usted ahogando?
2. Si la víctima no puede respirar, toser, o hablar, aplique la técnica Heimlich.
   a. Colóquese detrás de la víctima.
   b. Ponga sus brazos alrededor de la cintura de la víctima.
   c. Haga un puño con la mano. COLOQUE su PUÑO (con el dedo pulgar hacia adentro) contra el estómago de la víctima ARRIBA DEL OMBLIGO Y BIEN DEBAJO DE LAS COSTILLAS.

   d. Grasp your fist with your other hand.
   e. PRESS INTO STOMACH WITH A QUICK UPWARD THRUST.
3. Repeat thrust if necessary.
4. If the victim has become unconscious:
   a. Sweep the mouth.
   b. Attempt rescue breathing.
   c. Give six to ten (6–10) abdominal thrusts.

Repeat steps as necessary.

Source: With permission of the American Red Cross. Copyright 1987.

   d. Agarre su puño con la otra mano.
   e. HAGA PRESIÓN AL ESTÓMAGO CON UN RÁPIDO APRETÓN HACIA ARRIBA.
3. Repita el apretón si es necesario.
4. Si la víctima se ha desmayado:
   a. Sáquele todo lo que tenga en la boca.
   b. Intente la respiración de boca a boca.
   c. Aplique seis a diez (6–10) apretones abdominales.

Repita los pasos como sea necesario.

CHRONIC CONSTIPATION

Milk of Magnesia or mineral oil: thirty (30) cc before going to bed for three (3) days.

If there is no bowel movement by ten (10) or eleven (11) A.M., use one (1) glycerine suppository for three (3) days.

Begin this diet to prevent the constipation.

Every day include:

1. One (1) serving of bran cereal or a slice of wheat bread.
2. A serving of fresh vegetables.

CONSTIPACIÓN CRÓNICA

Leche de magnesia o aceite mineral: treinta cc (30) antes de acostarse por tres (3) días.

Si no usa el baño en la mañana, espere hasta las diez (10) o las once (11) A.M. (de la mañana), use un supositorio de glicerina por tres (3) días.

Empiece esta dieta para prevenir la constipación.

Todos los días incluya:

1. Una (1) porción de cereal de salvado o una rebanada de pan de trigo.
2. Una porción de vegetales frescos.

3. Eight (8) ounces of prune, pear, or pineapple juice.
4. Increase liquids.

If constipation returns (stools are hard or painful), you may use Milk of Magnesia or glycerine suppositories as prescribed before. Call the clinic first to make sure there is no other problem.

3. Ocho (8) onzas de jugo de ciruela, de pera, o de piña.
4. Aumente los líquidos.

Si la constipación le vuelve, por ejemplo si el excremento está duro o doloroso al usar el baño, puede usar leche de magnesia y los supositorios de glicerina como se le han recetado. Primero llame a la clínica para asegurarse que no existe otro problema.

D & C AFTERCARE INSTRUCTIONS

1. You should rest for about twelve (12) hours after leaving the hospital. Drink plenty of fluids (juice, water, milk, etc.).
2. Bleeding should slow down gradually and should have stopped at the end of two (2) weeks.
3. You may use tampons as soon as desired when necessary.
4. You may have intercourse or douche after two (2) weeks if bleeding has stopped.
5. Talk with your doctor regarding some kind of contraceptive if repeat pregnancy is not planned.
6. If you have fever above 100°F, severe abdominal pain or heavy vaginal bleeding, call your gynecologist immediately.
7. Keep your appointment as instructed.
8. Resume usual activities (housework, shopping, job) as soon as you feel well.

DESPUÉS DE UNA DILATACIÓN Y RASPADO DEL ÚTERO (MATRIZ)

1. Usted debe descansar por unas doce (12) horas después de salir del hospital. Tome bastantes líquidos (jugos, agua, leche, etc.).
2. La hemorragia disminuirá gradualmente y deberá haber parado completamente al final de dos (2) semanas.
3. Usted puede usar tapones tan pronto como quiera cuando sea necesario.
4. Usted puede tener relaciones sexuales o darse un lavado vaginal después de dos (2) semanas si el flujo de sangre se ha detenido.
5. Hable con su médico acerca de algunas clases de anticonceptivos si no quiere usted quedar embarazada otra vez.
6. Si tiene fiebre de más de cien grados (100°F) o con dolores abdominales fuertes o mucha hemorragia vaginal, llame a su ginecólogo(a) inmediatamente.
7. Venga a su cita a tiempo.
8. Vuelva a sus actividades normales (trabajo doméstico, compras, empleo) tan pronto como se sienta bien.

DIABETES

ID Card

LOS DIABÉTICOS

Carnet de Identidad

I AM DIABETIC (I am not intoxicated) If you find me unconscious or acting in an abnormal way, my condition is due to an overdose of insulin. SEE REVERSE	SOY DIABÉTICO(A) (No estoy embriagado[a]) Si me hallan inconsciente o actuando en forma anormal, mi estado se debe a una dosis excesiva de insulina. VEA EL REVERSO
I am a diabetic. If I am awake, please give me a little sugar or something sweet. But if this does not revive me within fifteen (15) minutes, call my doctor or send me immediately to a hospital. Name ____ Address ____ Name of my doctor ____ Address ____ Telephone ____ Name of relative ____ Telephone ____	Soy diabético(a). Si estoy consciente, tenga la bondad de darme un poco de azúcar o algo dulce, pero si esto no me reanima dentro de unos quince (15) minutos, llame a mi médico o mándeme inmediatamente a un hospital. Nombre ____ Dirección ____ Nombre de mi médico ____ Dirección ____ Teléfono ____ Nombre de pariente ____ Teléfono ____

Instructions for Self-Administration of Insulin

1. It is very important to keep very clean.
2. Wash your hands.
3. Roll the bottle of insulin between your hands in order to mix.
4. Do not shake the bottle.
5. Wipe off the top of the bottle with alcohol and cotton. Keep the needle sterile.
6. Set the plunger at the mark showing your dosage.
7. Then push the needle through the rubber top of the bottle and inject the air from the syringe into the bottle.
8. Invert the bottle.
9. Keep the needle below the surface of the solution.
10. Draw out your dosage of insulin into the syringe.
11. Push out air bubbles from the syringe and place syringe on the boxtop. Keep the needle from touching anything.
12. Wipe the skin with alcohol at the site of the injection.
13. Pinch up the skin with the fingers spread about three (3) inches apart, to make a fold.
14. Insert the needle quickly under the skin into the top of the fold.

Instrucciones Para Inyectarse a Sí Mismo la Insulina

1. Es muy importante mantenerse muy limpio.
2. Lávese las manos.
3. Haga rodar la botella de insulina entre las manos para mezclarla.
4. No agite la botella.
5. Limpie la tapa de la botella con algodón mojado en alcohol. Mantenga la aguja esterilizada.
6. Mueva el émbolo hasta la marca que corresponda a la dosis.
7. Después inserte la aguja por la tapa de goma de la botella e inyecte el aire de la jeringuilla dentro de la botella.
8. Invierta la botella.
9. Mantenga la aguja bajo la superficie de la solución.
10. Extraiga la dosis de insulina dentro de la jeringuilla.
11. Saque el aire de la jeringuilla y póngala sobre la caja del frasco. No permíta que la aguja toque cualquier cosa.
12. Limpie o frote la piel con algodón mojado en alcohol en el sitio de la inyección.
13. Pellizque la piel con sus dedos puestos distantes a unas tres (3) pulgadas para hacer un pliegue.
14. Inserte la aguja rápidamente bajo la piel en la parte de arriba del pliegue.

15. Push the plunger slowly until all the insulin is gone from the syringe.
16. Place cotton with alcohol over the site, press slightly, and pull out the needle.
17. Take your insulin at the same time every day or as the doctor orders it.
18. Keep your insulin in the refrigerator or where the doctor recommends.
19. Dispose of the needle/syringe in an empty coffee can or another safe, sealed container before placing it in the garbage.

15. Apriete el émbolo suavemente hasta que se haya terminado toda la insulina en la jeringuilla.
16. Ponga algodón con alcohol sobre el sitio, apriete la piel ligeramente, y extraiga la aguja.
17. Póngase la insulina a la misma hora todos los días, o según se lo indique su doctor.
18. Conserve su insulina en el refrigerador o según se lo indique su doctor.
19. Deseche la aguja/la jeringuilla en una lata de café vacía o en otro envase cerrado antes de ponerla en la basura.

Warning Signs of Hypoglycemia

1. fatigue
2. sudden hunger
3. exhaustion
4. drowsiness
5. tremulousness
6. dizziness
7. nervousness
8. weakness
9. sweating
10. double vision
11. headache
12. nausea
13. palpitations

Las Señales de Advertencia de la Hipoglicemia

1. la fatiga
2. el hambre repentino
3. el agotamiento
4. la somnolencia
5. los temblores
6. el vértigo
7. la nerviosidad
8. la debilidad
9. los sudores
10. la visión doble
11. el dolor de cabeza
12. la náusea
13. las palpitaciones

Mexican-American Diabetic Diet*

Recommended Foods to Eat Each Day

MILK Units daily: two (2) glasses
Choose skim milk. You may use one-fourth (¼) cup of powdered skim milk.

VEGETABLE Units daily: one (1) serving
Choose a one-half (½) cup serving of one (1) of the following: carrots, peas, onions, pumpkin, beets or squash. You may use a combination to make a one-half (½) cup serving.

FRUIT Units daily: three (3) servings
Select only fruits that are fresh, frozen, or canned without sugar added. Choose as one (1) serving one (1) of the following: one (1) orange or one-half (½) grapefruit or one-half (½) cup juice, one (1) apple, pear, peach or guava, two (2) apricots, one-half (½) small mango, one-third (⅓) papaya, one-half (½) cup of fresh pineapple or two (2) slices of canned pineapple, one-quarter (¼) cantaloupe, two (2) fresh figs or two (2) tablespoonfuls of raisins.

BREAD Units daily: six (6) servings
Choose as one (1) serving one (1) of the following: one (1) slice of bread or one (1) roll, one (1) tortilla, two-and-one-half (2½) tablespoonfuls of flour or cornmeal, one-half (½) cup of rice or beans (frijoles), one-half (½) cup of cooked cereal, hominy or spaghetti, one (1) small corn on the cob or one (1) small white potato or one (1) small sweet potato or yam.

Dieta Mexicana-Americana para Diabéticos

Alimentos Recomendados para Uso Diario

LECHE Unidades al día: dos (2) vasos
Escoja leche descremada. Puede usar un cuarto (¼) taza de leche descremada en polvo.

VERDURAS Unidades al día: una (1) porción
Escoja una porción de media (½) taza de uno (1) de los siguientes: zanahorias, chícharos, cebollas, calabaza, betabeles o calabacitas. Puede escoger una combinación de verduras que den una porción de media (½) taza.

FRUTA Unidades al día: tres (3) porciones
Escoja solamente frutas que sean frescas, congeladas, o enlatadas sin azúcar. Escoja una (1) porción de una (1) de las siguientes: una (1) naranja, o media (½) toronja o media (½) taza de jugo, una (1) manzana, pera, durazno o guayaba, dos (2) albaricoques, medio (½) mango pequeño, tercero (⅓) de papaya, media (½) taza de piña fresca o dos (2) rebanadas de piña enlatada, cuarto (¼) de melón, dos (2) higos frescos o dos (2) cucharadas de pasas.

PAN Unidades al día: seis (6) porciones
Escoja uno (1) de los siguientes: una (1) rebanada de pan o un (1) bolillo, una (1) tortilla, dos cucharadas y media (2½) de harina o de harina de maíz, media (½) taza de arroz o de frijoles, media (½) taza de cereal cocido, maiz machacado o espaguetis, un (1) elote pequeño o una (1) papa blanca pequeña o un (1) camote pequeño.

*Courtesy of USV Pharmaceutical Corp. Additional diets can be found on pp. 231–233.

MEAT Units daily: six (6) ounces
Choose beef, lamb, veal, chicken, turkey, or fish. These are three (3) ounce servings:

- two (2) very small pieces of chicken
- two (2) small meat balls
- one (1) small piece of fish

One (1) egg, one-fourth (¼) cup of low fat cottage cheese, one (1) slice of cheese or luncheon meat, one (1) frankfurter, one (1) (5 ×; 2-inch) piece of tripe, one-fourth (¼) cup of canned fish, or two (2) tablespoonfuls of peanut butter is about a one (1) ounce meat serving.

FAT Units daily: four (4) servings
Choose as one (1) serving one (1) of the following: one (1) small pat of butter or margarine, one (1) teaspoonful of oil, one (1) teaspoonful of mayonnaise, one-eighth (⅛) avocado, six (6) small nuts or five (5) small olives. Be sure to count the fat used to cook foods.

"No Count" Foods

Eat these foods as desired: asparagus, broccoli, Brussels sprouts, cabbage, cauliflower, celery, cucumbers, lettuce, cacti leaves (nopales), mushrooms, green beans, green and red peppers, tomatoes, spinach, salad greens such as kale, mustard or beet greens, chard and collard, radishes and pimiento.

CARNE Unidades al día: seis (6) onzas
Escoja carne de res, pollo, pavo, o pescado. Cada uno de los siguientes son ejemplos de tres (3) onzas:

- dos (2) pequeños pedazos de pollo
- dos (2) albóndigas pequeñas
- un (1) pequeño trozo de pescado

Un (1) huevo o cuarta (¼) taza de requesón descremado o una (1) rebanada de queso o de pastel de carne o un (1) pedazo (5 ×; 2 pulgadas) de tripa o cuarta (¼) taza de pescado enlatado o dos (2) cucharadas de crema de cacahuate (maní) equivalen aproximadamente a una (1) porción de carne de una (1) onza.

GRASA Unidades al día: cuatro (4) porciones
Escoja una (1) porción de uno (1) de los siguientes: una (1) rebanadita de mantequilla o margarina, una (1) cucharadita de mayonesa, un octavo (⅛) de aguacate, seis (6) nueces pequeñas o cinco (5) aceitunas pequeñas. Asegúrese de incluir la grasa usada para freír alimentos.

Alimentos Que "No Cuentan"

Puede tomar estos alimentos como guste: espárragos, brócoli, coles de Bruselas, col, coliflor, apio, pepino, lechuga, nopalitos, hongos, ejotes, pimientas verdes y rojas, tomates, espinacas, y verduras para ensalada tales como col rizada, hojas de mostaza y betabel, acelgas, rábanos y pimiento.

You may have coffee, tea, clear broth, or bouillon; unsweetened gelatin; and sour pickles. Season foods with herbs, spices, garlic, lemon and vinegar. You may use cinnamon, celery and garlic salt, paprika, cayenne, mustard, mint, parsley, and vanilla.

Puede tomar café, té, caldo claro, o consomé; gelatina sin azúcar; y pepinos encurtidos con eneldo. Sazone sus alimentos con hierbas, condimentos, ajo, limón y vinagre. Puede condimentar con canela, sal de apio, y ajo, pimentón rojo molido, pimentón, mostaza, menta, perejil, y vainilla.

Do Not Eat These Foods

Sugar and syrups, honey, jams and jellies, desserts with sugar, cakes, cookies, pastries, candy, sweetened condensed milk, sweetened soft drinks, sweetened fruits and beverages.

No Coma Estos Alimentos

Azúcar y jarabes, miel de abeja, mermeladas y jaleas, postres con azúcar, pasteles, galletas, dulces, leche condensada azucarada, refrescos endulzados, frutas, jugos y bebidas endulzadas.

Sample Menu for One Day

Breakfast

Orange juice—one-half (½) cup
Egg—one (1)
Baked potatoes—one-half (½) cup
Tortilla—one (1) or one (1) slice dry toast
Skim milk—one-half (½) glass
Coffee

Lunch

Vegetable soup with meat
Beans—one-half (½) cup with one (1) slice cheese
Green salad with lemon

Ejemplo de Menú para un Día

Desayuno

Jugo de naranja—media (½) taza
Huevo—uno (1)
Papas al horno—media (½) taza
Tortilla—una (1) o una (1) rebanada de pan tostado
Leche descremada—media (½) taza
Café

Almuerzo

Sopa de verduras con carne
Frijoles—media (½) taza con una (1) rebanada de queso
Ensalada verde con limón

Tortilla—one (1)
Apricots—two (2)
Skim milk—one-half (½) glass
Coffee or tea

Tortilla—una (1)
Albaricoques—dos (2)
Leche descremada—medio (½) vaso
Café o té

Dinner
Chicken—two (2) small pieces
Rice with tomatoes and spice—one-half (½) cup
Cooked carrots—one-half (½) cup
Apple—one (1)
Coffee or tea

Cena
Pollo—dos (2) trozos pequeños
Arroz con tomates y condimentos—media (½) taza
Zanahorias cocidas—media (½) taza
Manzana—una (1)
Café o té

Evening snack
Taco—one (1)
Skim milk—one (1) glass

Bocadillo
Taco—uno (1)
Leche descremada—un (1) vaso

DIARRHEA—TREATING YOUR CHILD

Diarrhea means loose, liquid, soft, watery, or more frequent bowel movements. Diarrhea can be caused by infection, poison in the intestinal tract, allergy, or other causes. It can also indicate illness in other parts of the body such as the ear or the throat. If others in your family have diarrhea, you can expect your child to have it too.

Most causes of diarrhea can be treated as follows without the use of medication:

LA DIARREA—TRATANDO SU NIÑO

Diarrea significa que hay movimientos intestinales en forma de líquido, o de arrojo muy suelto. La diarrea puede ser causada por una infección, veneno en el estómago, alergia, o por cualquier otro motivo. Puede indicar enfermedad en otra parte del cuerpo como el oído o la garganta. Si otras personas en su familia tienen diarrea, es probable que su niño se vaya a contagiar también.

En muchos casos se puede tratar la diarrea sin medicina haciendo lo siguiente:

1. Keep your child home from school or day care, and if there is a fever, in bed.
2. First day—If the child is not vomiting, begin at once to offer generous amounts of fluids as follows: infants and toddlers should be given an electrolyte maintenance solution such as Pedialyte, Lytren, or Ricelyte. Older children might prefer carbonated drinks or Gatorade; no solid foods yet.
3. Second day—Infants can be started on a soybean formula, such as Isomil, Prosobee, or Soyalac, mixing one part concentrated formula to two parts water; or powdered formula in four ounces of water. Older children can have nonfat milk and solid foods as listed below in 5.
4. Third day—Infants can progress to concentrated soy formula mixed half and half with water; or powdered formula, one measure to two ounces of water, and continue this until the diarrhea stops before resuming normal formula.
5. If the child is hungry, these foods are well tolerated during diarrhea:
   Rice (cereal or boiled)
   Fresh apple (scraped with a knife or in the blender)
   Banana
   Toast (well-done)
   Cottage cheese
   Jell-O

1. Mantenga a su hijo/hija en casa y en la cama si tiene fiebre.
2. Primer día—Si su hijo/hija no está vomitando, empiece a ofrecerle cantidades generosas de líquidos como lo siguiente: infantes y niños que comienzan a caminar se les debe dar una solución que tenga electrolitas como Pedialyte, Lytrex, o Recelyte. Niños mayores quizás prefieren sodas carbonadas o Gatorade; no les da comida sólida todavía.
3. Segundo día—Los niños pequeños pueden comenzar con leche de soya, como Isomil, Prosobee, o Soyalac, mezclando una parte de fórmula concentrada con dos partes de agua; o fórmula seca en cuatro onzas de agua. Los niños mayores pueden tomar leche descremada y comidas sólidas como aparece abajo en el número cinco.
4. Tercer día—Los niños pequeños pueden pasar a fórmula de soya concentrada mezclada mitad y mitad con agua; o fórmula seca, una mezcla con dos onzas de agua. Continue esto hasta que la diarrea pare antes de volver a la fórmula normal.
5. Si el (la) niño (niña) tiene hambre, estas comidas son toleradas bien durante la diarrea:
   Arroz (cereal, o cocido)
   Manzana fresca (raspada con cuchillo o licuadora)
   Plátano
   Pan tostado (bien tostado)
   Requesón
   Gelatina de fruta

6. Avoid any fruits or juices, except as above. Also avoid sugar, candy, green vegetables, and fried or greasy foods until diarrhea clears up.
7. A physician should be consulted if any of these conditions are present (in order of importance):
   a. Signs of dehydration, which are sunken eyes and fontanelle in an infant, dry mouth, lack of tears, decreased urine, weight loss in any child.
   b. Vomiting in addition to diarrhea
   c. High fever
   d. Blood present in stools
   e. Severe abdominal pain
   f. Diarrhea persisting more than three days.
8. If you talk to or see the doctor, he (she) will want to know the following:
   a. When did the diarrhea start?
   b. How many stools a day has the child had?
   c. Does anyone else at home have diarrhea?
   d. Has the child been to any foreign countries recently?
9. Antibiotics are seldom used for diarrhea because most episodes are caused by virus infections. However, if there is blood with the diarrhea or a high fever, a stool culture might be needed to rule out a typhoid-type infection. Medications to slow down the diarrhea are not useful and, in fact, can be dangerous to children.

6. Evite fruta o jugos, menos los que están indicados arriba. Evite el azúcar, los dulces, los vegetales verdes, y las comidas fritas o grasosas hasta que la diarrea se termine.
7. Un médico debe ser consultado si estas condiciones están presentes (en orden de importancia):
   a. Signos de deshidratación, que son: ojos sumidos y mollera en un bebé, boca seca, falta de lágrimas, menos orina, pérdida de peso en cualquier niño.
   b. Vómitos además de la diarrea
   c. Fiebre alta
   d. Sangre presente en el excremento
   e. Dolor abdominal severo
   f. Diarrea que persiste por más de tres días.
8. Si usted habla o ve al médico, él/ella va a querer saber lo siguiente:
   a. ¿Cuándo empezó la diarrea?
   b. ¿Cuántas veces al día pasa excremento?
   c. ¿Hay otras personas en casa con diarrea?
   d. ¿Ha estado el (la) niño (niña) en países extranjeros recientemente?
9. Los antibióticos son usados poco para la diarrea porque muchos de los episodios de la diarrea son causados por infecciones virales. Por lo tanto, si hay sangre en el excremento o fiebre alta, una cultura del excremento puede ser necesaria para determinar que no sea una infección de la tifoidea. Medicinas para aplacar la diarrea no son útiles y hasta pueden ser peligrosas en los niños.

10. Above all, large quantities of liquids must be given to replace fluid losses in the bowel movements.

    THE MOST COMMON MISTAKE IN TREATING DIARRHEA AND VOMITING AT HOME IS TO FORCE THE CHILD TO EAT SOLID FOODS AND DRINK HEAVY LIQUIDS. WHEN THIS IS DONE, THE BODY USES ITS OWN WATER TO FLUSH OUT THIS MATERIAL, WHICH DRIES OUT THE BODY EVEN MORE. DON'T MAKE THIS MISTAKE!

10. Antes que todo, una cantidad bastante de líquido debe ser dado para reponer el líquido perdido con la diarrea.

    EL ERROR MÁS FRECUENTE EN EL TRATAMIENTO DE LA DIARREA Y DE VÓMITOS EN CASA ES DE FORZAR AL(A LA) NIÑO(A) A COMER SÓLIDOS Y A BEBER LÍQUIDOS PESADOS. CUANDO LE DA AL(A LA) NIÑO(A) ESTAS COSAS EL CUERPO TIENE QUE UTILIZAR SU PROPIA AGUA PARA DIRIGIRLAS Y RESULTA QUE RESECA AÚN MÁS EL CUERPO. ¡FAVOR DE NO COMETER ESTE ERROR!

DOUCHING

What Is a Douche?

It is the cleaning of the vagina with a solution to stop infection.

How Is It Prepared?

Put two tablespoons of white vinegar in a quart of warm water. The water and the container should be very clean. Put the mixture of water and vinegar in a douche bag with a hose. (You can buy it in the drug store.) Close the hose with the valve that comes with the bag or with your hands.

TOMANDO UN LAVADO

¿Qué Es un Lavado?

Es la limpieza de la vagina con una solución para quitar infección.

¿Cómo Se Prepara?

Ponga dos cucharadas de vinagre blanco en un cuarto de agua tibia. El agua y el envase deben estar bien limpios. Ponga la mezcla de agua y vinagre en una bolsa con manguera. (Se puede comprar en la farmacia.) Cierre la manguera con la válvula que viene con la bolsa o con sus propias manos.

Correct Way to Take a Douche

TAKE A SEATED POSITION ON THE COMMODE, or a horizontal position in the bathtub. In the desired position, gently introduce the nozzle of the hose into the vagina about 2 inches. Raise the douche bag about 2 feet above the vagina and take off the valve so the liquid can enter the vagina. Let the solution run until the bag is empty. Remove the nozzle gently from the vagina and let the liquid run out into the toilet or tub. Wash the bag and nozzle and put them away until they are needed again.

A douche should be taken not more than twice a week or according to your doctor's instructions.

La Técnica Correcta para Tomar un Lavado

SIÉNTESE EN EL RETRETE, o acuéstese en la tina. En la posición deseada, introduzca suavemente la lanza de la manguera en la boca de la vagina unas dos pulgadas. Levante la bolsa unos dos pies de altura sobre la vagina y quite la válvula para que entre la solución en la vagina. Deje que la solución corra hasta que la bolsa esté vacía. Quite la lanza suavemente de la vagina, deje que el líquido fluya al retrete o en la tina, lave bien la bolsa y la lanza y guárdelas hasta la próxima vez.

Hágase un lavado no más de dos veces a la semana o según las instrucciones de su médico.

EMERGENCY MEDICAL ASSISTANCE—HOW TO SEEK

1. First aid and CPR (cardiopulmonary resucitation) save lives. While one person is dispensing emergency care to a sick or injured person, someone else should go in search of medical assistance.
2. Dial 911 or the emergency number that corresponds to your area. Be prepared to respond to questions and to give important information in order to know:
   a. The address of the emergency site, including the nearest crossroads, the floor, the room number, and the telephone number you are calling from.

AYUDA MÉDICA DE EMERGENCIA—COMO BUSCARLA

1. Los primeros auxilios y la RCP (resucitación cardiopulmonar) salvan vidas. Mientras una persona está proporcionando cuidados de emergencia a un(a) enfermo(a) o herido(a), otra persona debe ir en busca de ayuda médica.
2. Marque el 911 o el número para emergencias que se usa en su zona. Esté preparado(a) a responder a preguntas y dar información importante para saber:
   a. La dirección del lugar de la emergencia, incluyendo el cruce de calles, el piso, el número de la habitación, y el número de teléfono de donde llama.

b. What happened—have the greatest number of facts possible regarding the accident, the injuries, or the illness.

c. The number of people who need help. Is there anyone who is bleeding heavily or who is unconscious or without a pulse? What type of first aid is being given to the person? *Take note* of whatever instructions you are given.

3. Don't be the first to hang up. Be sure you have given all the necessary information. Wait until the person who took your emergency call hangs up.

b. Lo que sucedió. Tenga el mayor número de datos posibles respecto al accidente, las heridas sufridas, o la enfermedad.

c. El número de personas que necesitan ayuda. ¿Hay alguien con hemorragia, o que esté inconsciente o sin pulsaciones? ¿Qué tipo de primeros auxilios se le están dando? *Tome nota* de cualquier instrucción que le den.

3. No sea el (la) primero(a) en colgar. Asegúrese de haber dado toda la información necesaria. Espere a que cuelgue la persona que atendió su llamada de emergencia.

Source: Used with permission of the American Red Cross. Copyright 1987.

EMERGENCY TELEPHONE NUMBERS

A doctor should be called immediately in all cases of serious injury or poisoning.

____

Doctor's Telephone Number

In case of emergency, if a doctor cannot be located, call the Poison Control Center in your area, or take the child to the emergency unit of the nearest hospital.

____

Telephone Number of Poison Control Center ____________

TELÉFONOS DE EMERGENCIA

Se debe de llamar a un(a) médico(a) en seguida en todos los casos de lesiones serias o cuando se sospeche que ha habido envenenamiento.

____

Número del Teléfono del (de la) Doctor(a)

En caso de una emergencia, si usted no puede localizar a su médico, llame al Centro de Control de Venenos de su localidad o lleve a su hijo(a) a la sala de emergencia del hospital más cercano.

____

Centro de Control de Venenos. Teléfono: ____________

ENEMA INSTRUCTIONS

1. Equipment: enemas.
2. Position: You should lie on the left side to take the enema. NEVER take an enema while sitting on the toilet, while standing bent forward, or even while lying flat on your back.
3. Instructions: Pull off cap. Insert tube in rectum. Squeeze container to expel fluid. Discard container.
4. Take one (1) enema the night before clinic appointment. Take the other enema two (2) hours before coming to clinic. Do not take a cathartic (laxative) the night before. You may eat breakfast.

LA ENEMA—INSTRUCCIONES

1. Equipo: enemas (lavativas).
2. Posición: Usted debe acostarse al lado izquierdo para tomar el enema (la lavativa). NUNCA tome un enema (la lavativa) mientras esté en el retrete, mientras esté parado doblado hacia adelante, ni tampoco mientras esté acostado boca arriba.
3. Instrucciones: Arranque la tapa. Inserte el tubo en el recto. Apriete el recipiente para expeler fluído. Deseche el recipiente.
4. Tome un (1) enema la noche antes de la cita en la clínica. Tome la otra enema dos (2) horas antes de venir a la clínica. No tome un purgante la noche anterior. Usted puede comer desayuno.

EYE INJURY INSTRUCTIONS

1. If the doctor puts an eye patch over your eye, leave it on as long as he (she) instructs. This is necessary because healing will be delayed if the patch is removed too early.
2. Avoid activities that involve much eye movement. This includes sitting too close to the set while watching television, reading, or driving a vehicle.
3. Avoid bright lights and glaring sunshine.

LAS HERIDAS O LESIONES DE LOS OJOS

1. Si el(la) médico(a) le aplica un parche en uno de sus ojos, déjelo puesto hasta que él(ella) se lo indique. Esto es necesario porque las heridas tardarán tiempo en curar si se quita el parche muy pronto.
2. Evite realizar las actividades que requieren el uso y movimiento del ojo herido. Esto incluye mirar la televisión muy de cerca, leer, o manejar un vehículo.
3. Evite luces brillantes y rayos del sol fuertes.

4. Use all medicines and drops only as recommended.
5. If the pain gets worse or does not improve, you should return for further evaluation. The pain may increase very briefly after the anesthetic wears off, for about one (1) hour. This is expected and should not alarm you if the increased pain does not exceed one (1) hour.
6. Keep all appointments and if you need additional help, call the Eye Clinic at ________________ or return to the Emergency department.

4. Use todas las medicinas y gotas siguiendo bien las instrucciones del(de la) médico(a).
5. Si el dolor aumenta o no se mejora, deberá regresar a ver a su médico para más evaluaciones. El dolor puede aumentar pocos minutos después de que la anestesia pase, más o menos por una (1) hora. Esto es natural y no debería alarmarlo(la) si el dolor no pasa de una (1) hora.
6. Mantenga todas sus citas con el(la) médico(a) y si usted necesita ayuda adicional, llame a la Clínica para la Vista (los ojos) a ________________, o regrese al departamento de Emergencia.

INSTRUCTIONS FOR A FECAL SAMPLE*

Important: Please read and follow all instructions carefully. Do not drink contents of either vial.

1. You have been given a kit that will help you conveniently collect the stool specimen which is required. Proper use of this kit will allow the laboratory to do a better job and cut down time-consuming and costly repeat testing.
2. This kit consists of two (2) vials, both of which may contain liquid. In some kits only one (1) vial marked "SAF FIXATIVE" or "PVA FIXATIVE" contains a liquid.

*Courtesy of Meridian Diagnostics, Inc.

INSTRUCCIONES PARA UNA MUESTRA FECAL

Importante: Favor de leer y seguir cuidadosamente las instrucciones que siguen. No beber el contenido de los frascos.

1. Se le ha entregado un equipo para recoger la muestra de heces que se pide. El uso correcto de este equipo asegurará un buen trabajo por el laboratorio y evitará repeticiones costosas.
2. Este equipo consiste en dos (2) frasquitos que contienen un líquido. Algunos equipos tienen solamente un frasco con letras "SAF FIXATIVE" o "PVA FIXATIVE" que contiene líquido.

3. The stool should be passed into a DRY container. Urine must not be voided into the specimen or it will invalidate the test. At home, if a bed pan is not available, place a large plastic bag into the toilet seat opening and pass the specimen into the bag.
4. Open the vial containing the liquid. Using the collection spoon built into the lid of the vial, place small scoopfuls of stool into the vial until the liquid rises to the "Fill to Here" line. It is very important for you to sample areas which appear bloody, slimy, or watery. If the stool is formed (hard), please try to sample small amounts from each end and the middle. MIX SPECIMEN THOROUGHLY WITH COLLECTION SPOON.
5. Using the same specimen, place stool in the second vial in the same way. Fill it one-third to one-half (⅓–½) full with stool. Fill carefully.

   Note: Please tell the lab whether the stool is hard, soft, or runny.
6. Put the caps back on the vials and twist them firmly shut. Then SHAKE EACH VIAL WITH LIQUID IN IT VIGOROUSLY UNTIL IT IS WELL MIXED. Do not shake the vial marked "Empty—Clean."
7. Return the two (2) vials to their container, label the box appropriately, and send to the laboratory.

3. Las materias fecales deben ser recogidas en un recipiente SECO. No debe de orinar en la muestra porque invalida la prueba. Si en casa no tienen un cómodo (palangana, chata) póngase una bolsa de plástico dentro del retrete y elimine en la bolsa.
4. Abra el frasco con el líquido. Con la cuchara pegada en la tapa, llene el frasco hasta la línea con materia fecal. Es importante tomar muestras que se vean con moco, sangre o líquidos. Si el excremento está duro procure tomar pequeñas muestras de cada extremo y del centro. MEZCLE LA MUESTRA MUY BIEN CON LA CUCHARITA DE LA TAPA.
5. De la misma manera ponga excremento en el segundo frasco llenándolo la tercera parte o hasta la mitad (⅓–½). Llene el frasco con precaución.

   Nota: Favor de avisar al laboratorio si el excremento está duro, suave, o líquido.
6. Cierre los frascos con sus tapas, apretándolas bien y AGITE FUERTEMENTE EL FRASCO QUE TIENE LÍQUIDO HASTA QUE QUEDE BIEN MEZCLADO. No agite el frasco marcado "Empty—Clean."
7. Ponga los frascos en su caja, marque la caja, y entréguelos al laboratorio.

8. Wash hands thoroughly.

   If either solution contacts skin, flush with running water; if irritation develops, consult a physician.

   If either solution is ingested accidentally, dilute by drinking milk or water and call the local poison center or physician immediately.

8. Lávese bien las manos.

   Si alguna solución cae en las manos, lávelas inmediatamente con agua corriente de la llave. Si se irrita la piel, consulte a un(a) médico(a).

   Si por casualidad se tomara alguna solución, se diluye tomando leche o agua y llame al centro de veneno o a un(a) médico(a) inmediatamente.

WHAT TO DO FOR A FEVER (HIGH)

Fever is any temperature over 100°F or 37.7°C. It can be treated with cool bathing or giving medicines like Tempra, Tylenol, Liquiprin, etc.

Infants and children from 9 months to 3 years of age tend to get very high fevers from mild infections. Any temperature that is over 102°F should be brought down. At that level your child will not feel well and may have a convulsion or fit.

Any infant of less than 3 months of age who has a fever of more than 101.5°F or 38.5°C should be examined by a doctor as soon as possible.

If the temperature does not come down with Tylenol or if your baby is under 6 months of age, it is best to place your child in a tub and sponge or wipe off the hot skin with cool water. This will not be

EN CASO DE FIEBRE ALTA

Calentura es cualquier fiebre de más de cien (100°F) o treinta y siete (37.7°C). Se puede tratar con baños frescos o medicinas como Tempra, Tylenol, Liquiprin, etcétera.

Los bebés y los niños de nueve (9) meses a tres (3) años de edad pueden tener fiebre muy alta como consecuencia de infecciones leves. Cualquier calentura de más de ciento dos (102°F) debe bajarse. A ese nivel, la criatura no se siente bien y posiblemente tendrá convulsiones o ataques.

Cualquier bebé de menos de tres meses con fiebre (calentura) de más de ciento uno punto cinco (101.5°F) o treinta y ocho punto cinco (38.5°C) debe ser examinado por un médico lo más pronto posible.

Si la calentura no baja con Tylenol o si el bebé es menor de seis (6) meses, lo mejor es meterlo en una tina de agua templada y enfriar la piel con una esponja. Esto le resultará desagradable al

pleasant, but it will make him (her) feel better in the long run and will not make the illness worse. As the water evaporates it cools the skin.

When the skin is cool, dry him (her) off and take the temperature again. If it is still high, place back in the tub and do it again. It may take two or three washings to get the temperature below 102°F. Once the temperature is down, check it again in 3 to 4 hours.

Dress the child lightly. Do not cover with heavy blankets, etc. when fever is present.

Fluids should be offered frequently.

If the fever persists for more than 12 to 24 hours, or if the child is acting very ill, contact your physician. If your own physician is unavailable, call the Emergency department.

Instructions to Reduce Fevers

If child's temperature is one hundred and two degrees F (102°F) or thirty-nine degrees C (39°C) or higher, follow these instructions to lower the fever:

1. Give acetaminophen gtts (baby Tylenol, Tempra or Liquiprin).*

*If child refuses oral medication, give suppository (eighty [80] mg/year of age every four to six hours).

niño (a la niña), pero con el tiempo se sentirá mejor y además no empeorará la enfermedad. Al evaporarse el agua de la piel, enfría la piel.

Cuando la piel esté fresca, séquelo y tómele otra vez la temperatura. Si todavía está alta, métalo otra vez en la tina. Es posible que se necesiten dos o tres baños para poder bajar la temperatura a menos de ciento dos (102°F) o treinta y nueve (39°C). Después de que la temperatura haya bajado, tómesela de nuevo a las tres o cuatro horas.

Póngale ropa ligera al niño. No lo cubra con frazadas pesadas cuando haya fiebre.

Déle líquidos frecuentemente.

Si la fiebre sigue por más de doce a veinticuatro (12 a 24) horas o si el niño se ve muy enfermo, póngase en contacto con su médico. Si no está disponible llame al departamento de Emergencia.

Instrucciones Para Reducir la Fiebre o la Calentura

Si la temperatura del(de la) niño(a) es ciento dos grados (102°F) o treinta y nueve grados (39°C) o más alta, siga las siguientes instrucciones:

1. Administre acetaminophen (gotas) (Tylenol de niño, Tempra o Liquiprin).*

*Si el(la) bebé rehusa tomar medicamento por boca, se puede administrar un supositorio (ochenta [80] mg por año cada cuatro a seis horas).

(Dose: eighty [80] mg/one [1] year or proportionately less if under one [1] year every four hours.)

2. Increase fluid intake
3. Bathe child with comfortably warm water.
4. Clothe the child lightly—do not keep wrapped in blankets.

(Dosis: ochenta [80] mg por año o proporcionalmente menos, si tiene menos de un [1] año cada cuatro horas.)

2. Aumente los líquidos.
3. Bañe al(a la) niño(a) con agua tibia.
4. Vista al(a la) niño(a) con ropa ligera—no use frazadas ni ropa caliente.

HEAD INJURY OBSERVATION SHEET

A person who has had a blow to the head needs to be watched closely following the accident. Awaken the injured person every hour during the first eighteen (18) hours. IF ANY OF THESE SYMPTOMS DEVELOP, CALL THE DOCTOR OR BRING THE PATIENT BACK TO THE HOSPITAL RIGHT AWAY:

1. Drowsiness, confusion, sleepiness or inappropriate speech or lethargy.
2. Vomiting.
3. Unequal pupil size (black central portion of the eyes are not the same size).
4. Blurred vision or seeing double.
5. Dizziness, unsteady gait, staggering.
6. Fever over one hundred degrees F (100°F) or thirty-eight degrees C (38°C).

PARA OBSERVAR A PACIENTES CON GOLPES A LA CABEZA

Cualquier persona que se haya golpeado la cabeza debe ser observado cuidadosamente después del accidente. Despierte a la persona herida cada hora durante las primeras dieciocho (18) horas. SI ALGUNO DE ESTOS SÍNTOMAS OCURRE, LLAME A SU MÉDICO O LLEVE AL PACIENTE AL HOSPITAL INMEDIATAMENTE:

1. Mucho sueño, confusión, letargo, dificultad o incoherencia al hablar.
2. Vómitos.
3. Tamaño desigual de las pupilas (la parte negra de los ojos no está del mismo tamaño).
4. Visión doble o borrosa.
5. Mareos, falta de coordinación o tambaleo.
6. Fiebre de más de cien (100) grados F o treinta y ocho (38) grados C.

7. Slowing of pulse (less than fifty [50] beats per minute in adults) (less than eighty [80] beats per minute in infants).
8. Loss of muscular strength or inability to move arms or legs.
9. Convulsions or unconsciousness.
10. Blood or colorless fluid coming from ears or nose.
11. Persistent headache.
12. Strange or unusual behavior.

In addition, treatment should be as follows:

1. Limit your activities for twenty-four (24) hours.
2. Clear liquids (no milk) for eight (8) hours, followed by small quantities of food for the next twenty-four (24) hours.
3. Take nothing stronger than aspirin or Tylenol for headache or discomfort.

7. Pulso lento (menos de cincuenta [50] latidos por minuto en adultos, menos de ochenta [80] latidos en un bebé).
8. Reducción marcada de la fuerza de músculos o inabilidad de mover los brazos o las piernas.
9. Convulsiones o pérdida del conocimiento (inconsciencia).
10. Sangre o líquido claro saliendo de los oídos o de la nariz.
11. Dolor persistente de cabeza.
12. Comportamiento extraño o inapropiado.

Además, se debe seguir este tratamiento:

1. Limite sus actividades por veinticuatro (24) horas.
2. Tome líquidos claros (evite leche) por ocho (8) horas, luego cantidades pequeñas de alimentos por las siguientes veinticuatro (24) horas.
3. No tome nada que sea más fuerte que aspirina o Tylenol para dolor de cabeza o malestar.

HEAD LICE

Lice may live in all hairy parts of the body. One of the most common places where they are found is the head. Eggs hatch in one (1) week and the louse is able to reproduce in two (2) weeks. The only way to get rid of them is to destroy the eggs.

LOS PIOJOS

Los piojos pueden infestar cualquier parte velluda del cuerpo. Una de las más comunes en que se encuentran es el pelo de la cabeza. El período de incubación del huevo del piojo es de una (1) semana y el piojo es capaz de reproducirse cada dos (2) semanas. La única manera de exterminarlos es destruir los huevos.

Method of Control

1. Shampoo hair in the usual manner first, rinse well but do not dry.
2. Work two (2) tablespoonsful of Kwell shampoo into hair until a good lather forms.
3. Rub all hair and scalp continuously for at least four (4) minutes.
4. Rinse thoroughly with warm water.
5. You may then want to comb lice and eggs from hair with a fine-tooth comb. This is not necessary for cure, but may be cosmetically desirable.
6. A second application is seldom needed. If necessary, repeat treatment in twenty-four (24) hours, but not more than twice in one (1) week.

Caution: Avoid getting Kwell shampoo in the eyes.

Remember

1. Follow the above instructions carefully.
2. Everyone in the family shampoos at the same time.
3. Wash clothing and bedding with soap and HOT water immediately after treatment.
4. Don't share combs, brushes, or clothing with others.

Clearance for school: When hair is free of lice and nits.

Método de Control

1. Aplique champú al cabello como de costumbre y después enjuáguelo bien, pero no lo seque.
2. Aplique dos (2) cucharadas del champú Kwell al cabello y frote hasta que haya mucha espuma.
3. Frote todo el cabello y cuero cabelludo bien por lo menos cuatro (4) minutos.
4. Enjuague el cabello bien con agua tibia.
5. Entonces usted debe sacar los piojos y huevos del pelo con un peine de dientes finos. Esto no es necesario para la curación, pero sí para su presentación personal.
6. Es raro que se necesite otra aplicación del champú Kwell. Pero si es necesario, repita el proceso en veinticuatro (24) horas, pero no más de dos (2) veces por semana.

Precaución: Tenga cuidado de no dejar que el Kwell le entre en los ojos.

Recuerde

1. Siga las instrucciones de arriba con cuidado.
2. Aplique el champú a toda su familia al mismo tiempo.
3. Lave la ropa personal y la ropa de cama en agua MUY CALIENTE inmediatamente al terminar el tratamiento.
4. No comparta peine, cepillo ni ropa con nadie.

Permiso para la escuela: Cuando ya no tenga piojos ni liendres.

LYME DISEASE

What Is Lyme Disease?

1. Lyme disease is caused by a spirochete, Borellia burgdorferi. It is transmitted by the bite of a deer tick.
2. Lyme disease causes flu-like symptoms and a rash, and can cause arthritis, disorders of the central nervous system, and heart problems.
3. Lyme disease can be treated with antibiotics.

ENFERMEDAD DE LYME

¿Qué es la enfermedad de Lyme?

1. La enfermedad de Lyme es causada por la espiroqueta de la bacteria Borelia burgdorferi. Se transmite por la picadura de la garrapata del venado.
2. La enfermedad de Lyme causa un sarpullido y síntomas similares de la gripe. También puede causar artritis, desórdenes del corazón y del sistema nervioso central.
3. La enfermedad de Lyme puede ser tratada con antibióticos.

OUTPATIENT ANESTHESIA/SURGERY INSTRUCTIONS

1. Take nothing by mouth after midnight. Do not eat or drink anything for breakfast or lunch before coming to the hospital.
2. Do not smoke the night before or on the day of surgery, before or after the operation.
3. Notify your doctor if you develop a cold, sore throat, cough, fever, or any other illness prior to your operation.
4. Arrive at the hospital promptly for your appointment. Late arrival may necessitate cancellation of your appointment. Wear loose-fitting clothing; sleeves should be easy to roll up past the elbow.

ANESTESIA DE PACIENTES AMBULANTES—INSTRUCCIONES

1. No tome ni coma nada después de la medianoche. No tome ni coma nada de desayuno ni almuerzo antes de venir al hospital.
2. No fume la noche anterior o el día de la operación, ni antes ni después de la misma.
3. Avise a su médico si llega con catarro, dolor de garganta, tos, calentura o cualquier otra enfermedad antes de la operación.
4. Llegue al hospital a la hora de su cita. Si llega tarde podrá ser necesario cancelar su cita. Use ropa ancha con mangas que se puedan subir arriba del codo.

5. Remove rings.
6. Women should remove nail polish, lipstick, and other make-up.
7. Come accompanied by a person who will drive you home. You will not be allowed to take a public conveyance or to drive a car. You should not drive a car, operate machinery, or ingest alcohol for twenty-four (24) hours after leaving the hospital.
8. Nausea or vomiting may occur in the immediate postoperative period.
9. If difficult breathing, excessive bleeding, fever, or any other disturbing problems should develop after leaving the hospital, you should come to the hospital's emergency room immediately. Parents or guardians of children should observe the child continuously on return home and bring the child to the emergency room immediately if any of these problems should occur.
10. You should limit activity requiring full concentration power, such as making significant personal or business decisions, since full mental alertness may not return for several hours.

5. Quítese los anillos.
6. Las mujeres no deberán llevar esmalte en las uñas, ni pintura en los labios, u otro maquillaje.
7. Venga acompañado(a) de alguna persona que lo(la) lleve a su casa, ya que no se le permitirá manejar su carro ni tomar transporte público. No debe manejar su carro, ni operar maquinaria ni tomar bebidas alcohólicas por veinticuatro (24) horas después de salir del hospital.
8. Es posible que tenga náuseas o vómitos en el período postoperativo inmediato.
9. Avise en persona a la sala de emergencia del hospital inmediatamente si llega con dificultad al respirar, si sangra excesivamente, si tiene calentura, o si tiene algún problema. Los padres o tutores de menores deben observar al(a la) niño(a) constantemente y llevarlo(la) a la sala de emergencia si llega a tener alguno de los problemas indicados.
10. Limite sus actividades que requieran concentración tal como decisiones personales o de negocios, ya que no estará mentalmente alerto(a) por varias horas después de la anestesia.

POISONING

1. Call your doctor or the Poison Control Center nearest you and follow the instructions that are given to you.
2. Take the original container of poison to the doctor or to the hospital.
3. Always have at hand the telephone number of your doctor, his (her) home number as well as his (her) office number, and the phone numbers of the police, the hospital and the Poison Control Center. (In the United States there are more than five hundred [500] of these centers that can give you and your doctor help in case of emergency.)
4. Use Ipecac as recommended on p. 20.

EL ENVENENAMIENTO

1. Llame a su médico o al Centro de Control de Envenenamientos más cercano y siga las instrucciones que le sean dadas.
2. Lleve el envase original del veneno al (a la) médico o al hospital.
3. Tenga siempre a mano el teléfono de su médico, tanto el de su casa como el de la oficina, y los teléfonos de la policia, del hospital, y del Centro de Control de Envenenamientos. (Existen en los Estados Unidos más de quinientos [500] de estos centros que pueden ofrecerle a usted y a su médico información y ayuda en caso de emergencia.)
4. Use Ipecac por la recomendación de p. 20.

PSORIASIS*

Use of Anthralin

1. Apply Anthralin only to psoriasis. Do not apply it to skin that does not have psoriasis.
2. Pat the Anthralin with cornstarch to keep it from smearing on your skin.
3. You must remove the Anthralin in four to ten (4 to 10) hours. If it is left on too long, it may burn your skin.

* For more information see Dermatology, pp. 77–80.

PSORIASIS

El Uso de la Antralina

1. Aplique Antralina solamente a la psoriasis. No la aplique en la piel que no tenga la psoriasis.
2. Aplique la Antralina con almidón para que no se unte en la piel.
3. Debe quitar la Antralina después de cuatro a diez (4 a 10) horas. Si la deja mucho tiempo la Antralina puede quemarle la piel.

4. You must remove Anthralin paste with mineral oil. It will not wash off with soap and water. Anthralin ointment will wash off with soap and water.
5. After removing the Anthralin, take a tar bath and shampoo. You must take a tar bath and shampoo every day.

4. Debe quitar la pasta de la Antralina con aceite mineral. No se debe lavar con jabón y agua. El ungüento de la Antralina se lavará solamente con jabón y agua.
5. Después de quitarse la Antralina, báñese con brea (alquitrán) y champú. Debe bañarse con brea y champú diariamente.

SCABIES AND PEDICULOSIS TREATMENT INSTRUCTIONS

1. Your skin condition is caused by a small parasite. It can be transferred from one person to another by contact; hence, any or all members of your family may be affected.
2. Carry out treatment carefully as follows:

   For Scabies: Take a hot, soapy bath or shower using liberal amounts of soap. Dry skin thoroughly. Next, apply a thin layer of Kwell cream or lotion to affected areas as well as surrounding skin. Do not miss a single portion of the skin surface or you may fail to cure your disease. Leave medication on skin up to twelve (12) hours, then wash thoroughly. Put on freshly laundered or dry-cleaned clothing. Treatment is finished. If necessary, a second or third application may be made at weekly intervals.

EL TRATAMIENTO DE LA SARNA Y PEDICULOSIS—INSTRUCCIONES

1. Su enfermedad cutánea está causada por un pequeño parásito. En consecuencia, puede pasarlo de una persona a otra por contacto; de aquí que todos los miembros de la familia pueden estar afectados.
2. El tratamiento debe realizarse cuidadosamente, en la forma siguiente:

   Para Sarna: Tome una ducha o baño jabonoso caliente usando cantidad abundante de jabón. Después de secar la piel, aplíquese la crema o loción Kwell a las áreas afectadas, incluyendo la piel que las rodea. No deje de cubrir ninguna porción de la superficie de la piel, o de otro modo no curará su enfermedad. Déjese la crema o loción en la piel doce (12) horas. Después lávese enteramente y póngase ropas limpias o lavadas en seco. El tratamiento se ha terminado. Si es necesario puede emplearse una segunda o tercera aplicación a intervalos semanales.

For Pediculosis: Take a hot, soapy bath or shower using liberal amounts of soap. Dry skin thoroughly. Next, apply a thin layer of Kwell cream or lotion to hairy, infested areas. Also cover adjacent skin surface. Leave medication on up to twelve (12) hours. Then wash thoroughly and put on freshly laundered or dry-cleaned clothing. Repeat treatment in four (4) days if necessary.

3. The parasite which causes your condition may also rest in clothes that have been worn within the week before you were treated. Therefore it is necessary for your cotton clothes to be laundered, your woolens to be dry-cleaned and for you to use fresh towels and to wash clothes and bed sheets after your treatment is complete. Put on freshly laundered, clean clothing after each application of Kwell cream or lotion.

Para Pediculosis: Tómese una ducha o baño jabonoso caliente usando jabón en abundancia. Séquese la piel enteramente. Después aplíquese una capa fina de crema o loción Kwell a las áreas cabelludas infestadas, incluyendo la piel que las rodea. Déjese la crema o loción en la piel doce (12) horas. Después lávese minuciosamente y póngase ropas limpias o lavadas en seco. Repita el tratamiento a los cuatro (4) días si es necesario.

3. El parásito que provoca su enfermedad también puede encontrarse en las ropas utilizadas la semana antes del tratamiento. Por lo tanto es necesario que la ropa de algodón se mande a lavar, se laven en seco las lanas, y que se utilicen toalla, toallita y ropa de cama limpias después que se termine el tratamiento. Use ropas limpias y recién lavadas después de cada aplicación de crema o loción Kwell.

SODIUM DIET—TWO TO THREE (2–3) GRAMS

1. Do not use SALT in cooking or at the table.
2. Do not use the following seasonings that contain salt or sodium in cooking or at the table:

bouillon cubes*	"Accent" (monosodium glutamate)
ketchup*	meat tenderizer
prepared mustard	seasoned salt
horseradish	garlic salt powder
chili sauce	onion salt powder
soy sauce	celery salt powder
hot sauce	prepared meat sauces and gravy mixes
Worcestershire sauce	steak sauce
barbecue sauce	

3. Do not use highly salted foods such as salted crackers*, salted pretzels*, salted nuts*, salted popcorn*, potato chips*, corn chips*.
4. Avoid as much as possible commercially canned or packaged soups*, salad dressings*, cocoa powder, frozen dinners, quick-cooking cereals, and prepared mixes such as cakes, cookies, biscuits, potatoes, and puddings.

*Unsalted brand may be used.

DIETA DE DOS A TRES (2–3) GRAMOS DE SODIO

1. No use SAL en la mesa ni al cocinar.
2. No use los siguientes condimentos que contienen sal o sodio para cocinar o en la mesa:

cuadritos de caldo*	"Accent" (monosodio glutamate)
catsup*	polvo para ablandar carne
mostaza en pomo	sal sazonada
salsa de rábano picante	polvo de sal de ajo
salsa de chile	polvo de sal de cebolla
salsa de soya	polvo de sal de apio
salsa picante	salsa de carne en paquete o en lata
salsa Worcestershire	salsa para bistec
salsa de barbacoa	

3. No use alimentos salados como galletas saladas*, pretzels salados*, nueces saladas*, palomitas ("popcorn") saladas*, papitas fritas*, o tostaditas de maíz* (corn chips).
4. Evite lo más posible usar alimentos preparados comercialmente en lata o en caja como: sopas*, aderezos para ensalada*, cacao en polvo, comidas congeladas (TV dinners), cereales precocidos, y mezclas para pasteles, galletas, bizcochos, papas, pudines y flanes.

*Marcas sin sal pueden usarse.

5. Avoid all canned vegetables*, vegetable juices*, and pickled foods such as olives, relish, sauerkraut, pickles, and pimientos.
6. Avoid as much as possible:
   a. salted and smoked meats—ham, bacon, salt pork, cold cuts, frankfurters, sausage, koshered meats.
   b. salted and smoked fish—anchovies, salted cod, herring, mackerel, canned tuna*, canned salmon*, lox, whitefish, canned sardines*.
7. Avoid smoked or processed cheeses, cheese spreads, buttermilk.
8. Certain salt substitutes may be used only if recommended by a physician or nutritionist.
9. Check with a nutritionist before using food labeled as "dietetic."

General Recommendations

1. Eat three (3) regular meals daily.
2. Try to eat your main meal at lunch time.
3. Exercise regularly.

*Unsalted brand may be used.

5. Evite todos vegetales enlatados*, jugos de vegetal* y encurtidos, como aceitunas, pepinos condimentados, sauerkraut, pepinillos, y pimientos marrones.
6. Evite lo más posible:
   a. carnes saladas y ahumadas—jamón, tocino, puerco salado, carnes para sándwiches (entremeses), salchichas, embutidos, comidas "Kosher."
   b. pescados salados y ahumados—anchoas, bacalao, arenque, macarela, atún en lata*, salmón en lata*, lox, pescado blanco, sardinas en lata*.
7. Evite quesos procesados y ahumados, quesos para untar, leche agria (leche de mantequilla).
8. Ciertos substitutos de sal pueden usarse si el(la) médico o su nutricionista los recomienda.
9. Consulte al(a la) nutricionista antes de usar productos que digan "de dieta."

Recomendaciones Generales

1. Coma tres (3) comidas regulares al día.
2. Trate de que el almuerzo sea la comida principal.
3. Haga ejercicios regularmente.

*Marcas sin sal pueden usarse.

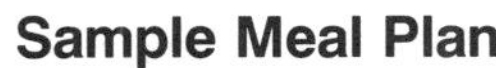

Sample Meal Plan

Breakfast

fruit or fruit juice
egg (optional)
cereal
bread
butter or margarine
milk, coffee, or tea

Lunch

meat, fish or poultry
cooked vegetable
potato or substitute
bread
butter or margarine
milk
coffee or tea
fresh fruit or juice

Dinner

meat, fish or poultry
salad
bread
butter or margarine
milk
coffee or tea
fresh fruit or juice

CARE OF SPRAINS

Follow these instructions to help healing and prevent further injury.

1. Keep off the injured part and avoid using it until the pain decreases.

Ejemplo de Menú

Desayuno

fruta o jugo de fruta
huevo (si desea)
cereal
pan
mantequilla o margarina
leche, té, o café

Almuerzo

carne, pescado, o aves
vegetal cocido
papa o substituto
pan
mantequilla o margarina
leche fresca
té o café
fruta fresca o jugo

Comida

carne, pescado, o aves
ensalada
pan
mantequilla o margarina
leche fresca
té o café
fruta fresca o jugo

CUIDADO DE TORCEDURAS

Siga estas instrucciones para acelerar la curación y para prevenir más daño.

1. No ponga peso en la parte dañada y no la use hasta que disminuya el dolor.

2. Elevate your injured arm or leg above the level of your heart to reduce the amount of swelling.
3. Apply an ice bag during the first twenty-four (24) hours to reduce pain and swelling.
4. Wiggle your toes or fingers often to prevent swelling.
5. Limit your activity for ____________ days as directed by your physician. If pain persists or swelling persists for more than one (1) week, seek follow-up care with your own doctor or call the Orthopedic Clinic at ______________________________.

2. Mantenga el brazo o pierna dañada sobre el nivel del corazón para reducir la hinchazón.
3. Durante las primeras veinticuatro (24) horas, aplique una bolsa de hielo para disminuir la hinchazón y el dolor.
4. Mueva los dedos de los pies o de la mano muchas veces para prevenir la hinchazón.
5. Limite su actividad durante ____________ días de acuerdo con las instrucciones de su médico. Si el dolor o la hinchazón persiste más de una (1) semana, llame a su médico particular o llame a la Clínica Ortopédica a ______________________________.

"STUFFY NOSE" PROTOCOL FOR INFANTS

The chief problem results from the fact that nasal congestion obstructs breathing when the child is nursing or sleeping. Since the infant cannot blow his (her) nose, another cleansing method is necessary.

Mix four (4) oz. water with one-fourth (¼) tsp. of table salt (iodized or regular).

This solution can be kept in a jar for one to two (1–2) days and used as necessary. Put two or three (2 or 3) drops in one (1) nostril—the baby will probably cough or sneeze a bit; then repeat in the other nostril.

LA "NARIZ SOFOCADA" EN LOS BEBÉS

El problema principal resulta a consecuencia de que la congestión nasal obstruye la respiración cuando el(la) niño(a) está siendo alimentado o al dormir. Ya que el(la) niño(a) no puede sonarse la nariz, otra manera es necesaria.

Mezcle cuatro (4) onzas de agua con una cuarta (¼) cucharita de sal de mesa (iodizada o regular).

Esta solución se puede mantener en un frasco por uno a dos (1 a 2) días y usarse como sea necesario. Ponga dos o tres (2 o 3) gotas en una fosa—el(la) bebé probablemente toserá o estornudará un poco; en seguida repita en la otra fosa.

Do not worry if a small amount gets into the eyes or if the baby swallows some. It is best to use the drops before feeding the baby. The drops can be used as often as necessary.

No se preocupe si una cantidad le cae dentro de los ojos o si el(la) bebé traga un poco de la solución. Es mejor usar las gotas antes que se le dé alimentación a su bebé. Las gotas se pueden usar cuando sea necesario.

SUPPOSITORY INSERTION—VAGINAL

Instructions

The plastic applicator provided with the package is specifically designed to permit proper placement of the vaginal tablet. The applicator consists of a barrel and its plunger. For other varieties, refer to diagrams in package.

Loading the Applicator

Remove protective foil wrapping from the vaginal tablet. Moisten tablet in warm water for only one (1) or two (2) seconds. To load the applicator, pull the plunger out about one (1) inch and place the tablet into the cup end where it will fit snugly and remain in place.

Inserting the Vaginal Tablet

For proper insertion you should be lying on your back. Using either hand, grasp the barrel of the applicator firmly with the thumb and middle finger.

LOS SUPOSITORIOS—INSERCIÓN POR LA VAGINA

Instrucciones

El aplicador de plástico que contiene el paquete está diseñado especialmente para permitir la aplicación correcta de la tableta vaginal. El aplicador se compone del cilindro y de su émbolo. En caso de otros tipos de supositorios, siga las instrucciones en el paquete.

Para Cargar el Aplicador

Quite la envoltura de papel de aluminio que contiene la tableta vaginal. Humedezca la tableta en agua tibia por sólo uno (1) o dos (2) segundos. Para cargar el aplicador, tire el émbolo hacia afuera unos dos centímetros y medio (2½) (una pulgada) y coloque la tableta en la taza del extremo en la que debe caber cómodamente y permanecer en su lugar.

Para Insertar la Tableta Vaginal

Para insertar la tableta correctamente, debe acostarse boca arriba. Tome firmemente el cilindro del aplicador entre el pulgar y el dedo del medio.

Do not push the plunger with the index finger until after the applicator is in the proper position in the vagina. Pointing the applicator slightly downward, insert it deeply into the vagina as far as it will comfortably go without using force.

Now, push the plunger all the way down to deposit the tablet in the vagina. Withdraw the applicator from the vagina when the tablet has been deposited.

Care of the Applicator

Separate the plunger from the barrel by pulling it all the way out. Wash both sections of the applicator thoroughly under a stream of water allowing the water to flow through the barrel. Sterilization of the applicator is not necessary and extremely hot water should not be used because it may soften the plastic applicator. Dry the applicator and store it in a clean place.

Caution: During pregnancy, the applicator should be used only on the advice of a physician.

No empuje el émbolo con el índice sino después de que el aplicador se halle en el lugar correcto de la vagina. Dirigiendo el aplicador ligeramente hacia abajo, insértelo profundamente en la vagina, tanto como pueda entrar cómodamente, sin forzarlo.

Ahora, empuje todo el émbolo para colocar la tableta en la vagina. Retire el aplicador de la vagina una vez que la tableta ha sido depositada.

Cuidado del Aplicador

Separe el émbolo del cilindro jalándolo hacia afuera. Lave las dos (2) secciones del aplicador con agua corriente, haciendo que el agua fluya dentro del cilindro. No es necesario esterilizar el aplicador y no debe usar agua demasiado caliente porque puede ablandecer el plástico. Seque el aplicador y guárdelo en un lugar limpio.

Advertencia: Durante el embarazo, el aplicador debe usarse sólo por recomendación de un(a) médico(a).

SUTURE (STITCHES) CARE

1. Keep clean and dry.
   a. Cover with light dressing if possible or necessary during the day. Leave open at night.
   b. Tape plastic over wound when bathing so sutures do not get wet.

CUIDADO DE SUTURAS (PUNTADAS)

1. Manténgalas limpias y secas.
   a. Cúbralas con vendajes ligeros si es posible o es necesario durante el día. De noche déjelas destapadas.
   b. Protéjalas con plástico asegurado con cinta adhesiva al bañarse, para que no se le mojen las puntadas.

2. Check daily for:
   a. redness
   b. swelling
   c. drainage from wound or around stitches

3. Call physician if any of the above is noted.
4. The sutures will be taken out in __________ days.

2. Revíselas cada día para:
   a. enrojecimiento o irritación
   b. hinchazón o inflamación
   c. líquido que sale de la herida o alrededor de las puntadas

3. Llame a su médico si se nota alguno de estos síntomas.
4. Se le quitarán las puntadas dentro de __________ días.

HOW TO TAKE A CHILD'S TEMPERATURE*

To convert Centigrade temperature to Fahrenheit: multiply the Centigrade temperature by nine-fifths (9/5), then add thirty-two (32).

To convert Fahrenheit temperature to Centigrade: subtract thirty-two (32) from the Fahrenheit temperature, then multiply the remainder by five-ninths (5/9).

Important Instructions

First, shake the thermometer to below ninety-eight (98°F) or thirty-seven (37°C). The child should not drink cold liquids or hot liquids for a few minutes before taking the temperature.

* See also, What to Do for a High Fever, pp. 221–223.

COMO TOMAR LA TEMPERATURA DE UN/UNA NIÑO(A)

Para convertir la temperatura Centígrado a Fahrenheit: multiplique la temperatura Centígrado por nueve quintos (9/5) y añada treinta y dos (32).

Para convertir la temperatura Fahrenheit a Centígrado: reste treinta y dos (32) de la temperatura Fahrenheit y multiplique el resto por nueve quintos (5/9).

Importante

Primero, sacuda el termómetro a bajo noventa y ocho grados (98°F), o treinta y siete grados (37°C). El (La) niño(a) no debe beber líquidos fríos ni calientes durante unos minutes antes de tomar la temperatura.

By Mouth

1. Put the long silver tip of the thermometer under the child's tongue.
2. The child should close his (her) lips carefully without biting the thermometer.
3. Keep the thermometer under the child's tongue for two (2) minutes or follow instructions on thermometer.
4. Take out the thermometer.
5. Read the degree of temperature (exactly where the mercury stops).

By Rectum

1. Lubricate the silver tip of the thermometer.
2. Open the cheeks in order to see the rectum easily.
3. Insert the thermometer little by little until you can't see the silver tip, then keep it in place for two (2) minutes.
4. Take out the thermometer.
5. Read the degree of temperature (exactly where the mercury stops).

Por la Boca

1. Ponga la larga punta plateada del termómetro bajo la lengua del (de la) niño(a).
2. El (La) niño(a) debe cerrar los labios cuidadosamente sin morder el termómetro.
3. Guarde el termómetro bajo la lengua del (de la) niño(a) durante dos (2) minutos; o siga las instrucciones en el paquete.
4. Saque el termómetro.
5. Lea el grado de temperatura (exactamente donde el mercurio se para).

Por el Recto

1. Lubrique la punta plateada del termómetro.
2. Abra las nalgas (posaderas) para poder ver el recto con facilidad.
3. Inserte el termómetro poco a poco hasta que no se vea la punta plateada, entonces sosténgalo en el lugar durante dos (2) minutos.
4. Saque el termómetro.
5. Lea el grado de temperatura (exactamente donde el mercurio se para).

URINE COLLECTOR (MIDSTREAM) WITH PROTECTIVE COLLAR*

Instructions for Use (Female)

1. Grasp white lid by tab and lift to remove.
2. Place white lid on flat surface with specimen cap FACE UP.
3. Open packet of three (3) towelettes.
4. While seated on the toilet, spread labia majora (outer folds).
5. With the first towelette, wipe one (1) side of the labia minora (inner fold) using a single downward stroke. Discard towelette.
6. With the second towelette, repeat procedure on opposite side using a single downward stroke. Discard towelette.
7. With the third towelette, cleanse meatus (center area) with a single downward stroke. Discard towelette.
8. First void in toilet. As you continue to void, bring urine collector (HOLDING IT BY THE HANDLE) into "midstream" to collect urine specimen.

*Courtesy of Bard Urological Division, C. R. Bard, Inc.

COLECTOR DE CORRIENTE PLENO PARA LA ORINA

Instrucciones para el Uso (Mujer)

1. Levante y quite la tapa blanca tomándola de la oreja.
2. Coloque la tapa blanca sobre una superficie plana, con el casquete del recipiente para muestra MIRANDO HACIA ARRIBA.
3. Abra el paquete de tres (3) toallitas.
4. Mientras está sentada en el retrete, separe los labios mayores (pliegues exteriores).
5. Con la primera toallita, limpie un (1) lado de los labios menores (pliegues interiores) con una sola pasada hacia abajo. Descarte la toallita.
6. Con la segunda, repita el procedimiento del lado opuesto con una sola pasada hacia abajo. Descarte la toallita.
7. Con la tercera toallita, limpie el meato (área central) con una sola pasada hacia abajo. Descarte la toallita.
8. Orine primero en el retrete. Sin dejar de orinar, coloque el recipiente para orina (SOSTENIÉNDOLO DE LA MANIJA) directamente en la "corriente" para recoger la muestra de orina.

9. Unscrew protective collar from specimen container and discard.
10. WITHOUT TOUCHING SPECIMEN CONTAINER CAP, pick up white funnel lid and screw onto specimen container.
11. Remove the white lid from cap by lifting up tab.
12. Fill in complete information on label and attach to specimen container.

9. Desenrosque el aro protector del recipiente para muestra y descártelo.
10. SIN TOCAR EL CASQUETE DEL RECIPIENTE PARA MUESTRA, levante la tapa blanca en forma de embudo y enrosque el casquete al recipiente para muestra.
11. Quite la tapa blanca del casquete levantando la oreja.
12. Escriba en el rótulo toda la información necesaria y pegue el mismo al recipiente para muestra.

Instructions for Use (Male)

1. Grasp white lid by tab and lift to remove.
2. Place white lid on flat surface with specimen cap FACE UP.
3. Open packet of three (3) towelettes.
4. Retract foreskin if present.
5. With the first towelette, cleanse the meatal orifice with a single downward stroke. Discard towelette.
6. Repeat step five (5) with the two (2) remaining towelettes.
7. First void in toilet. As you continue to void, bring urine collector (HOLDING IT BY THE HANDLE) into "midstream" to collect urine specimen.

Instrucciones para el Uso (Hombre)

1. Levante y quite la tapa blanca, tomándola de la oreja.
2. Coloque la tapa blanca sobre una superficie plana, con el casquete del recipiente para muestra MIRANDO HACIA ARRIBA.
3. Abra el paquete de tres (3) toallitas.
4. Retraiga la piel del pene si está presente.
5. Con la primera toallita, limpie el orificio del canal solamente una vez, comenzando desde arriba hacia abajo. Luego bote la toallita.
6. Repita el paso número cinco (5) de la misma manera con el resto de las toallitas.
7. Orine primero en el retrete. Sin dejar de orinar, coloque el recipiente para orina (SOSTENIÉNDOLO DE LA MANIJA) directamente en la "corriente" para recoger la muestra de orina.

8. Unscrew protective collar from specimen container and discard.
9. WITHOUT TOUCHING SPECIMEN CONTAINER CAP, pick up white funnel lid and screw cap onto specimen container.
10. Remove the white lid from cap by lifting up tab.
11. Fill in complete information on label and attach to specimen container.

8. Desenrosque el aro protector del recipiente para muestra y descártelo.
9. SIN TOCAR EL CASQUETE DEL RECIPIENTE PARA MUESTRA, levante la tapa blanca en forma de embudo y enrosque el casquete al recipiente para muestra.
10. Quite la tapa blanca del casquete levantando la oreja.
11. Escriba en el rótulo toda la información necesaria y pegue el mismo al recipiente para muestra.

SECTION D

Procedures

AMNIOCENTESIS*

1. Amniocentesis is a test whereby we can ascertain whether your baby has any genetic abnormalities.
2. It is especially useful for women who are over the age of thirty-six (36) and therefore have an increased risk of having a Down syndrome baby or an otherwise genetically damaged baby.
3. It is useful if there is any history of genetic problems in the family.
4. We will put a needle through your abdomen, into the uterus, and withdraw a small amount of fluid from around the baby.
5. There is a less than a one percent (1%) chance of injuring the baby in this process.

AMNIOCENTESIS

1. Amniocentesis es una prueba por la cual se puede determinar si su niño tiene anormalidades genéticas.
2. Es útil especialmente para las mujeres que tienen más de 36 (treinta y seis) años de edad y por lo cual llevan más riesgo de tener un(a) niño(a) con el síndrome de Down o un(a) niño(a) genéticamente dañado(a) de otro modo.
3. Es útil en caso de que haya historia de problemas genéticos en la familia.
4. Le pondremos una aguja por el abdomen hasta dentro del útero, y le sacaremos un poco de fluido de alrededor del (de la) niño(a).
5. Hay menos del uno por ciento (1%) de probabilidad de dañar al (a la) bebé con este proceso.

LABORATORY PROCEDURES

Patient Check-in

1. Do you have written instructions from your doctor?
2. May I have your identification card?
3. Please sign here so that we can bill your insurance.
4. Please have a seat, and your name will be called.

PROCEDIMIENTOS DE LABORATORIO

Inscripción, Registro del Paciente

1. ¿Tiene instrucciones escritas de su médico?
2. Favor de darme su tarjeta de identidad.
3. Favor de firmar aquí para que podamos hacer la cuenta para la compañía de seguros.
4. Favor de sentarse. Llamaremos su nombre.

* Conversation useful for explaining the ultrasound procedure can be found in pp. 173–174. For other related information, also see Obstetrics and Gynecology, p. 130.

Preliminary Questions and Requests

1. May I see the doctor's orders? (for outpatients)
2. Did you have breakfast?
3. Have you eaten since midnight?
4. This test must be done on an empty stomach.
5. Eat something and come back in two (2) hours.
6. Eat a good breakfast with orange juice, toast, eggs, and coffee or milk, and come for the test one (1) hour later.

Preguntas Preliminares y Pedidos

1. ¿Puedo ver las instrucciones del (de la) médico(a)? (para pacientes ambulantes)
2. ¿Tomó desayuno?
3. ¿Ha comido desde la medianoche?
4. Este análisis (esta prueba) tiene que hacerse con el estómago vacío.
5. Coma algo y regrese en dos (2) horas.
6. Coma un buen desayuno con jugo de naranja, pan tostado, huevos, y café o leche, y venga para el análisis (la prueba) una (1) hora más tarde.

Specimen Collection

Venipuncture

1. I have to draw some blood.
2. I need to take a little blood from your arm.
3. Have you ever had a blood test before?
4. Don't be afraid.
5. This will hurt just a little.
6. Roll up your sleeve.
7. Stretch out your arm.
8. Make a fist.
9. First I will tie this tourniquet around your arm.

Colección de Espécimen (Muestra)

Venipuntura

1. Tengo que sacar un poco de sangre.
2. Necesito sacarle un poco de sangre del brazo.
3. ¿Ha tenido alguna vez una prueba (un análisis) de sangre?
4. No tenga miedo.
5. Esto le va a doler sólo un poquito.
6. Súbase la manga.
7. Extienda el brazo.
8. Haga un puño. (Cierre la mano.)
9. Primero ataré este torniquete alrededor del brazo.

10. You will feel a small prick. It will not hurt much.
11. Try to hold still. Hold your arm still.
12. Open your hand.
13. Press here with your fingers (to stop the bleeding).
14. Bend your arm (to put pressure on the puncture site to help stop the bleeding).
15. Are you dizzy?
16. Lean forward and put your head between your legs for a few minutes.
17. I can't find the vein.
18. I'm sorry, but I have to stick you once more.
19. I was not able to get enough blood the first time.
20. Your doctor will tell you the results.
21. We are waiting for the results of the lab work.

10. Sentirá un piquete. No le va a doler mucho.
11. Trate de estar tranquilo(la). No mueva el brazo.
12. Abra la mano.
13. Apriete aquí con los dedos (para parar el sangramiento).
14. Doble el brazo (para poner presión en el sitio de la punción y para ayudar a parar la sangre).
15. ¿Está usted mareado(a)?
16. Inclínese hacia adelante, poniendo la cabeza entre las piernas por unos minutos.
17. No puedo encontrar la vena.
18. Lo siento, pero tengo que pincharle otra vez.
19. No pude obtener bastante sangre la primera vez.
20. Su médico le dirá los resultados.
21. Estamos esperando los resultados del laboratorio.

Heel-Stick and Finger-Stick Blood Drawing

1. I need to take a few drops from your finger.
2. I need to take a few drops of blood from your baby's heel.
3. Remove the baby's shoe and sock.
4. Hold the child.

Sangre del Talón y de los Dedos

1. Necesito sacarle unas gotas de su dedo.
2. Necesito sacar unas gotas de sangre del talón del (de la) bebé.
3. Quítele al (a la) bebé el zapato y el calcetín.
4. Sostenga al (a la) niño(a).

Urine Collection

1. Can you collect a sample of urine in this container?
2. Go to the bathroom.

Colección de la Orina

1. ¿Puede darme una muestra de orina en este frasco?
2. Vaya al baño (retrete).

3. Bring a urine specimen.
4. Bring the specimen in this container.
5. I will tape this bag for a urine specimen on the baby.
6. Remove the baby's diaper.

3. Traiga una muestra de orina.
4. Traiga la muestra en este frasco.
5. Voy a ponerle al (a la) bebé esta bolsa para una muestra de orina.
6. Quítele el pañal al (a la) bebé.

Sputum Specimen

1. Bring me a specimen of your sputum.
2. Take this and use it for spitting.

Espécimen del Esputo

1. Tráigame una muestra de su esputo.
2. Llévese esto y úselo para escupir.

Stool Specimen

1. Take a laxative tonight.
2. Bring me a stool specimen.

Espécimen del Excremento

1. Tome un purgante esta noche.
2. Tráigame una muestra de su excremento.

Bleeding-Time Test

1. Have you had a bleeding-time test before?
2. I'm going to do a bleeding-time test.
3. I will make a small cut on your arm.
4. Have you ever had bleeding problems?

Prueba-Tiempo de Sangría

1. ¿Ha tenido una prueba de tiempo de sangría antes de esto?
2. Voy a hacerle una prueba de tiempo de sangría.
3. Le haré una incisión pequeña en el brazo.
4. ¿Ha tenido alguna vez problemas de coagulación?

Throat Culture

1. You have a complaint of a sore throat.
2. You have a temperature of one hundred degrees Fahrenheit (100°F.)

Cultivo de la Garganta

1. Usted se queja de dolor de garganta.
2. Usted tiene temperatura de cien grados Fahrenheit (100°F).

3. Your tonsils are swollen, red, and with pus.
4. I am going to do a throat culture.
5. Stick out your tongue and say "ah."
6. This is a curette. I am going to swab your tonsils and the back of your throat with the cotton end.
7. It may feel uncomfortable, and you may want to gag. That is a normal reflex.
8. Then I'll put it back into the container and send it to the laboratory.
9. They will see if any bacteria, especially streptococcus, grows on it.
10. We will know in twenty-four to forty-eight (24–48) hours. If it is positive, we will give you some medicine.
11. If not, it's most likely a virus and it will take seven to ten (7–10) days to resolve.
12. Also, it will help to gargle with warm salt water (one half [½] tsp. salt + one [1] qt. warm water).
13. Take aspirin or acetaminophen (Tylenol) every four (4) hours for fever.
14. Drink plenty of liquids and eat three (3) meals as well as you can.
15. Sucking on throat lozenges will help the discomfort of swallowing.
16. I will call you with the results of the test.
17. Please see me tomorrow if the symptoms change.

3. Sus amígdalas están hinchadas, rojas y con pus.
4. Le voy a hacer un cultivo de la garganta.
5. Saque la lengua y diga "ah."
6. Esta es una cureta. Le voy a frotar las amígdalas y la parte trasera de la garganta con un algodón.
7. Se sentirá incómodo, y sentirá que se atraganta. Éste es un reflejo normal.
8. Repondré la cureta en el envase y la mandaré al laboratorio.
9. La examinarán para ver si hay bacteria, especialmente si le crece estreptococo.
10. Sabremos dentro de veinticuatro (24) a cuarenta y ocho (48) horas. Si es positivo, le daremos medicina.
11. Si no, es posible que sea un virus, y que dure de siete (7) a diez (10) días para resolver.
12. También ayudará a hacer gárgaras con agua tibia salada (media [½] cucharadita de sal en un [1] cuarto de agua tibia).
13. Tome aspirina o acetaminofena (Tylenol) cada cuatro (4) horas para la calentura.
14. Tome bastante líquidos y coma tres (3) comidas al día si le es posible.
15. Chupar pastillas para la garganta ayuda el malestar al tragar.
16. Le (la) llamaré con los resultados de la prueba.
17. Favor de verme mañana si cambian los síntomas.

Postural Drainage

1. You will lie on your side with head downward. This will help to drain your lung.
2. We will position you like this and then tap your lungs from the back.
3. We will press down as you exhale.
4. We will pat your back in a cupping motion.
5. There are thirteen (13) positions in all.
6. We will encourage you to cough.

Drenaje Pulmonar

1. Póngase de lado y con la cabeza hacia abajo. Esto le facilitará el drenaje del pulmón.
2. Lo pondremos de esta manera, y le daremos unos golpes ligeros en la espalda.
3. Le apretaremos el pecho mientras usted exhala el aire.
4. Le daremos unas palmadas en la espalda.
5. Hay un total de trece (13) posiciones diferentes.
6. Lo estimularemos para que tosa.

TESTS/PROCEDURES VOCABULARY	VOCABULARIO PARA PRUEBAS Y PROCEDIMIENTOS
1. allergy test	1. la prueba para alergias
2. analysis	2. el análisis
3. arteriogram	3. el arteriograma
4. barium test	4. la prueba de bario
5. blood count	5. el recuento (conteo) globular
6. blood test	6. el análisis (la prueba) de sangre
7. cardiac catheter	7. el catéter cardíaco
8. cardiogram	8. el cardiograma
9. checkup, physical	9. el reconocimiento (chequeo) médico
10. chest X ray	10. la radiografía (rayos X) del pecho (de los pulmones)
11. cholecystogram	11. el colecistograma
12. culture a. the throat b. the nose c. the ear	12. el cultivo de a. la garganta b. la nariz c. el oído
13. electrocardiogram	13. el electrocardiograma
14. electroencephalogram	14. el electroencefalograma
15. electromyogram	15. el electromiograma
16. encephalogram	16. el encefalograma
17. examination	17. el examen, el reconocimiento
18. eye test	18. el examen de la vista (de los ojos)
19. gastroscopy	19. la gastroscopía
20. hearing test	20. la prueba de audición
21. intermittent positive-pressure breathing machine	21. el aparato para la respiración por presión intermitente positiva
22. laboratory	22. el laboratorio
23. myelogram	23. el mielograma
24. oxygen therapy	24. la terapia de oxígeno
25. pregnancy test	25. la prueba de embarazo (el examen de preñez)
26. postural drainage	26. el drenaje pulmonar
27. skin test	27. la prueba cutánea (epidérmica)

28. specimen	28. la muestra (el espécimen)
29. sputum test	29. el análisis de esputo
30. tuberculin test	30. la prueba de tuberculina
31. ultrasonic nebulizer therapy	31. la terapia vaporizadora ultrasónica
32. upper gastrointestinal (GI) series	32. la serie gastrointestinal superior
33. urinalysis	33. el análisis de orina
34. Wasserman test	34. la prueba de Wasserman
35. X rays	35. las radiografías (rayos X)

SECTION E

Therapies

OCCUPATIONAL THERAPY

1. Copy this design.
2. This splint will help stretch your muscles out. It is important to wear it.
3. Do it yourself.
4. Use both hands.
5. Use your right/left hand.
6. Put your . . .
   a. right leg in first.
   b. left leg in first.
   c. right arm in first.
   d. left arm in first.
7. Move the wheelchair close to the bed.
8. Lock your brakes.
9. Scoot forward.
10. Reach for the bell.
11. Stand up and turn.
12. Reach behind you for the arm of the chair.
13. Sit down.
14. This will help you to strengthen your muscles.
15. This will help you to see things better.
16. Push yourself up in bed.
17. Push yourself up to a sitting position.

TERAPIA OCUPACIONAL

1. Copie este diseño.
2. Esta tablilla le ayudará a estirar los músculos. Es importante usarla.
3. Hágalo usted mismo(a).
4. Use usted las dos manos.
5. Use la mano derecha/izquierda.
6. Ponga . . .
   a. la pierna derecha primero.
   b. la pierna izquierda primero.
   c. el brazo derecho primero.
   d. el brazo izquierdo primero.
7. Mueva la silla de ruedas cerca de la cama.
8. Ponga los frenos.
9. Muévase hacia adelante.
10. Alcance el timbre.
11. Párese y vuélvase.
12. Alcance por detrás al brazo de la silla.
13. Siéntese.
14. Esto le ayudará a fortificar los músculos.
15. Esto le ayudará a ver mejor.
16. Empújese hacia arriba en la cama.
17. Empújese e incorpórese.

18. Lift/hike up your hips.
19. Show me your ____________
20. Put these in order.
21. Calm down.
22. Don't . . .
    a. hit.
    b. bite.
    c. spit.
    d. kick.
    e. swear.
23. Raise your arm.
24. Do you understand?
25. Keep your hands to yourself.

18. Levante las caderas.
19. Enséñeme su ____________.
20. Ponga estos en orden.
21. Cálmese.
22. No . . .
    a. dé golpes.
    b. muerda.
    c. escupa.
    d. patee.
    e. diga malas palabras.
23. Levante el brazo.
24. ¿Entiende?
25. Mantenga las manos a sí mismo(a).

PHYSICAL THERAPY

1. Roll over and sit up over the edge of the bed.
2. Stand up slowly. Put weight only on your right/left foot.
3. Move the cane, then step with opposite leg.
4. Move the walker first, then take a step with your right foot, then with your left foot.
5. Put more weight on your hands.
6. Step through with the heel.

TERAPIA FÍSICA

1. Voltéese y siéntese sobre el borde de la cama.
2. Párese despacio. Ponga peso sólo en la pierna derecha/izquierda.
3. Mueva el bastón, luego dé un paso con la otra pierna.
4. Mueva el andador primero, y dé un paso con la pierna derecha, luego con la pierna izquierda.
5. Ponga más peso en las manos.
6. Pase por aquí con el talón.

7. Lift your head up.
8. Take a step to the side.
9. Step back until you feel the wheelchair at the back of your legs.
10. Reach back and sit down.
11. Turn to your left.
12. Turn to your right.
13. Does the pain radiate to your left leg?
14. Hold your leg up. Don't let me push it down.
15. Stand up and walk.
16. Straighten your leg.
17. Bend your knee.
18. Move the walker forward.
19. Step with the left leg, then the right leg.

7. Levante la cabeza.
8. Dé un paso al lado.
9. Dé un paso hacia atrás hasta que sienta la silla de ruedas detrás de las piernas.
10. Alcance hacia atrás y siéntese.
11. Doble a la izquierda.
12. Doble a la derecha.
13. ¿Le corre el dolor a la pierna izquierda?
14. Levante la pierna. No me deje movérsela hacia abajo.
15. Párese y camine.
16. Enderece la pierna.
17. Doble la rodilla.
18. Mueva el andador hacia adelante.
19. Dé un paso con la pierna izquierda, luego con la pierna derecha.

Rehabilitation Physical Therapy*

1. Is there anyone with you who can translate?
2. Roll onto your left side.
3. Roll onto your right side.
4. Try to get on your hands and knees.
5. Shift your weight forward, back, left, right.

* See Male and Female Anatomy illustrations, pp. 402–403.

Terapia Física de Rehabilitación

1. ¿Hay alguien con usted que pueda traducir?
2. Voltéese (Póngase) al lado izquierdo.
3. Volteése (Póngase) al lado derecho.
4. Trate de ponerse en las manos y las rodillas.
5. Cambie su peso adelante, atrás, a la izquierda, a la derecha.

6. Put your weight on your left leg and take a step with your right leg.
7. Before you stand up you must move forward to the edge of the bed (chair, wheelchair).
8. I will give you as much help as you need.
9. Don't be afraid.
10. To stand up more easily, move your feet back so your toes are below your knees.
11. Your feet must be even with each other.
12. Do not put one foot ahead of the other.
13. Do not put the walker so far in front of you.
14. Try to take a longer step with your left foot.
15. You should do the exercises every day to make your muscles stronger.
16. Put an ice pack on your knee after you exercise so it won't swell. The ice will also help if you have any pain.

6. Ponga su peso en la pierna izquierda y tome un paso con la pierna derecha.
7. Antes de que usted se levante, debe moverse hacia adelante al borde de la cama (silla, silla de ruedas).
8. Yo voy a ayudarle tanto como necesite.
9. No tenga miedo.
10. Para levantarse más facilmente, mueva sus pies atrás para que los dedos del pie queden debajo de las rodillas.
11. Sus pies deben estar al mismo nivel, el uno al otro.
12. No ponga un pie en frente del otro.
13. No ponga el andador demasiado en frente de usted.
14. Trate de tomar un paso más largo con su pie izquierdo.
15. Debe hacer los ejercicios cade día para hacer sus músculos más fuertes.
16. Ponga una bolsa de hielo en la rodilla despúes de sus ejercicios, para que no se hinche. El hielo puede aliviar su dolor también.

Neuromuscular Exam

1. This is a test of your sensation. Close your eyes and tell me if this feels sharp or dull.
2. Relax and let me move you. Close your eyes and tell me whether I am moving your arm (leg) toward me or toward you.

Examen Neuromuscular

1. Este es un examen de su sensación. Cierre los ojos y dígame si siente esto puntiagudo o sin punta.
2. Relájese y déjeme moverlo(la). Cierre los ojos y dígame si estoy moviendo su brazo (pierna) hacia mí o hacia usted.

3. This is a test to see how strong you are. Hold this position as hard as you can. Don't let me move you. Hold!
4. Take in a deep breath—as big as you can. Then blow it all out into the mouthpiece.
5. Push/Pull.
6. Up/Down.
7. In/Out.
8. Slow/Fast.
9. Rest.
10. Cough.
11. Scoot.
12. Right/Left.
13. Roll.
14. Sit up.
15. Kneel.
16. Get on your hands and knees.
17. Get on your stomach.
18. Lift up your arms.
19. Hard/Easy (push).

3. Ésta es una prueba para ver qué tan fuerte es usted. Mantenga esta posición lo más tieso posible. No me deje moverlo(la). ¡Manténgala!
4. Aspire lo más profundo que pueda. Luego sople todo en la boquilla.
5. Empuje/Jale.
6. Arriba/Abajo.
7. Adentro/Afuera.
8. Despacio/Aprisa.
9. Descanse.
10. Tosa.
11. Muévase pronto.
12. Derecha/Izquierda.
13. Voltéese (Dése vuelta).
14. Incorpórese.
15. Arrodíllese.
16. Póngase en las manos y las rodillas.
17. Póngase de estómago.
18. Levante los brazos.
19. Fuerte/Suave (empuje).

RADIATION THERAPY

1. The first day the technologist will take an X-ray to determine the treatment area, show the doctor the X-ray for his (her) approval, and mark the area.
2. These marks need to be kept on because they will be used every day to show the correct area to be treated.
3. Please do not use soap, creams, deodorant, or perfume in the treatment area, during treatment, or for a short while afterward.
4. Keep the treatment area covered when in the sun.
5. Soap, creams, deodorant, perfume, and sun can all irritate the treatment area, and they may cause a bad reaction to the radiation.
6. The treatments are painless and take about one (1) minute.
7. Some patients will need to have a weekly blood test (the technologist will let you know).
8. Please tell the technologist any other problems you have so that the problems can be dealt with and resolved.

TERAPIA DE RADIACIÓN

1. El primer día, el (la) técnico(a) tomará un rayos equis para determinar el área del tratamiento, la enseñará al (a la) doctor(a) para su aprobación y marcará el área.
2. Estas marcas necesitan quedarse porque se usan todos los días para enseñar el área correcta que debe ser tratada.
3. Favor de no usar jabón, cremas, desodorantes, ni perfume en el área de tratamiento, durante los tratamientos, ni por un rato después.
4. Mantenga cubierta el área de tratamiento cuando esté en el sol.
5. Jabón, cremas, desodorantes, perfume, y el sol pueden irritar el área de tratamiento, y pueden causar una mala reacción a la radiación.
6. Los tratamientos no le duelen y duran un (1) minuto.
7. Algunos pacientes necesitarán tener una prueba de sangre cada semana (el [la] técnico[a] le avisará).
8. Si tiene otros problemas, avise al (a la) técnico(a) para que podamos tratarlos y mejorarlos.

RESPIRATORY THERAPY*

General

1. I need to give you a breathing treatment.
2. Take a deep breath and hold it for two (2) seconds, then breathe out normally.
3. Take a deep breath and cough strongly.
4. Spit out what you can. Do not swallow it.
5. I'm going to clap on your chest to loosen the secretions in your lungs. Roll on your side.
6. Inhale from this bottle.
7. This is medication for your lungs.
8. Take a big breath in.
9. Keep breathing deeply.
10. We need to clear the tube.
11. It will make you cough.

Intermittent Positive Pressure Breathing

1. This machine is designed to aid your breathing capabilities.
2. The machine pushes air into your lungs with gentle pressure.

TERAPIA RESPIRATORIA

General

1. Necesito darle un tratamiento para respirar.
2. Respire profundamente, mantenga la respiración por dos (2) segundos y luego exhale normalmente.
3. Respire profundamente y tosa fuerte.
4. Escupa lo que pueda. No lo trague.
5. Le voy a dar palmadas en el pecho para soltar las secreciones en sus pulmones. Póngase de lado.
6. Inhale de la botella.
7. Esto es medicina para sus pulmones.
8. Inhale fuerte.
9. Siga respirando profundamente.
10. Necesitamos limpiar el tubo.
11. Le hará toser.

Respiración por Presión Intermitente Positiva

1. Se ha diseñado esta máquina para ayudarle con su capacidad de respiración.
2. Esta máquina fuerza el aire en los pulmones con presión suave.

* For more information, see Postural Drainage p. 249.

3. When your lungs reach a certain pressure, the machine shuts off and allows exhalation.
4. You initiate the next step with a light sipping motion through the mouthpiece as you would sip a straw.
5. In order for the machine to work properly, you must keep your lips sealed around the mouthpiece so that no air escapes.
6. Please do not breathe through your nose.
7. Breathe only through the mouthpiece, taking all of your air from the machine for each breath and exhaling only through the tube.
8. After inhalation try to maintain air in your lungs by closing the glottis in the lower throat like you do when coughing.
9. Try not to puff out your cheeks when you inhale.

3. Cuando los pulmones lleguen a cierta presión, la máquina se cierra y le permitirá exhalar.
4. Usted mismo(a) inicia el próximo paso cuando hace una moción por la boquilla como si chupara por un popote (pitillo).
5. Para que la máquina funcione bien, debe tener los labios bien cerrados alrededor de la boquilla para que el aire no escape.
6. No respire por la nariz, por favor.
7. Respire solamente por la boquilla respirando todo el aire de la máquina para cada aliento y exhalando solamente por el tubo.
8. Después de inhalar trate de mantener el aire en los pulmones cerrando la glotis en la garganta inferior como si estuviera tosiendo.
9. Trate de no resoplar cuando inhale.

Maximum Inspiratory Flow Rate

1. I need to try a breathing test with you.
2. This is a test which measures the force with which you inhale.
3. You should breathe as deeply as possible.
4. It is important to give a strong effort with each test so our results will be accurate.

Grado de Máxima Fuerza Inspiratoria

1. Tengo que hacerle una prueba respiratoria.
2. Esto es una prueba que mide la fuerza con la cual usted inhala.
3. Usted debe (de) respirar lo más profundo que pueda.
4. Es importante hacer un esfuerzo con cada prueba para que nuestros resultados sean precisos.

5. Breathe normally for a few minutes, blow out all of your air, and then take in as deep a breath as possible.
6. Keep going. More. Relax. Very good. Thank you.

5. Respire normalmente por unos minutos, sople fuera todo el aire y respire lo más profundo que pueda.
6. Siga. Más. Descanse. Muy bien. Gracias.

Maximum Expiratory Flow Rate

1. I am going to measure how fast you can blow air out of your lungs.
2. Take a deep breath in.
3. Blow out as hard and as fast as you can until your lungs feel like they are empty.

Grado de Máxima Fuerza Expiratoria

1. Voy a medir qué rápido puede soplar el aire de sus pulmones.
2. Aspire profundamente.
3. Sople lo más fuerte y lo más rápido posible hasta que sus pulmones se le sientan como vacíos.

Vital Capacity Maneuver

1. I need to measure how much air you can blow out with your best effort.
2. You must take in as deep a breath as possible and then exhale maximally.
3. Sit up straight and do not cross your legs.
4. As you breathe, concentrate on expanding your rib cage.
5. When you blow out the air, use all of your strength.
6. Take a big breath in. Now blow out as fast and fully as you are able. Very good, thank you.

Maniobra de Capacidad Vital

1. Necesito medir cuánto aire usted puede soplar con su mayor esfuerzo.
2. Debe aspirar lo más profundo que pueda y exhalar todo lo que pueda.
3. Siéntese recto(a) y no cruce las piernas.
4. Mientras que esté respirando siga expandiendo la caja toráxica costal.
5. Cuando sople el aire, use toda la fuerza.
6. Aspire profundamente. Ahora sople lo más rápido y completamente que pueda. Muy bien, gracias.

Intubation and Mechanical Ventilation

1. We will have to place a tube into your throat for breathing.
2. Please try to cooperate and do not be frightened.
3. This tube will pass through the mouth into the throat.
4. The machine will give you a breath every four (4) or five (5) seconds.
5. Try to synchronize your breaths with the machine breaths and do not oppose the machine-given breaths.
6. Relax and expand your rib cage with the delivered volume.
7. When you fight the machine or cough, a loud alarm will sound like a buzzer.

Intubación y Ventilación Mecánica

1. Tendremos que insertar un tubo en la garganta para que pueda respirar.
2. Trate de cooperar y no tenga miedo.
3. Este tubo pasará por la boca hasta la garganta.
4. La máquina le dará un aliento cada cuatro (4) o cinco (5) segundos.
5. Trate de sincronizar su respiración con la respiración de la máquina y no esté en contra de la respiración de la máquina.
6. Relájese y agrande su caja toráxica con cada cantidad de aire que entra.
7. Cuando se oponga usted a la máquina o tosa, una alarma sonará como un zumbador.

Manual Resuscitation, Suction, and Lavage

1. We need to insert a suction catheter into your breathing tube to clear any secretions that may narrow the airway.
2. Manual resuscitation (bagging) consists of squeezing the bag of oxygen, thus forcing air out of the bag and into your lungs.

Resuscitación Manual, Succión, y Lavado

1. Tenemos que meter una sonda de succión en su tubo de respiración para sacar (extraer) cualquier secreción que pueda estrechar la vía respiratoria.
2. Resuscitación manual consiste en apretar la bolsa de oxígeno, así forzando el aire fuera de la bolsa hacia el interior de sus pulmones.

SPEECH THERAPY—PRESCHOOL SPEECH QUESTIONNAIRE

Name of child ______________________ Birth date __________

Address ____________________________ Telephone __________
Street Zip

Describe the problem ______________________________________

____

____

____

When and how was the problem first noticed? _____________

____

What have you done to help solve the problem? ___________

____

Has your child received or is your child receiving speech therapy? _______________ When? ______________________

With whom? ____
Name Address

Is your child being seen for other types of therapy? __________

By a medical specialist? ____________________________________

With whom? ____
Name Address

TERAPIA DE HABLA—CUESTIONARIO DEL HABLA PRE-ESCOLAR

Nombre del (de la) niño(a) ______________________________
Fecha de nacimiento ______________________________________

Dirección ____________________________ Teléfono __________
Calle Código postal

Describa el problema ______________________________________

____

____

____

¿Cuándo y cómo fue descubierto el problema al principio? ____

____

¿Qué ha hecho para resolver el problema? _________________

____

¿Ha recibido o está recibiendo su niño(a) terapia de habla? ___________________________ ¿Cuándo? ____________

¿Con quién? ____
Nombre Dirección

¿Hay otros tipos de terapia con que estén tratando al (a la) niño(a)? __________ ¿Por un(a) especialista médico(a)? ________

¿Con quién? ____
Nombre Dirección

Is a language other than English/Spanish spoken in the home? ______

Does the child understand simple commands? ______

Does the child hear well? ______

How much of the child's speech can the mother/father understand? All Most Some Little

How much speech can other adults understand?
All Most Some Little

If vocabulary is limited, list words frequently used: ______

______

Is your child attending nursery school? ______

What days? ______

Name ______

Address ______

How does your child react to his (her) speech or hearing problem?

______

If the child were enrolled in therapy, who would be able to help at home? ______

Name of parents or guardians: ______

Father: ______ Mother: ______

Employer: ______ Employer: ______

Phone: ______ Phone: ______

Marital status (married, separated, widowed, single) ______

¿Se habla en su casa otra lengua además del inglés/español? ______

¿Entiende el (la) niño(a) los mandatos (las órdenes) simples? ______

¿Oye bien el (la) niño(a)? ______

¿Cuánto del lenguaje del (de la) niño(a) puede entender la madre/el padre? Todo Casi todo Algo Poco

¿Cuánto del lenguaje pueden entender otros adultos?
Todo Casi todo Algo Poco

Si el vocabulario está limitado, dé una lista de las palabras muy usadas: ______

¿Asiste a un pre-escolar (jardín de niños) su niño(a)? ______

¿Qué días? ______

Nombre del pre-kinder ______

Dirección ______

¿Cómo reacciona su hijo(a) a su problema de lenguaje o de audición? ______

Si el (la) niño(a) se matriculara en terapia, quién lo (la) ayudaría en casa? ______

Nombres de los padres o de los tutores: ______

Padre: ______ Madre: ______

Dónde trabaja: ______ Dónde trabaja: ______

Teléfono: ______ Teléfono: ______

Estado civil (casado[a], separado[a], viudo[a], soltero[a]) ______

List names and birth dates of other children in the family: Birth date

______

______

______

______

______

Dé una lista de los nombres y las fechas de nacimiento de los otros niños en la familia: Fecha de nacimiento

______

______

______

______

______

Have any other members of the family had speech problems?

Please describe: ______

______

______

______

¿Han tenido otros miembros de la familia problemas de lenguaje?

Dé los detalles: ______

______

______

______

* * * * *

Describe any behavior of the child that is a problem ______

______

______

¿Describa qué conducta del (de la) niño(a) es un problema?

______

______

What rewards (treats, special privileges) does the child like?

______

¿Qué recompensas le gustan al (a la) niño(a)? ______

______

What special fears does the child have? ______

______

¿Qué temores/miedos tiene el (la) niño(a)? ______

______

Does the child dress him/herself? ______

¿Se viste solo(a) el (la) niño(a)? ______

Is the child toilet trained? __________ At what age? __________

At what age did your child master the following skills? (If you guess, please place a question mark after your answer.)

Sat without support ____________________

Walked alone __________ Babbled __________

Spoke first word (on his (her) own) __________

Spoke two to three (2–3) word combinations __________

Does your child have difficulty swallowing? __________

chewing? __________ blowing? __________

Does your child gag? ____________________

choke? __________ drool? __________

* * * * *

What problems did the mother have during labor or delivery? ____

____

Birth weight: ____________________

Did your child have difficulties at birth (feeding, breathing, or injury)? ____________________

____

____

¿Está entrenado(a) el (la) niño(a) para ir solo(a) al baño? __________ ¿A qué edad? __________

¿A qué edad logró el (la) niño(a) las siguientes habilidades? (Si usted sólo adivina, ponga un signo de interrogación después de la respuesta.)

Se sentó sin apoyo ____________________

Caminó solo __________ Balbuceó __________

Dijo su primera palabra (por sí mismo[a]) __________

Dijo frases de dos o tres (2–3) palabras __________

¿Tiene dificultad al tragar su niño(a)? __________

¿al masticar? __________ ¿al soplar? __________

¿Se le atraganta la garganta? __________

¿se sofoca? __________ ¿babea? __________

* * * * *

¿Qué problemas tuvo la madre durante el parto? __________

____

Peso al nacer: ____________________

¿Tuvo el (la) niño(a) dificultades al nacer (para alimentarse, para respirar, o daño)? ____________________

____

____

Has your child had surgery, serious accidents, hospitalization? _______ If so, please explain ______________________________

____

____

About how many colds per year has your child had? __________

____

List illnesses and diseases that your child has had:

______________________ Date __________

______________________ Date __________

______________________ Date __________

______________________ Date __________

List any allergies ______________________________

____

Is your child on medication? ______________________________

If so, what? ______________________________

____

Name of family doctor or pediatrician:

____

Address: ______________________________

¿Ha tenido el (la) niño(a) cirugía, accidentes serios, hospitalización? _______ Si afirmativo, favor de explicar ______________________________

____

____

¿Aproximadamente cuántos resfriados por año ha tenido su niño(a)? ______________________________

Haga lista de las enfermedades que ha tenido el (la) niño(a):

______________________ Fecha __________

______________________ Fecha __________

______________________ Fecha __________

______________________ Fecha __________

Haga lista de alergias, si tiene ______________________________

____

¿Toma su niño(a) medicina ahora? ______________________________

¿Cuál? ______________________________

____

Nombre del (de la) pediatra o del (de la) médico(a) de familia:

____

Dirección: ______________________________

SECTION F

Offices and Records

ADMISSIONS DESK

1. What is the patient's complete and correct name?
2. What is the address and zip code of the patient?
3. What is the Social Security number?
4. What is the patient's telephone number?
5. What is the sex of the patient?
6. What is the date of birth?
7. How old is the patient?
8. In what city, state, and country was the patient born?
9. What is the religion of the patient?
10. What is the marital status of the patient?
    a. Married?
    b. Single?
    c. Divorced?
    d. Widowed?
    e. Separated?
    f. Name of spouse?
11. What is the patient's occupation?
12. What is the address and telephone number of the patient's employer?
13. Tell me the name of the patient's nearest relative.
14. What is his (her) relationship with the patient?

CAJA DE INGRESOS

1. ¿Cuál es el nombre completo y correcto del (de la) paciente? (¿Cómo se llama el [la] paciente?)
2. ¿Cuál es la dirección y la zona postal del (de la) paciente?
3. ¿Cuál es el número del Seguro Social?
4. ¿Cuál es el número de teléfono del (de la) paciente?
5. ¿Cuál es el sexo del (de la) paciente?
6. ¿Cuál es la fecha de nacimiento?
7. ¿Qué edad tiene el (la) paciente?
8. Dígame el nombre de la ciudad, del estado y del país donde nació el (la) paciente.
9. ¿Cuál es la religión del (de la) paciente?
10. ¿Cuál es su estado civil?
    a. ¿Casado(a)?
    b. ¿Soltero(a)?
    c. ¿Divorciado(a)?
    d. ¿Viudo(a)?
    e. ¿Separado(a)?
    f. ¿Nombre del (de la) esposo(a)?
11. ¿Cuál es su ocupación (empleo)?
12. ¿Cuál es la dirección y el número de teléfono del (de la) patrón(a) del (de la) paciente?
13. Dígame el nombre del (de la) pariente más cercano(a) del (de la) paciente.
14. ¿Cuál es su parentesco con el (la) paciente?

15. What is his (her) address and telephone number?
16. To whom should we send the bill?
17. Does the patient have insurance?
    a. Blue Cross/Blue Shield?
    b. Kaiser?
    c. Medi-Cal
    d. Medicaid?
    e. Medicare?
    f. Champus?
    g. Other?
18. What is the number of the policy?
19. What is the complete name of the policy holder?
20. Is this the patient's first time in the hospital?
21. Was the patient admitted to the hospital within the last six (6) months?
22. Was the patient admitted because of an accident?
23. When and where did the accident occur?
24. Was the patient admitted from another hospital?
25. Was the patient admitted from home?
26. Was the patient admitted from an extended-care facility?
27. What was the diagnosis on admission?
28. Does the patient want a private room, a semiprivate room, or a ward?
29. What is the name of the patient's physician?
30. Does the patient consent to and authorize all treatments, surgical procedures, and administration of all anesthetics

31. ¿Cuál es su dirección y el número de teléfono?
32. ¿A quién debemos mandar la cuenta?
33. ¿Tiene el (la) paciente algún seguro?
    a. ¿Cruz Azul/Escudo Azul?
    b. ¿Kaiser?
    c. ¿Medi-Cal?
    d. ¿Medicaid?
    e. ¿Medicare?
    f. ¿Champus?
    g. ¿Otro?
18. ¿Cuál es el número de la póliza?
19. ¿Cuál es el nombre completo del (de la) dueño(a) de la póliza?
20. ¿Es ésta la primera vez que el (la) paciente está en el hospital?
21. ¿Fue admitido(a) el (la) paciente al hospital dentro de los últimos seis (6) meses?
22. ¿Ingresaron al (a la) paciente a causa de un accidente?
23. ¿Cuándo y dónde ocurrió el accidente?
24. ¿Fue ingresado(a) el (la) paciente de otro hospital?
25. ¿Fue ingresado(a) el (la) paciente de su casa?
26. ¿Fue ingresado(a) el (la) paciente de una institución de cuidado prolongado?
27. ¿Cuál fue la diagnosis al ingresar?
28. ¿Quiere el (la) paciente un cuarto privado, semiprivado, o una sala?
29. ¿Cuál es el nombre del (de la) médico(a) particular del (de la) paciente?
30. ¿Da el (la) paciente su consentimiento y autorización para todos los tratamientos, procedimientos quirúrgicos, y

which in the judgment of the physician may be considered necessary for the diagnosis or treatment of this case while he (she) is a patient in ________________ Hospital?

31. Sign here.

MEDICAL OFFICE

1. Do you have an appointment? At what time?
2. Who referred you to this office?
3. The doctor will be here in a few minutes. Please sit down.
4. Do you have insurance? Do you have a welfare card?
5. Have you seen the doctor before? When?
6. The doctor's fees per visit are $________________.
7. We will send the bill to your home by mail.
8. Who is your family doctor?
9. Where does it hurt?
10. How have you treated this?
11. How long have you had it?
12. When did the accident happen? Did they take X rays? Where are they?
13. Have you had an operation previously?
14. Have you had an illness of the
    a. eyes?
    b. mouth?
    c. throat?
    d. nose?

administración de todas las anestesias que juzgue necesarias su médico para la diagnosis o tratamiento de este caso mientras que esté en ________________ Hospital?

31. Firme aquí.

OFICINA DEL (DE LA) MÉDICO(A)

1. ¿Tiene una cita? ¿A qué hora?
2. ¿Quién le recomendó que viniera a esta oficina?
3. El (La) doctor(a) vendrá dentro de poco. Tome asiento, por favor.
4. ¿Tiene seguro? ¿Tiene una tarjeta de "welfare?"
5. ¿Ha visto al (a la) médico(a) antes? ¿Cuándo?
6. Los honorarios del (de la) doctor(a) por visita son de $ ________________ (dólares).
7. Le mandaremos la cuenta por correo a su casa.
8. ¿Quién es el (la) doctor(a) de su familia?
9. ¿Dónde le duele?
10. ¿Cómo se lo ha tratado?
11. ¿Desde cuándo lo tiene?
12. ¿Cuándo sucedió el accidente? ¿Le tomaron rayos X? ¿Dónde están?
13. ¿Ha tenido una operación antes?
14. ¿Ha estado enfermo(a). . .
    a. de los ojos?
    b. de la boca?
    c. de la garganta?
    d. de la nariz?

15. Are you allergic to any drugs?
16. I will now take your blood pressure, temperature, respiration, and pulse.
17. What time is best for your next appointment?

15. ¿Es usted alérgico(a) a algunas medicinas?
16. Ahora le voy a tomar su presión, temperatura, respiración, y pulso.
17. ¿Qué hora le conviene más para su próxima cita?

MEDICAL RECORDS

1. Tell me the complete and correct name of your child.
2. What day, month, and year was he (she) born?
3. At what time was the child born?
4. What is the sex?
5. In what country was the child born?
6. What is your complete and correct maiden name?
7. How old are you?
8. What is your date of birth?
9. What is your place of birth?
10. What is your exact address?
11. How do you spell your name?
12. Tell me the name and address of your doctor.
13. What is your relationship to the patient?
14. What is the number of your green card?
15. Do you have medical insurance?
16. What is the name of your insurance company?
17. Sign here.

REGISTROS MÉDICOS

1. Dígame el nombre completo y correcto de su niño(a).
2. ¿En que día, mes, y año nació?
3. ¿A qué hora exacta nació?
4. ¿Cuál es su sexo?
5. ¿En qué país nació el (la) niño(a)?
6. Dígame su nombre de soltera completo y correcto.
7. ¿Cuántos años tiene usted?
8. ¿Cuál es la fecha de su nacimiento?
9. ¿Cuál es el lugar de su nacimiento?
10. ¿Cuál es su dirección exacta?
11. ¿Cómo se deletrea su nombre?
12. Dígame el nombre y dirección de su médico(a).
13. ¿Qué parentesco tiene con el (la) paciente?
14. ¿Cuál es el número de su tarjeta verde?
15. ¿Tiene usted seguro médico?
16. ¿Cuál es el nombre de su aseguranza (compañía de seguro médico)?
17. Firme aquí.

INDUSTRIAL MEDICAL RECORD

STRICTLY PRIVATE

(Answer all questions in your own handwriting.)

NAME: (Last, First, Middle Initial)	Home Telephone	Male	Female	Date of Birth
ADDRESS: (Number, Street, Apartment No., City, State, Zip Code)				
Notify in case of EMERGENCY	Work Telephone	Home Telephone	Relationship to you	POSITION APPLIED for:
Family PHYSICIAN'S Name	Physician's Address			
Reason for last visit to your doctor				Date of visit

#	HAVE YOU EVER HAD . . .	No	Yes	Reference line number and EXPLAIN EVERY Yes answer	Yes	No	#	HAVE YOU EVER HAD . . .
1	glasses?						11	ringing in the ear?
2	eye trouble other than glasses?						12	punctured ear drum?
3	contact lenses?						13	work wearing ear protection?
4	broken nose?						14	frequent headaches?
5	sinus infection?						15	head injury?
6	hay fever?						16	skull fracture?
7	throat trouble?						17	brain concussion?
8	bad hearing?						18	dizzy spells?
9	ear trouble?						19	fainting spells?
10	running ear?						20	convulsions?

INSCRIPCIÓN INDUSTRIAL MÉDICA

EN ABSOLUTA CONFIANZA

(Conteste todas las preguntas escritas por sí mismo[a].)

NOMBRE: (apellido, nombre, inicial)	Teléfono del hogar	Varón	Hembra	Fecha de nacimiento
DIRECCIÓN: (número, calle, apartamento, ciudad, estado, zona)				
En caso de EMERGENCIA notifique a	Teléfono de empleo	Teléfono del hogar	Parentesco de Ud.	EMPLEO SOLICITADO:
Nombre del (de la) MÉDICO(A) de la familia	Dirección del (de la) médico(a)			
Razón de la última consulta con el (la) médico(a)				Fecha de la consulta

#	¿ALGUNA VEZ HA TENIDO . . .	No	Sí	Escriba el número de la referencia y EXPLIQUE cada respuesta de Sí	Sí	No	#	¿ALGUNA VEZ HA TENIDO . . .
1	gafas, anteojos?						11	zumbido en el oído?
2	molestia de los ojos que no sea gafas?						12	oído perforado?
3	lentes de contacto?						13	empleo necesitando protección para los oídos?
4	la nariz quebrada?						14	dolores frecuentes de la cabeza?
5	infección del seno nasal?						15	daño a la cabeza?
6	catarro asonático, fiebre del heno?						16	fractura del cráneo?
7	problemas de la garganta?						17	concusión del cerebro?
8	problemas de audición?						18	mareos o vértigo?
9	problemas de los oídos?						19	desmayos?
10	supuración del oído?						20	convulsiones?

#	HAVE YOU EVER HAD . . .	No	Yes	Reference line number and EXPLAIN EVERY Yes answer	Yes	No	#	HAVE YOU EVER HAD . . .
21	epilepsy?						44	allergy to insects?
22	meningitis?						45	allergy to food?
23	a stroke?						46	frequent nausea?
24	paralysis?						47	frequent vomiting?
25	nervous attacks?						48	ulcers?
26	mental trouble?						49	stomach ulcers?
27	neurologic disorder?						50	chronic indigestion?
28	a goiter?						51	abdominal pain?
29	rheumatic fever?						52	appendicitis?
30	breast trouble?						53	gall bladder trouble?
31	chronic chest condition?						54	jaundice?
32	lung disease?						55	bowel troubles?
33	shortness of breath?						56	colitis?
34	a feeling of tightness in chest?						57	hemorrhoids?
35	asthma?						58	kidney trouble?
36	night sweats?						59	urinary bladder trouble?
37	tuberculosis?						60	rupture or hernia?
38	silicosis?						61	painful or swollen joints?
39	chronic cough?						62	rheumatism?
40	coughing up of blood?						63	arthritis?
41	heart trouble or heart attack?						64	a knee injury?
42	high blood pressure?						65	swollen ankles?
43	allergy to medication?						66	foot trouble or painful feet?

Industrial Medical Record—Page 2

#	¿ALGUNA VEZ HA TENIDO . . .	No	Sí	Escriba el número de la referencia y EXPLIQUE cada respuesta de Sí	Sí	No	#	¿ALGUNA VEZ HA TENIDO . . .
21	epilepsia?						44	alergia a insectos?
22	meningitis?						45	alergia a comida?
23	infarto, derrame cerebral?						46	náuseas frecuentes?
24	parálisis?						47	vómitos frecuentes?
25	ataques de nervios?						48	úlceras?
26	problemas mentales?						49	problemas de estómago?
27	desorden neurológico?						50	indigestión crónica?
28	bocio, buche?						51	dolor abdominal?
29	fiebre reumática?						52	apendicitis?
30	problemas de los pechos?						53	problemas de la vesícula biliar?
31	padecimiento crónico del pecho?						54	ictericia?
32	enfermedad de los pulmones?						55	problemas de los intestinos?
33	dificultad en respirar?						56	colitis?
34	sentido de opresión en el pecho?						57	hemorroides?
35	asma?						58	problemas de los riñones?
36	sudores durante la noche?						59	problemas de la vejiga urinaria?
37	tuberculosis, tisis?						60	ruptura, padece de hernia?
38	silicosis?						61	coyunturas dolorosas o inflamadas?
39	tos crónica?						62	reumatismo?
40	arrojo de sangre al toser?						63	artritis?
41	padece o ataque del corazón?						64	lastimadura de rodilla?
42	presión alta?						65	tobillos hinchados?
43	alergia a medicina?						66	problemas de los pies?

#	HAVE YOU EVER HAD . . .	No	Yes	Reference line number and EXPLAIN EVERY Yes answer	Yes	No	#	HAVE YOU EVER HAD . . .
67	back trouble?						79	work with lasers?
68	spine trouble?						80	work with ultraviolet light?
69	broken bones; dislocations?						81	work with X radiation?
70	skin trouble?						82	work with beta or gamma radiation?
71	alcoholism?						83	work with neutrons?
72	diabetes?						84	work with heat stress?
73	malaria?						85	work with noise?
74	anemia or other blood condition?						86	work with vibrations?
75	growths or tumors?						87	work in dust areas?
76	any chronic ailment?						88	work with chemicals? (List.)
77	a prosthesis?						89	work with metals? (List.)
78	work with microwaves?						90	Do you smoke? How much?

#	¿ALGUNA VEZ HA TENIDO . . .	No	Sí	Escriba el número de la referencia y EXPLIQUE cada respuesta de Sí	Sí	No	#	¿ALGUNA VEZ HA TENIDO . . .
67	problemas de la espalda?						79	trabajo relacionado a rayos laser?
68	problemas de la espina?						80	trabajo relacionado a rayos ultravioleta?
69	quebraduras de huesos, deslocaciones?						81	trabajo relacionado a los rayos X?
70	problemas del cutis (de la piel)?						82	trabajo relacionado a radiación Beta o Gama?
71	alcoholismo?						83	trabajo relacionado a los neutrones?
72	diabetes?						84	trabajo relacionado a fuerza térmica?
73	malaria?						85	trabajo relacionado a ruído?
74	anemia u otros problemas de la sangre?						86	trabajo reacionado a vibraciones?
75	lobanillos o tumores?						87	empleo en áreas donde hay polvo?
76	alguna enfermedad crónica?						88	trabajo con substancias químicas? (Alístelas.)
77	una próstesis?						89	trabajo con metales? (Alístelas.)
78	trabajo relacionado a microondas?						90	¿Fuma usted? ¿Cuánto?

REPORT OF INJURY TO EMPLOYEE

IF INJURY IS FATAL OR SERIOUS, TELEPHONE DIVISION OFFICE ANSWER EACH QUESTION

Name of Injured Employee ____________________ Social Security No. __________

Male ☐ Female ☐ Wages __________ per Hour / Week Day / Month Regular ☐ Seasonal ☐ Other ☐

Address (Street and Number) ____________________ City __________ State __________

Age ______ How Long Employed ______ Days Worked/Week ______ Married? ______ Children? ______

Occupation When Injured __________ General Duties __________ Dept. ______

Date of Injury __________ Time ______ M. Date of Disability __________ Time ______ M.

Date First Reported __________ To Whom __________ Did Injury Cause Loss of Time? ______

Date Returned to Work __________ Probable Period of Disability __________

Where Did Accident Happen? ____________________

How Did Accident Happen? (Employee's Statement, If Possible) ____________________

____

____

Describe Injury Fully (Including Parts of Body) ____________________

____

____

Date Medical Aid First Rendered __________ Name of Doctor __________ Name of Hospital __________

This Notice Prepared by ____________________ Date __________ Time ______ M.

REPORTE DE ACCIDENTE AL EMPLEADO(A)

SI EL ACCIDENTE ES FATAL O SERIO, LLAME POR TELÉFONO A LA OFICINA DE LA DIVISIÓN CONTESTE CADA PREGUNTA

Nombre del (de la) empleado(a) lastimado(a) ______ Número de seguro social ______

Varón ☐ Hembra ☐ Salario ______ Hora por Semana Día Mes Regular ☐ De estación ☐ Otro ☐

Dirección (calle y número) ______ Ciudad ______ Estado ______

Edad ______ Cuánto Tiempo Lleva el (la) Empleado(a) ______ Días Trabajados por Semana ______ ¿Casado(a) ______ ¿Hijos? ______

Ocupación cuando fue herido(a) ______ Deberes generales ______ Dept. ______

Fecha del accidente ______ Hora ______ M. Fecha de incapacidad ______ Hora ______ M.

Fecha en que fue reportado ______ ¿A quién? ______ ¿Causó pérdida de tiempo del trabajo el accidente? ______

Fecha en que regresó ______ Período probable de incapacidad ______

¿Dónde ocurrió el accidente? ______

¿Cómo ocurrió el accidente? (En palabras del [de la] empleado[a], si posible) ______

______

______

Describa el daño completamente. ¿Que pasó? (Incluya partes del cuerpo) ______

______

______

Fecha en que ayuda médica le fue dada primero ______ Nombre del (de la) médico(a) ______ Nombre del hospital ______

Esta noticia preparada por ______ Título ______ Fecha ______ M.

SECTION G

Equipment and Supplies

GENERAL HOSPITAL EQUIPMENT AND SUPPLIES* / EQUIPO Y ARTÍCULOS GENERALES PARA HOSPITALES

GENERAL HOSPITAL EQUIPMENT AND SUPPLIES*	EQUIPO Y ARTÍCULOS GENERALES PARA HOSPITALES
1. adhesive tape	1. la cinta adhesiva
2. band	2. la cinta
3. bandage	3. la venda
4. bath bench	4. la banqueta para el baño
5. bath lift	5. el elevador de baño
6. bathmat	6. el tapete de baño
7. bathtub	7. la tina
8. bed	8. la cama
9. bedpan	9. la chata, el bacín, el cómodo, el orinal, el pato, la bacinica, la bacinilla
10. blanket	10. la cobija, la frazada, la manta
11. call bell	11. el timbre
12. cane	12. el bastón
13. cardiograph	13. el cardiógrafo
14. catheter	14. el catéter, la sonda
15. commode	15. la silleta
16. cotton	16. el algodón
17. crank	17. la manivela
18. crutches	18. las muletas
19. curtains, draw curtain	19. las cortinas, la cortina separadora
20. electrocardiograph	20. el electrocardiógrafo

21. emergency kit	21. el botiquín de emergencia
22. exercise bar	22. la barra de ejercicios
23. faucets	23. los grifos, las llaves
24. flashlight	24. la linterna
25. floor	25. el suelo, el piso
26. fluoroscope	26. el fluoroscopio
27. flusher	27. la manija de excusado, el mango
28. gauze	28. la gasa
29. glass	29. el vaso
30. grab bar	30. la barra de agarrarse
31. hamper	31. el cesto de ropa
32. hypodermic	32. la hipodérmica
33. light (to call the nurse)	33. la luz para llamar al enfermero (a la enfermera)
34. medicine cabinet	34. el botiquín
35. microscope	35. el microscopio
36. mirror	36. el espejo
37. night table	37. la mesita
38. operating table	38. la mesa de operaciones
39. ophthalmoscope	39. el oftalmoscopio
40. tray table	40. la mesita auxiliar para la cama
41. pillow	41. la almohada

*A list of equipment and supplies for infants can be found on p. 148.

42. pillow case	42. la funda
43. pitcher	43. la jarra
44. quad cane	44. el andén
45. raised toilet seat	45. el asiento elevado para el excusado
46. reflex hammer	46. el martillo de reflejos
47. safety grips	47. los agarraderos de seguridad
48. safety pin	48. el alfiler de seguridad
49. safety bars	49. las barras de seguridad
50. safety toilet frame	50. el marco de seguridad del excusado
51. sheet	51. la sábana
52. shower	52. la ducha, la regadera
53. side rails	53. las barandas de seguridad
54. sink	54. el lavamanos
55. sitzbath	55. el baño de asiento
56. soap	56. el jabón
57. sphygmomanometer	57. el baumanómetro
58. stethoscope	58. el estetoscopio
59. straw	59. el popote (la pajilla)
60. stretcher, gurney	60. la camilla
61. syringe	61. la jeringa, la jeringuilla
62. thermometer	62. el termómetro
63. toilet	63. el excusado, el retrete
64. toilet frame, safety	64. el marco de seguridad del excusado
65. toilet paper	65. el papel higiénico
66. tongue depressor	66. el pisalengua, el bajalengua
67. toothbrush	67. el cepillo de dientes
68. toothbrush holder	68. el soporte de cepillos de dientes
69. towel	69. la toalla
70. walker	70. el andador
71. washcloth	71. el paño para lavarse
72. wastebasket	72. el cesto
73. wheelchair	73. la silla de ruedas
74. whirlpool bath	74. el baño de remolino, el agitador de agua
75. window	75. la ventana
76. X ray(s)	76. la radiografía, los rayos X

MEDICAL, LABORATORY, AND PROCEDURAL SUPPLIES

ARTÍCULOS PARA MEDICINA, LABORATORIO, Y PROCEDIMIENTO

English	Español
1. adhesive tape	1. la cinta adhesiva
2. ankle support	2. la tobillera
3. arch supports	3. los soportes para el arco del pie
4. artificial limb	4. el miembro artificial
5. band	5. la cinta
6. bandage	6. la venda
7. Band-Aid	7. la curita
8. binder	8. el vendaje abdominal
9. birth control pill	9. la píldora anticonceptiva
10. bottle (formula)	10. el biberón, el tetero
11. blood plasma	11. el plasma sanguíneo
12. blood transfusion	12. la transfusión de sangre
13. booster shot	13. la inyección de refuerzo
14. brace	14. el braguero
15. cane	15. el bastón
16. cold pack	16. el emplasto frío
17. compress (hot)	17. la compresa (caliente)
18. corn plaster	18. el emplasto para callos
19. crutch	19. la muleta
20. curettage	20. el curetaje, el raspado
21. douche	21. el lavado vaginal
22. dropper	22. el gotero
23. elastic bandage	23. la venda elástica
24. enema enema bag	24. el enema, la lavativa, la bolsa para enema
25. first aid	25. los primeros auxilios
26. flask	26. el frasco
27. foam	27. la espuma
28. gargle	28. la gárgara
29. gauze	29. la gasa
30. hearing aid	30. el aparato para la sordera
31. heat therapy	31. la termoterapia
32. hot water bag	32. la bolsa de agua caliente
33. hypodermic injection hypodermic needle hypodermic syringe	33. la inyección hipodérmica la aguja hipodérmica la jeringuilla hipodérmica
34. ice pack	34. la bolsa de hielo
35. injection a. intramuscular b. intravenous c. subcutaneous	35. la inyección a. intramuscular b. intravenosa c. subcutánea
36. intrauterine device (IUD) intrauterine loop intrauterine ring intrauterine shield	36. el aparato intrauterino la espiral intrauterina el anillo intrauterino el escudo intrauterino

37. jelly	37. la jalea
38. kit	38. el botiquín
39. loop (IUD)	39. el lazo
40. massage	40. el masaje
41. pacemaker	41. el marcapaso
42. pill (birth control)	42. la píldora (anticonceptiva)
43. radiation shield	43. el blindaje contra la radiación
radiation therapy	la radioterapia
44. ring (IUD)	44. el anillo
45. salt water	45. el agua salada
46. shieid (IUD)	46. el escudo
47. sling	47. el cabestrillo
48. splint	48. la tablilla
49. spray	49. la rociada
50. sprayer	50. el rociador
51. steam	51. el vapor
52. support	52. el apoyo
53. syringe (disposable)	53. la jeringa (disponible)
54. tampon	54. el tapón
55. tongue depressor	55. el pisalengua
56. tourniquet	56. el torniquete
57. traction	57. la tracción
58. transfusion	58. la transfusión
59. vaccination	59. la vacuna
60. walker	60. el andador
61. wheel chair	61. la silla de ruedas
62. X ray	62. la radiografía (el rayo X)
63. X-ray therapy	63. la radioterapia

PHYSICAL AND OCCUPATIONAL THERAPY EQUIPMENT*

1. cane
2. cast shoe
3. crutches
4. forceps
5. goniometer
6. hot pack
7. ice pack
8. garments for burns
9. pinch meter
10. slide board
11. sling
12. splints
    a. resting splint
    b. stretch splint
    c. cock-up splint
    d. dynamic splint
13. walker
14. weights
    a. pulleys
    b. dumbbells
    c. cuff weights
    d. bench press
15. wheel chair
    a. par course
    b. strengthening/ endurance training

EQUIPO PARA TERAPIA FÍSICA Y OCUPACIONAL

1. el bastón
2. el zapato de yeso
3. las muletas
4. las pinzas
5. el goniómetro
6. la compresa caliente
7. la bolsa de hielo
8. los ajustadores (soportadores) para quemaduras
9. el medidor del pellizcar
10. la tabla resbaladora
11. el cabestrillo
12. las tablillas
    a. la tablilla de apoyo
    b. la tablilla para estirar
    c. la tablilla para levantar
    d. la tablilla para mover
13. el andador
14. las pesas
    a. las poleas
    b. las pesas de gimnasio
    c. las pesas de puño
    d. el banco de pesas
15. la silla de ruedas
    a. los ejercicios en silla de ruedas
    b. el entrenamiento para promover fuerzas y tolerancia

* See also Occupational Therapy, p. 254, and Physical Therapy, p. 255.

SECTION H

For Other Medical Personnel

AIDES AND HOMEMAKER SERVICE

1. Would you like help with a bath?
2. Would you like something to eat—breakfast, lunch, or a snack?
3. Would you like something to drink? Water, juice (orange, pineapple, grapefruit, prune, cranberry, apple)?
4. Can I make a meal today for you to eat tomorrow?
5. May I do your laundry?
6. Do you feel hot/cold?
7. Are you comfortable?

AYUDANTES Y SERVICIO CASERO

1. ¿Quisiera ayuda con un baño?
2. ¿Quisiera algo que comer—el desayuno, el almuerzo, o una merienda (bocadito)?
3. ¿Quisiera algo que beber? ¿Agua, jugo (de naranja, de piña, de toronja, de ciruela [pasa], de arándano, de manzana)?
4. ¿Puedo prepararle una comida hoy para que usted pueda comerla mañana?
5. ¿Puedo lavar su ropa?
6. ¿Tiene calor/frío?
7. ¿Está usted cómodo(a) (a gusto)?

DIETITIAN

1. I am your dietitian.
2. Do you have any problems chewing?
3. Do you have any food allergies?
4. Do you wear dentures?
5. Do they fit properly?
6. Do you need your food mechanically softened or pureed?
7. Do you have your menu filled out for tomorrow?
8. Do you need help with your menu?
9. Do you follow a diet at home?

EL (LA) DIETISTA

1. Yo soy su dietista.
2. ¿Tiene problemas al mascar (masticar)?
3. ¿Tiene alergias a ciertos alimentos?
4. ¿Usa dentadura postiza?
5. ¿La siente bien?
6. ¿Necesita comida mecánicamente ablandada o en puré?
7. ¿Tiene su menú listo para mañana?
8. ¿Necesita ayuda con el menú?
9. ¿Sigue dieta en casa?

10. Do you cook for yourself?
11. Have you had a weight problem most of your life?
12. Have you gained or lost any weight in the past six (6) months?
13. Do you know what your present diet is, and why you are on that diet?
14. Is a family member who speaks English coming to visit you today?
15. How is the food?
16. Do you want snacks between meals?
17. For the next three (3) days you will be on a calorie count (nutritional analysis) to see how many calories you are eating.
18. Drink eight (8) glasses of water each day.
19. Are you hungry?
20. Are you full?
21. Is there something we can bring you?

10. ¿Cocina para sí mismo(a)?
11. ¿Ha tenido problema de peso casi toda su vida?
12. ¿Ha ganado o perdido peso en los últimos seis (6) meses?
13. ¿Sabe cuál es su dieta actual y por qué está en esa dieta?
14. ¿Lo (La) visitará hoy algún(a) miembro(a) de su familia que hable inglés?
15. ¿Cómo está la comida?
16. ¿Le gusta comer algo fuera de horas de las comidas?
17. Durante los siguientes tres (3) días estará en cuenta de calorías (análisis nutricional) para ver cuántas calorías consume.
18. Beba ocho (8) vasos de agua cada día.
19. ¿Tiene hambre?
20. ¿Está satisfecho(a)?
21. ¿Hay algo que le podemos traer?

La Pirámide es un esquema que representa lo que usted consume cada día. Es una guía general que le permite escoger una dieta saludable y apropiada para usted.

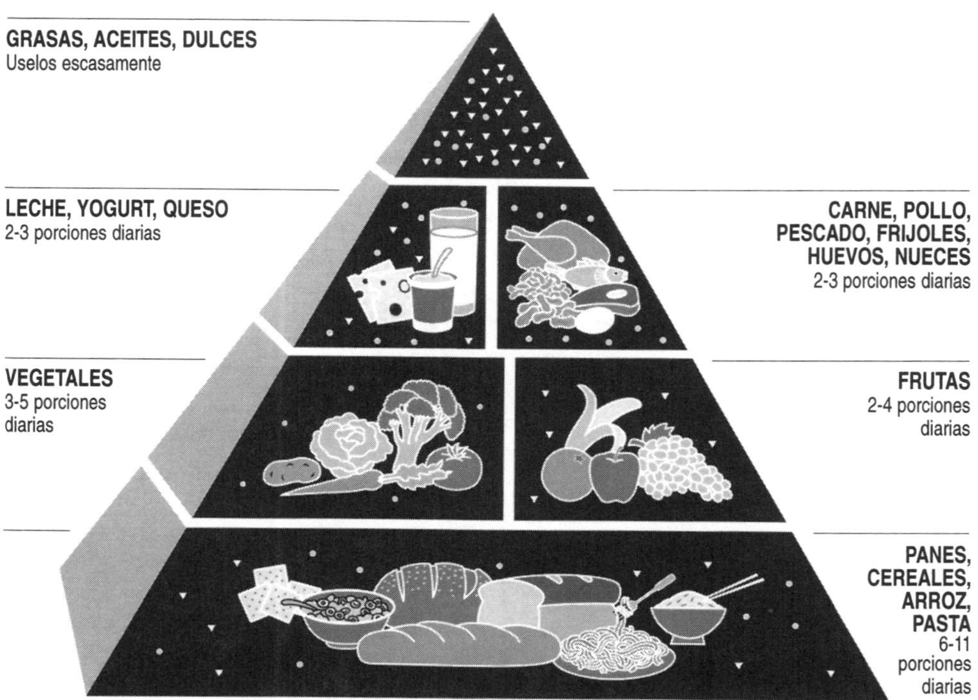

La punta de la Pirámide representa grasas, aceites, y dulces. Este grupo incluye aderezos de ensalada, aceites, mantequilla, margarina, crema, bebidas gaseosas, dulces y postres. Estas comidas nos dan calorías pero muy poca nutrición.

Estos dos grupos de comidas provienen mayormente de los animales y son una importante fuente de proteina, calcio, hierro, y cinc.

Este grupo incluye comidas que provienen de las plantas. La mayoría de las personas necesitan comer más frutas y vegetales para obtener las vitaminas, minerales, y fibra que estos alimentos ofrecen.

En la base de la Pirámide están las comidas de granos. Estos alimentos nos dan fibra, carbohidratos, vitaminas, y minerales.

THE FOOD PYRAMID

Bases Excess-Intravenous Pyelogram (B.E.-I.V.P.) or Excretory Urogram Test Diet

Purpose

To provide a limited quantity of food restricted in both residue and fat as a preparatory measure for the B.E-I.V.P. test on the next day.

Characteristics

1. The noon meal for the day preceding the test consists of the following foods:

a. clear juice	one-half (½) cup
b. bouillon or clear broth	one (1) cup
c. sliced turkey or chicken, trimmed	three (3) ounces
d. plain jello	one-half (½) cup
e. white bread or toast	two (2) slices
f. nonfat milk	one (1) cup
g. salt	

2. The evening meal is composed of clear liquids (bouillon, clear juice, tea, and gelatin dessert).

Dieta para Exceso de Base-Pielograma Intravenoso o para Examen de Urograma Excretorio

Propósito

Para proveer una cantidad limitada de comida restringida tanto en residuo como en grasas como medida preparatoria para el examen B.E. (exceso de base)-I.V.P. (examen de urograma excretorio) del día siguiente.

Características

1. La comida del mediodía para el día antes de la prueba consiste en los siguientes alimentos:

a. jugo claro	media (½) taza
b. caldo claro	una (1) taza
c. tajadas de pavo o pollo, sin grasa o pellejo	tres (3) onzas
d. gelatina sola	media (½) taza
e. pan blanco o tostado	dos (2) rebanadas
f. leche descremada	una (1) taza
g. sal	

2. La comida de la noche consiste en líquidos claros (caldo, jugo claro, té, y gelatina).

3. After the evening meal only water may be given until midnight.
4. Nothing by mouth (NPO) after midnight when the urogram is scheduled before eleven (11:00) A.M. If the urogram is scheduled after eleven (11:00) A.M., a breakfast having less than one (1) cup fluids is given as follows:

a. black coffee	one-half (½) cup
b. clear juice	one-fourth (¼) cup
c. poached egg	one (1) egg
d. white toast or English muffin	one (1) slice/ one-half (½) muffin
e. clear jelly	
f. sugar and salt	

Motor Meal Test Diet

Purpose

This test is used to show how the stomach empties physiologically after a meal has been taken. A conventional gastrointestinal series may appear normal but when the motor meal is used, disorders may appear.

3. Después de la comida de la noche se puede dar sólo agua hasta la medianoche.
4. Nada por boca después de la medianoche cuando se programa el urograma antes de las once (11:00) de la mañana. Si el urograma está planeado después de las once (11:00) de la mañana, un desayuno que consiste en menos de una (1) taza de fluidos se da como sigue:

a. café solo	media (½) taza
b. jugo claro	cuarta (¼) taza
c. huevo escalfado o tibio	ono (1) huevo
d. pan blanco tostado o pan inglés tostado	una (1) tajada media (½) pieza
e. jalea clara	
f. azúcar y sal	

Dieta para Prueba de Comida Motor

Propósito

Esta prueba se usa para demostrar cómo se vacía el estómago fisiológicamente después de que se haya consumido una comida. Una serie gastrointestinal convencional puede parecer normal pero cuando se usa una comida motor, pueden aparecer desórdenes.

Characteristics

The meal used includes the following foods:

1. One hundred and twenty (120) grams fibrous meat (not ground).
2. Cooked cereal, cream, sugar.
3. Soft-cooked egg.
4. Two (2) slices toast and margarine.
5. Eight (8) ounces milk.

Sample Menu

1. Orange juice.
2. Oatmeal, non-dairy creamer, sugar.
3. One hundred twenty (120) grams ham.
4. Toast and margarine.
5. Eight (8) ounces low-fat milk.
6. Coffee.
7. Salt and pepper.

No Added Salt Diet

The No Added Salt Diet consists of regular foods except for those having a very high sodium content.

Características

La comida puede incluir los siguientes alimentos:

1. Ciento veinte (120) gramos de carne fibrosa (no molida).
2. Cereal cocido, crema, azúcar.
3. Huevo tibio.
4. Dos (2) tajadas de pan tostado con margarina.
5. Ocho (8) onzas de leche.

Menú Ejemplar

1. Jugo de naranja.
2. Avena, crema artificial, azúcar.
3. Ciento veinte (120) gramos de jamón.
4. Pan tostado con margarina.
5. Ocho (8) onzas de leche baja en grasa (descremada).
6. Café.
7. Sal y pimienta.

Dieta Sin Sal Adicional

La Dieta Sin Sal Adicional consiste en alimentos regulares excepto ésos que contienen una cantidad muy alta de sodio (sal).

Guidelines

1. No special foods are required for this diet.
2. Approximately __________ tsp salt per day may be used in cooking, but do not add salt at the table.
3. Salt substitutes may be used with the doctor's permission.

Normas

1. No se requieren alimentos especiales para esta dieta.
2. Aproximadamente __________ cucharitas de sal al día se pueden usar al cocinar, pero no añada sal en la mesa.
3. Substitutos para la sal se pueden usar con el permiso del (de la) médico(a).

Foods to Avoid

1. Meats and meat products
   a. Salty or smoked meats, such as bacon, bologna, corned beef, chipped beef, frankfurters, ham, luncheon meats, salt pork, or sausage.
   b. Commercially prepared dishes such as casseroles, frozen dinners or entrees, Mexican, Chinese, or Italian dishes.
   c. Salty canned or smoked fish, such as anchovies, caviar, salted and dried cod, herring, sardines, or tuna.
   d. Cheese, except cottage cheese or cream cheese. Limit buttermilk to one (1) cup (eight {8} oz) per day.
2. Vegetables
   a. Sauerkraut, pickles or other vegetables prepared in brine.
   b. Excessive amounts of canned vegetables.
   c. Regular canned tomato or V-8 juice.
3. Snack foods—potato chips, pretzels, corn chips, salted popcorn, or salted crackers.

Alimentos Que Se Deben Evitar

1. Carnes y productos de carne
   a. Carnes saladas o ahumadas, tal como tocino, salchichón, carne en salmuera, carne seca, salchichas, jamón, carnes frías, puerco salado, o chorizo.
   b. Platos preparados comercialmente tal como cacerolas, comidas congeladas, platillos mexicanos, chinos o italianos.
   c. Pescado salado, enlatado o ahumado, tal como anchoas, caviar, bacalao salado y seco, arenque, sardinas o atún.
   d. Queso, excepto requesón o queso de crema. Limite la leche agria (leche de mantequilla) a una (1) taza (ocho [8] onzas) al día.
2. Legumbres
   a. Chucruta, encurtidos u otras legumbres preparadas en salmuera.
   b. Cantidades excesivas de legumbres enlatadas.
   c. Jugo enlatado de tomate o Jugo V-8.
3. Comidas entremedias—papas fritas, roscas saladas, tostados de maíz, rosetas (palomitas) de maíz con sal, o galletas saladas.

4. Miscellaneous
   a. Commercially canned or dried soups or bouillon cubes; commercially canned gravies.
   b. Commercial salad dressings other than oil and vinegar or mayonnaise. Low-sodium salad dressings may be used.
   c. Olives, pickles or relishes.
   d. Limit commercially baked products containing baking powder or baking soda to two (2) small servings per day (biscuits, muffins, quick breads, cakes, cookies, and so on).

5. Flavorings
   a. Condiments: catsup, mustard (may use dried), relishes, steak sauces, soy sauce, horseradish prepared with salt, barbecue sauce. (Many of these products are available salt free.)
   b. Spices: monosodium glutamate, garlic, onion, or celery salt (powder may be used).
   c. Meat tenderizers and meat extracts.
   d. Seasoning mixes: packaged dry mixes for beef stew, beef stroganoff, chili, sloppy joe, spaghetti, and similar dishes.

4. Misceláneo
   a. Sopas o caldos enlatados o cubitos de caldo, salsas o jugos de carne enlatados.
   b. Salsas de ensalada pero no aceite y vinagre o mayonesa. Se pueden usar salsas de ensalada bajas en sodio (sal).
   c. Aceitunas, pepinos curtidos, encurtidos.
   d. Limite productos de panadería que contengan levadura química o carbonato a dos (2) porciones pequeñas al día (bizcochos, bollos, panes ligeros, pasteles, galletitas, y otros productos semejantes).

5. Aderezos
   a. Condimentos: salsa de tomate, mostaza (se puede usar la seca), encurtidos, salsas para bistec, salsa de soya, rábano picante preparado con sal, salsa de barbacoa. (Muchos de estos productos se pueden obtener sin sal.)
   b. Especias: monosodio glutamato, sal de ajo, de cebolla, o de apio (se puede usar en polvo).
   c. Ablandadores para carnes, y extractos de carne.
   d. Mezclas para sazonar: mezclas secas en paquete para cocidos, para cocido stroganoff, de chile, para picadillo, para espaguetis, y para otros platillos semejantes.

If desired, you may substitute any of the following for one-fourth (¼) tsp. salt:

A-1 Sauce	two (2) tablespoons
Barbecue sauce	three (3) tablespoons
Catsup	three (3) tablespoons
Prepared mustard	
Yellow and brown type	four (4) tablespoons
Horseradish and German	two (2) tablespoons
Soy sauce	one-half (½) tablespoon
Lemon pepper	three-fourths (¾) teaspoon
Monosodium glutamate	one (1) teaspoon
Garlic or onion salt	one-third (⅓) teaspoon

Liquid Diets

A liquid diet consists of clear fluids that leave minimal residue and can be absorbed easily. Foods included are fluid or become fluid at body temperature. A clear liquid diet is nutritionally inadequate and should be used only for a short period of time.

Suggested Uses

Before or after operations; during very acute conditions in which regular foods are not tolerated.

Si le gusta, usted puede substituir cualquiera de los siguientes por cuarta (¼) cucharita de sal:

Salsa A-1	dos (2) cucharas
Salsa de barbacoa	tres (3) cucharas
Salsa de tomate	tres (3) cucharas
Mostaza preparada	
Tipo amarillo y moreno	cuatro (4) cucharas
Rábano picante y alemán	dos (2) cucharas
Salsa de soya	media (½) cuchara
Pimienta con limón	tres cuartos de (¾) cucharita
Monosodio glutamato	una (1) cucharita
Sal de ajo o de cebolla	un tercio de (⅓) cucharita

Dietas de Líquidos

Una dieta de líquido consiste en líquidos que dejan residuo mínimo, y que el cuerpo puede absorber con facilidad. Los alimentos incluídos son fluidos o se hacen fluidos con la temperatura del cuerpo. Una dieta de líquido no es adecuada para satisfacer las necesidades del cuerpo y no se debe seguir por mucho tiempo.

Usos Sugeridos

Antes o después de una operación; durante una condición o estado grave cuando el cuerpo no puede soportar comida sólida.

Foods Included (all others are not recommended)

1. Clear broths, bouillon, consommés.
2. Clear flavored gelatin.
3. Popsicles.
4. Tea, coffee, carbonated beverages.
5. Clear, fruit-flavored beverages such as Kool-Aid.
6. Clear and strained fruit juices as tolerated.
7. Sugar, honey, clear syrups.
8. Hard, clear candies.
9. Salt.

Sample Menu

Morning
- Apple juice
- Broth
- Gelatin, flavored
- Coffee
- Sugar

Morning snack
- Cranberry juice

Noon
- Grape juice
- Consommé
- Gelatin, flavored
- Hard, clear candy
- Tea

Alimentos Incluídos (todos otros no son recomendados)

1. Caldos claros.
2. Gelatina.
3. Sorbetes en paleta (Popsicles).
4. Té, café, aguas gaseosas.
5. Refrescos claros de sabores frutas, como Kool-Aid.
6. Jugos de fruta colados y claros.
7. Azúcar, miel.
8. Dulces que son duros y claros.
9. Sal.

Muestra de un Menú

Por la mañana
- Jugo de manzana
- Caldo
- Gelatina de sabor
- Café
- Azúcar

Bocadillos (o merienda) por la mañana
- Jugo de arándano

Al mediodía
- Jugo de uva
- Consomé
- Gelatina de sabor
- Dulces
- Té

Afternoon snack
- Popsicle

Evening
- 7-Up
- Strained orange juice
- Gelatin, flavored
- Hard clear candy
- Coffee

Bedtime snack
- Gelatin, flavored
- Tea

Merienda por la tarde
- Sorbete en paleta (Popsicle)

Por la noche
- 7-Up
- Jugo claro de naranja
- Gelatina de sabor
- Dulces
- Café

Merienda antes de acostarse
- Gelatina de sabor
- Té

Coronary Care Unit (CCU) Diet

1. A CCU diet consists of low-fat and low-cholesterol foods.
2. Three (3) eggs per week (no more).
3. Fish, poultry, veal, or lean meats, but no more than one (1) red meat per day.
4. Nonfat milk instead of whole milk.
5. Decaffeinated instead of caffeinated coffee.
6. No ice, ice cream, or sherbet while on CCU. Nothing very cold or very hot to stimulate the heart.

Dieta de Cuidado Cardíaco (del Corazón)

1. La dieta de cuidado cardíaco (CCU) consiste en alimentos bajos en grasa y colesterol.
2. Tres (3) huevos por semana (no más).
3. Pescado, aves (pollo), ternera, o carnes sin grasa, pero no más de una (1) carne por día.
4. Leche desnatada en vez de leche entera.
5. Café decafeinado en vez de café entero.
6. Mientras en dieta CCU no tome hielo, helados, o sorbetes. Nada demasiado frío o demasiado caliente que estimule el corazón.

Bland Diet

1. A bland diet consists of six (6) small feedings.
2. No coffee, tea, alcoholic beverages, cola, strong spices, fried foods, or raw vegetables or fruit.
3. Same diet is followed for patient with ulcers but raw vegetables and fruit may be added to the patient's tolerance.
4. If citrus or tomato juice is not tolerated, ascorbic acid supplementation may be necessary.

Dieta Blanda

1. Una dieta blanda consiste en seis (6) comidas pequeñas.
2. Nada de café, té, bebidas alcohólicas, cola, especias fuertes, comida frita, ni legumbres o frutas crudas.
3. La misma dieta se usa para el (la) paciente con úlceras pero se pueden añadir legumbres y frutas como el (la) paciente las tolere.
4. Si no se toleran jugos cítricos o jugo de tomate, será necesario suplir el ácido ascórbico.

Protein-restricted Diet

Purpose

To restrict protein

Characteristics

Any level of protein restriction may be ordered. The following diet is for severe restriction (zero to three [0–3] grams).

1. This diet is used as a temporary measure in the treatment of hepatic coma or acute renal failure. It is inadequate in almost all nutrients. Calories that are provided in the form of carbohydrate and fat may be inadequate when total fluid is limited.

Dieta de Proteína Limitada

Propósito

Para limitar la proteina

Características

Cualquier nivel de restricción de proteína se puede ordenar. La dieta siguiente es para restricción severa (cero a tres [0–3] gramos).

1. Esta dieta se emplea como medida temporaria en el tratamiento de coma hepática o de falla aguda del riñon. Es inadecuada en casi todos los nutrientes. Las calorías que se proveen en forma de carbohidrato y grasa pueden ser inadecuadas cuando se limita el fluido en total.

2. The only foods allowed are:
   a. sugar
   b. syrup
   c. carbonated beverages
   d. Kool-Aid
   e. concentrated glucose solutions (approximately sixty [60] calories per ounce)
   f. sugar candy
   g. butterballs
   h. coffee
   i. tea
   j. specially prepared low-protein products made with wheat starch (for example, cookies, pudding, rusks)

3. These foods provide a minimum of sodium. The potassium value varies with the inclusion of coffee and tea.

2. Los únicos alimentos permitidos son:
   a. el azúcar
   b. el almíbar
   c. las bebidas carbonadas (gaseosas)
   d. Kool-Aid
   e. las soluciones concentradas de glucosa (aproximadamente sesenta [60] calorías por onza)
   f. los dulces de azúcar
   g. los bombones de azúcar y mantequilla (butterballs)
   h. el café
   i. el té
   j. los productos de baja proteína especialmente preparados, hechos con almidón de trigo (por ejemplo, galletas, pudín, panecillos tostados)

3. Estos alimentos proveen un mínimo de sodio. El valor del potasio varía con la inclusión de café o té.

Low-residue Diet

Purpose

To reduce the amount of residue in the lower bowel and to decrease fecal output

Dieta Baja en Residuo

Propósito

Para reducir la cantidad de residuo en el intestino inferior y para disminuir la producción fecal

Characteristics

1. Dietary fiber is reduced by using refined cereal grains, whole well-cooked tender vegetables, cooked or canned fruits (without any skins or seeds), and tender meats. Strained fruits and strained vegetables are not stipulated because of their unacceptability.
2. Fried or spicy foods may be included, unless bland modification is ordered.
3. Milk and milk products, such as cheese, are not restricted.
4. Foods that may contribute to elevated cholesterol or triglycerides are limited.

Foods to Exclude

1. Less tender, fibrous meats; frankfurters or other sausage in a casing
2. Raw egg
3. All raw vegetables
4. Potato skins
5. Prunes; seeds and coarse skins of fruits
6. Prune juice
7. Whole-grain cereals; bran flakes; all-bran; granola
8. Breads: whole wheat, rye, pumpernickel, raisin, or any containing seeds
9. Crackers: any containing whole-grain flours

Características

1. La fibra dietética se reduce con el uso de granos de cereales refinados, legumbres enteras pero bien cocidas, frutas cocidas o enlatadas (sin ningún pellejo ni semillas), y carnes tiernas. Frutas y legumbres coladas no son estipuladas a causa de su inaceptabilidad.
2. Se pueden incluir alimentos fritos o picantes, a menos que no se exija modificación blanda.
3. Leche y productos de leche, tal como queso no son restringidos.
4. Alimentos que pueden contribuir a colesterol elevado o triglicéridos son limitados.

Alimentos que Se Deben Evitar

1. Carnes menos tiernas y con fibra; salchichas u otra carne en envoltura
2. Huevo crudo
3. Todas legumbres crudas
4. Cáscaras de papas
5. Ciruelas pasas; semillas y pellejos toscos de frutas
6. Jugo de ciruela pasa
7. Cereales de grano entero; hojuelas de afrecho (bran flakes); afrecho puro (all-bran); granola
8. Panes: de trigo entero, de centeno, pan negro (pumper-nickel) de pasas o cualquiera que contengan semillas
9. Galletas: cualquiera que contenga harina de grano entero

10. Brown rice and wild rice	10. Arroz moreno y arroz silvestre
11. Nuts, olives	11. Nueces y aceitunas
12. Soups made with dried peas or beans	12. Sopas preparadas con chícharos (guisantes) secos o con frijoles secos
13. Desserts containing coconut, nuts, raisins, or other dried fruits	13. Postres que contienen coco, nueces, pasas, u otras frutas secas
14. Candies containing coconut, nuts, or dried fruits	14. Dulces que contienen coco, nueces, o frutas
15. Olives and pickles	15. Aceitunas y encurtidos

Food Vocabulary / Vocabulario de Alimentos

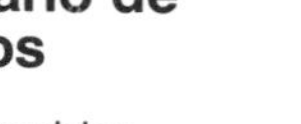

1. the meals (the three meals)	1. las comidas (las tres comidas)
2. proteins	2. las proteínas
3. calories	3. las calorías
4. vitamins	4. las vitaminas
5. meats	5. la carne, las carnes
6. fish, seafood	6. el pescado, los mariscos
7. vegetables	7. los vegetales, las verduras, las legumbres
8. grains, cereals	8. los cereales

Meats / *Carnes*

1. beef	1. la carne de res, de vaca
2. pork	2. la carne de puerco, de cerdo
3. lamb, sheep	3. la carne de borrego, de carnero
4. chicken, hen, turkey	4. el pollo, la gallina, el pavo
5. meatball	5. la albóndiga
6. steak	6. el bistec, el biftec
7. chop	7. la chuleta
8. lamb chop	8. la chuleta de cordero, la costilla de cordero
9. pork chop	9. la chuleta de cerdo, de puerco, de lechón
10. veal chop	10. la chuleta de ternera, la costeleta de ternera
11. ham	11. el jamón
12. bacon	12. el tocino
13. sausage	13. el chorizo

Seafoods	***Mariscos***
1. clam	1. la almeja
2. tuna	2. el atún
3. cod fish	3. el bacalao
4. shrimp, jumbo shrimp	4. el camarón, la gamba, el langostino
5. crab	5. el cangrejo
6. lobster	6. la langosta
7. filet of sole	7. el lenguado
8. halibut	8. el halibut
9. oyster	9. la ostra
10. flounder	10. el rodaballo
11. salmon	11. el salmón

Milk and Dairy Products	***Leche y Productos Lácteos***
1. cow's milk	1. la leche de vaca
2. goat's milk	2. la leche de cabra
3. raw milk	3. la leche cruda
4. boiled milk	4. la leche hervida
5. low-fat milk	5. la leche desgrasada
6. skim milk	6. la leche descremada
7. powdered milk	7. la leche en polvo
8. evaporated milk	8. la leche evaporada
9. condensed milk	9. la leche condensada
10. cream	10. la crema
11. cheese	11. el queso
12. cottage cheese	12. el requesón

Vegetables	***Legumbres, Vegetales, Verduras***
1. avocado	1. el aguacate (la palta)
2. beans green beans/ string beans	2. las habichuelas (los frijoles); las habichuelas (las judías verdes, los ejotes)
3. Brussels sprouts	3. los coles de Bruselas
4. cabbage	4. la col, el repollo
5. carrot	5. la zanahoria
6. cauliflower	6. la coliflor
7. celery	7. el apio
8. corn	8. el maíz
9. garlic	9. el ajo
10. lettuce	10. la lechuga
11. lentils	11. las lentejas
12. onion	12. la cebolla
13. pea	13. el guisante, el chícharo
14. pepper, green	14. el chile verde, el pimiento verde
15. potato mashed potatoes	15. la papa, patata el puré de papas
16. tomato	16. el tomate, el tomatillo el jitomate
17. sweet potato	17. el camote, la papa dulce
18. yam	18. el camote amarillo, la batata

Fruits	*Frutas*
1. apple	1. la manzana
2. apricot	2. el albaricoque
3. banana	3. el plátano, la banana
4. blackberry	4. el moro
5. cherry	5. la cereza
6. cranberry	6. el arándano
7. grapefruit	7. la toronja
8. lemon	8. el limón
9. lime	9. la lima
10. orange	10. la naranja
11. peach	11. el durazno, el melocotón
12. pineapple	12. la piña
13. plum	13. la ciruela
14. prune	14. la ciruela pasa
15. raspberry	15. la frambuesa
16. strawberry	16. la fresa
17. tomato	17. el tomate

Bread, Flour, and Grains	*Pan, Harinas, y Granos*
1. bread white bread toast	1. el pan el pan blanco el pan tostado
2. cake	2. el pastel
3. cereal	3. el cereal
4. corn meal	4. la harina de maíz, masa
5. cupcakes	5. los pastelitos
6. flour, rice flour, wheat	6. la harina de arroz la harina de trigo
7. rice	7. el arroz
8. rolls, French rolls, sweet rolls	8. los panecillos, el pan francés, el pan dulce
9. spaghetti	9. los fideos
10. tortilla, corn tortilla, white flour	10. la tortilla de maíz la tortilla de harina
11. wheat germ	11. el germen de trigo

Lard and Fats	*Manteca y Grasas*
1. butter	1. la mantequilla
2. lard lard, beef	2. la manteca de puerco el unto de res, el sebo
3. oil oil, cooking oil, olive	3. el aceite el aceite para cocinar, el aceite de oliva
4. peanut butter	4. la crema de cacahuete, mantequilla de maní

Sugar, Sweets, and Desserts	***Azúcar, Dulces, y Postres***
1. cake	1. el pastel, la torta, la tarta
2. candy	2. los dulces
3. cookie	3. la galleta, la galletita
4. cupcake	4. el bollo, el pastelito
5. custard	5. el flan, las natillas
6. ice cream	6. el helado
7. jam	7. la mermelada, la conserva
8. jelly	8. la jalea
9. nougat	9. el turrón
10. pie	10. el pastel
11. sugar, brown sugar, raw sugar	11. el azúcar, el azúcar moreno, el azúcar crudo

Drinks	***Bebidas***
1. beer	1. la cerveza
2. coffee	2. el café
3. juice lemon juice orange juice	3. el jugo (zumo) el jugo de limón el jugo de naranja
4. lemonade	4. la limonada
5. milk	5. la leche
6. tea	6. el té
7. wine	7. el vino
8. water	8. agua

Miscellaneous	***Misceláneo***
1. egg omelet, or Mexican "torta de huevo"	1. el huevo la tortilla (la torta) de huevos
2. fried	2. frito
3. hors d'oeuvres	3. los bocaditos, el entremés
4. menu	4. la lista, el menú
5. pepper (seasoning)	5. la pimienta
6. salad	6. la ensalada
7. salt	7. la sal
8. sauce or gravy	8. la salsa
9. soup	9. la sopa

Typical Spanish Dishes	***Platillos Típicos Españoles***
1. roast chicken	1. el pollo asado
2. roast chicken with rice	2. el pollo asado con arroz
3. rice dish with meat, seafood, vegetables	3. la paella
4. chick peas	4. los garbanzos
5. cold vegetable soup	5. el gazpacho
6. suckling pig	6. el lechón
7. Spanish stew	7. el cocido (el guiso)

Nutritional Problems and Diseases

1. Diabetes
2. Obesity
3. Malnutrition, person with malnutrition
4. Excessive carbohydrate intake
5. Excessive sugar intake
6. Cholesterol
7. Hypoglycemia

Problemas y Enfermedades de la Nutrición

1. La diabetes
2. La obesidad, la gordura
3. La desnutrición, desnutrido(a)
4. El exceso de carbohidratos
5. El exceso de azúcares
6. El colesterol
7. La hipoglicemia

HOSPICE

1. Our goal in hospice is to keep you comfortable and safe at home and teach your family how to care for you.
2. We have a nurse on call 24 hours a day. If you need to call the nurse with any emergencies, here is the phone number ______________________.
3. Do you need a bedside commode, a walker, a wheelchair, a hospital bed?
4. Would you like a home health aide to come and help you with your bathing?
5. Do you have pain? Where is your pain?
6. Here is some information about what to expect as the disease progresses.

EL HOSPICIO

1. Nuestra meta en el hospicio es mantenerle a usted cómodo(a) y seguro(a) en su casa y enseñar a su familia a cuidarlo.
2. Usted puede llamar a una enfermera durante 24 horas del día. Si usted necesita llamar a la enfermera con cualquier emergencia, aquí está el número de teléfono ______________________.
3. ¿Necesita usted un inodoro, un andador, una silla de ruedas, una cama de hospital?
4. ¿Le gustaría que una asistente de salud venga a su casa y le ayude a bañarse?
5. ¿Tiene dolor? ¿Dónde está su dolor?
6. Aquí está alguna información sobre que es lo que debe esperar cuando la enferemedad progrese.

7. You need to take your pain medicine around the clock to control your pain. How often do you take your pain medication? How much do you take?
8. Do you have nausea and vomiting?
9. Are you moving your bowels? When did you last move your bowels?
10. Have you made funeral arrangements? With whom?
11. You need to call hospice when (patient's name) dies.
12. Is he (she) responding to you?
13. Is he (she) having a hard time breathing?
14. The on-call nurse is not an emergency service (not like calling 911).
15. We have volunteers who can help you with errands, transportation to appointments, and provide support.

7. Usted necesita tomar su medicina para el dolor a todas horas para controlar su dolor. ¿Con qué frecuencia toma su medicina para el dolor? ¿Cuánta medicina toma?
8. ¿Tiene náusea o vómitos?
9. ¿Está usted obrando? ¿Cuándo fue la última vez que obró?
10. ¿Ha hecho usted arreglos funerales? ¿Con quién?
11. Usted necesita llamar al hospicio cuando (nombre de paciente) se muera.
12. ¿Le está respondiendo él/ella a usted?
13. ¿Está teniendo él/ella dificultades al respirar?
14. La enfermera disponible las 24 horas no es un servicio para emergencias (como el 911).
15. Tenemos voluntarios que le pueden ayudar con mandados, transportación a citas, y para dar apoyo.

HOSPITAL VOLUNTEERS*

1. Hello. Good morning, good afternoon, good evening.
2. How are you feeling?
3. My name is ____________. I am a hospital volunteer.
4. What is your name?
5. Can I help you in any way?
6. These flowers are for you.

*For additional phrases and conversational leads, see Useful Words and Phrases in Language Necessities, p. 364.

VOLUNTARIOS DEL HOSPITAL

1. Hola. Buenos días, buenas tardes, buenas noches.
2. ¿Cómo se siente usted?
3. Me llamo ___________. Soy un(a) voluntario(a) del hospital.
4. ¿Cómo se llama usted?
5. ¿En qué puedo ayudarle?
6. Estas flores son para usted.

7. Would you like to speak with the chaplain?
8. What religion are you?

7. ¿Quisiera usted hablar con el capellán?
8. ¿Cuál es su religión?

MEDICAL SOCIAL WORKERS

1. I am one of the hospital social workers. You asked to see me?
2. How can I help you?
3. I am the social worker . . .
   a. on this floor.
   b. on this service.
   c. on this unit.
   d. who will be working with you and the rehabilitation team.
4. Your doctor has asked me to see you . . .
   a. about your plans for discharge.
   b. about your concerns.
   c. about your home situation. Do you live alone? Will someone be available to help you? Family members?
5. Would you prefer to speak in English or Spanish?
6. Please repeat that, I don't quite understand.
7. Do you know where you are?
8. Do you know that you are in a hospital? Do you know why you are here?
9. Does your family know you are here?

TRABAJADORES SOCIALES MÉDICOS

1. Soy uno(a) de los trabajadores sociales del hospital. ¿Usted quería verme?
2. ¿En qué puedo ayudarle?
3. Soy el (la) trabajador(a) social . . .
   a. en este piso.
   b. en este servicio.
   c. en esta unidad.
   d. que va a trabajar con usted y con el equipo de rehabilitación.
4. Su médico me ha pedido que le vea . . .
   a. sobre sus planes para cuando salga de aquí.
   b. sobre sus problemas.
   c. sobre su situación en casa. ¿Vive solo(a)? ¿Habrá alguien disponible para ayudarle? ¿Miembros de la familia?
5. ¿Prefiere hablar en español o en inglés?
6. Favor de repetir eso. No entiendo.
7. ¿Sabe dónde está usted?
8. ¿Sabe que usted está en un hospital? ¿Sabe por qué está aquí?
9. ¿Sabe su familia que usted está aquí?

10. Do you want to contact anyone?
11. Where were you living before you came into the hospital?
12. Will you be able to return there?
13. Why can't you return there?
14. Is there someone who can transport you (bring you) to your appointments? Take you home?
15. Will you need help at home?
16. Your doctor believes it would be best to have a visiting nurse (public health nurse) come by and see you to make sure you are managing all right.
17. Do you understand what activities you are to avoid?
18. Do you understand what you are able to do?
19. Do you have a community social worker?
20. Do you think alcohol has been a major problem for you?
21. Have you ever been to an alcohol recovery facility?
22. Have you seen a psychiatrist before?
23. Have you ever been in a psychiatric facility?
24. Do you have a conservator or someone to help manage your finances?
25. Have you made any funeral arrangements?
26. What do you want to do about your discharge?
27. What do you want to do about your situation?
28. What do you hope to accomplish by that?

10. ¿Quiere ponerse en contacto con alguien?
11. ¿Dónde vivía usted antes de que viniera al hospital?
12. ¿Podrá usted regresar allí?
13. ¿Por qué no puede regresar allí?
14. ¿Hay alguien que pueda llevarle a sus citas? ¿Llevarle a casa?
15. ¿Va a necesitar ayuda en casa?
16. Su médico(a) cree que sería mejor tener un(a) enfermero(a) visitante (enfermero[a] de salud pública) que venga a verle para asegurar que usted se maneja bien.
17. ¿Entiende qué actividades usted debe evitar?
18. ¿Entiende lo que puede hacer?
19. ¿Tiene un(a) trabajador(a) social de la comunidad?
20. ¿Cree que el alcohol ha sido un problema mayor para usted?
21. ¿Ha ido alguna vez a una casa de recuperación del alcoholismo?
22. ¿Ha visto a un(a) psiquiatra antes de esto?
23. ¿Ha estado alguna vez en una casa psiquiátrica?
24. ¿Tiene un(a) apoderado(a) o alguien que pueda ayudarle con sus finanzas?
25. ¿Ha hecho arreglos funerarios?
26. ¿Qué quiere hacer tocante a su salida de aquí?
27. ¿Qué quiere hacer tocante a su situación?
28. ¿Qué espera realizar con esa decisión?

29. Your doctor has recommended temporary convalescent placement. How do you feel about going to a nursing home until you are strong enough to go home?
30. Do you understand the severity of your child's illness?
31. Does your child understand what is wrong with him (her)?
32. Have you talked to your child about his (her) illness?
33. How is he (she) reacting?
34. Do you feel comfortable talking with your child about what's happening to him (her)?
35. Do you remember the accident? Who was involved?
36. How do you feel about what happened?
37. How do you think your family feels about what happened?
38. Do you think your life will be much different?
39. Are you ready for those changes?
40. How do you feel about this pregnancy?
41. How do your family/friends feel about your being pregnant?
42. Are you still involved with the father of the baby?
43. Does he know you are pregnant? Will you let him know? How has he reacted?
44. Are you planning to keep the baby or put it up for adoption?

29. Su doctor(a) ha recomendado colocación temporaria de convalesciente. ¿Qué piensa usted de ir a una casa para convalescientes hasta que esté bastante fuerte para regresar a casa?
30. ¿Entiende la severidad de la enfermedad de su niño(a)?
31. ¿Entiende su niño(a) lo que le pasa?
32. ¿Ha hablado con su niño(a) sobre su enfermedad?
33. ¿Cómo reacciona?
34. ¿Se siente a gusto hablando con su niño(a) sobre lo que le está pasando a el/a ella?
35. ¿Recuerda el accidente? ¿Quién estaba allí cuándo ocurrió?
36. ¿Cómo se siente sobre lo que pasó?
37. ¿Cómo cree usted que se siente su familia sobre lo que pasó?
38. ¿Cree usted que su vida será muy diferente?
39. ¿Está listo(a) para esos cambios?
40. ¿Qué piensa usted de este embarazo?
41. ¿Qué piensan su familia y sus amigos de que está embarazada?
42. ¿Todavia tiene tratos con el padre del (de la) bebé?
43. ¿Sabe él que usted está embarazada? ¿Le avisará usted a él? ¿Cómo ha reaccionado él?
44. ¿Piensa usted quedarse con el (la) bebé o darlo(la) para adopción?

45. How have you felt during this pregnancy?
46. As part of this service for your pregnancy, a public health nurse will be out to see you.
47. Where were you working prior to your accident?
48. Do you think you'll be able to return to the same job?
49. Does your spouse work?
50. What type of income will you have?
51. What type of insurance do you have?
52. Have you applied for any type of aid/assistance?
53. Have you applied for state disability?
54. Have you applied for Social Security disability?
55. You will need to contact your local Social Security office to find out what might be available for you now that you have a long-term disability.
56. Medicaid applications are available from our eligibility workers.
57. You can also find out from them what else you might be eligible for such as food stamps, General Assistance, or homemaker services.
58. Do you have any questions about what the doctor has told you?
59. Have you any questions about what I've said?
60. Please telephone me if you have other comments or concerns.
61. Here is my name and where I can be reached.

45. Cómo se ha sentido durante este embarazo?
46. Como parte de este servicio para su embarazo, un(a) enfermero(a) de salud pública vendrá a verla.
47. ¿Dónde trabajaba antes de su accidente?
48. ¿Cree usted que pueda regresar al mismo trabajo?
49. ¿Trabaja su esposo(a)?
50. ¿Qué tipo de ingresos tendrá?
51. ¿Qué clase de seguro (aseguranza) tiene?
52. ¿Ha solicitado algún tipo de ayuda?
53. ¿Ha solicitado del estado por incapacidad de ingresos?
54. ¿Ha solicitado del Seguro Social por incapacidad?
55. Usted tendrá que ponerse en contacto con su oficina local del Seguro Social para averiguar lo que pudiera haber para usted ahora que tiene una incapacidad de largo plazo.
56. Las solicitudes de Medicaid pueden obtenerse de nuestros trabajadores de eligibilidad.
57. Usted también puede informarse por medio de ellos para qué más será elegible como estampillas para comida, Asistencia General, o servicios caseros.
58. ¿Tiene preguntas de lo que le ha dicho su médico?
59. ¿Tiene preguntas de lo que yo le he dicho?
60. Favor de telefonearme si tiene otros comentarios o problemas.
61. Aquí tiene mi nombre y dónde puede llamarme.

SWITCHBOARD

1. This is the operator. May I help you?
2. What can I do for you?
3. Can you connect me to the emergency room? (orthopedics, ear/nose/throat, obstetrics/gynecology, delivery room, etc.)
4. Can you connect me with the pharmacy? What are the hours that the pharmacy is open?
5. Where is the admissions office?
6. Where is the blood bank?
7. Where is the blood lab?
8. Please hang up, dial the area code and then the number. For local calls, dial nine (9) and the number.
9. Stay on the line, and I will give you a long-distance operator.
10. Please have your nurse help you with your call.
11. What number do you want?
12. What room number do you want?
13. What is the patient's name?
14. Is it about a bill?
15. The line is busy. Please call back.

CUADRO DE DISTRIBUCIÓN

1. Esta es el (la) operador(a). ¿En qué puedo ayudarle?
2. ¿En qué puedo servirle?
3. ¿Puede communicarme con la sala de emergencias? (ortopedia, oídos/nariz/garganta, obstetricia/ginecología, la sala de partos, etc.)
4. ¿Puede comunicarme con la farmacia? ¿Qué horas está abierta la farmacia?
5. ¿Dónde está la oficina de admisiones?
6. ¿Dónde está el banco de la sangre?
7. ¿Dónde está el laboratorio de sangre?
8. Por favor, cuelgue, marque el código del área y luego el número. Para llamadas locales, marque nueve (9) y luego el número.
9. Por favor, espere un momento y le comunicaré con un(a) operador(a) de larga distancia.
10. Por favor, que le ayude su enfermero(a) con su llamada telefónica.
11. ¿Qué número quiere?
12. ¿Qué número de cuarto quiere?
13. ¿Cómo se llama el (la) enfermo(a)?
¿Me puede decir el nombre del (de la) enfermo(a)?
14. ¿Se trata de una cuenta?
15. La linea está ocupada. Por favor, llame de nuevo.

16. The patient has been discharged.
17. Sorry. I cannot hear you.
18. I will get someone to help you.
19. Sorry, I cannot understand you.
20. Do you have the correct number?
21. Speak more slowly, please.

16. Al (A la) enfermo(a) se le ha dado de alta.
17. Lo siento. No puedo oírle.
18. (In person) Traeré a una persona.
    (On phone) Buscaré a una persona que le pueda ayudar.
19. Lo siento, pero no le comprendo (entiendo).
20. ¿Tiene usted el número correcto?
21. Hable más despacio, por favor.

VISITING NURSES

1. How is your appetite?
2. How many glasses of liquid do you drink each day?
3. How do you feel?
4. When was your last bowel movement?
5. I'm going to come to see you at ____________________.
6. I am the nurse.
7. I am the physical therapist.
8. I will help you to move more easily.
9. Do you understand?
10. Please try to be more active and do as we did today when I am not here.
11. I will return ____________________.
12. Do you feel pain, and where?

ENFERMERO(A)S VISITANTES

1. ¿Cómo es su apetito?
2. ¿Cuántos vasos de líquido toma usted cada día?
3. ¿Cómo se siente?
4. ¿Cuándo fue su última evacuación?
5. Vengo a verle a la/las ____________________.
6. Soy el (la) enfermero(a).
7. Soy el (la) terapista física.
8. Le voy a ayudar a moverse más fácilmente.
9. ¿Entiende usted?
10. Favor de tratar de ser más activo(a) y de hacer lo que hicimos hoy cuando yo no esté aquí.
11. Voy a regresar ____________________.
12. ¿Siente dolor, y dónde?

13. Please do as I am doing.
14. That was very good. Thank you.
15. Relax. I'm not going to hurt you.
16. The address I have listed for you is ____________. Is this correct?
17. Can you give me directions to your home?
18. May I see your . . .
    a. Medicare card?
    b. Medicaid card?
    c. insurance card?
    d. medications?
20. Do you have an advance directive? May I have a copy?
21. In case of emergency, whom should I call? What is his (her) phone number?
22. Today I will teach you about . . .
    a. the medication ____________.
    b. your ____________ diet.
    c. how to care for your wound.
23. Needle disposal—When you throw needles away, you must do so very carefully to prevent needle sticks and the spread of disease.
24. Put the used needle into a puncture-proof container such as an empty coffee can or a hard plastic bottle. Cover securely and keep it tightly covered. Keep out of the reach of children and animals. Throw it away in the trash when it is about three-quarters full.

13. Favor de hacer lo que hago yo.
14. Eso fue muy bueno. Gracias.
15. Relájese. No le voy a lastimar.
16. La dirección que tengo registrada para usted es _______. ¿Es correcta?
17. ¿Puede darme instrucciones para ir a su casa?
18. ¿Me permite ver su . . .
    a. tarjeta de Medicare?
    b. tarjeta de Medicaid?
    c. tarjeta de seguro?
    d. sus medicinas?
20. ¿Tiene usted una instrucción anticipada? ¿Puedo tener una copia?
21. En caso de emergencia, ¿a quién debo llamar? ¿Cuál es el número de teléfono de él/ella?
22. Hoy le voy a enseñar sobre . . .
    a. la medicina ____________.
    b. su dieta de ____________.
    c. como cuidar su herida.
23. Eliminación de agujas—Cuando usted deseche agujas debe hacerlo con mucho cuidado para prevenir picazones de agujas y la difusión de enfermedad.
24. Ponga la aguja usada en un envase (recipiente) a prueba de pinchazos como una lata de café vacía o una botella de plástico duro. Tápelo y cúbralo para que esté asegurado. Manténgalo afuera del alcance de niños y animales. Tírelo en la basura cuando esté unos tres cuartos lleno.

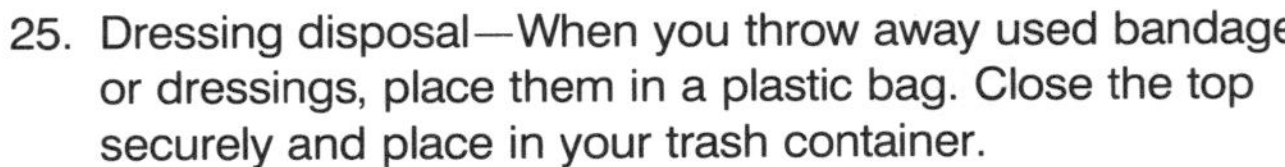

25. Dressing disposal—When you throw away used bandages or dressings, place them in a plastic bag. Close the top securely and place in your trash container.

GENERAL HOSPITAL VOCABULARY

Determining the Patient's Needs

May I help you?

Do you feel better today?

Did you sleep well?

Are you sleepy?

The doctor will examine you now.

You should remain in bed today.

We want to get you up now.

You may take a bath.

You may take a shower.

I am going to give you a sponge bath now.

Have you noticed any bleeding from . . .
 the rectum?
 the vagina?
 the mouth?

I must check for bleeding.

Do you still have any numbness?

25. Eliminación de vendajes—Cuando usted tira vendas o vendajes usados póngalos en una bolsa de plástico. Cierre la tapa seguramente y ponga la bolsa en su basurero.

VOCABULARIO GENERAL DEL HOSPITAL

Determinando las Necesidades del (de la) Paciente

¿Puedo ayudarle?

¿Se siente mejor hoy?

¿Durmió bien?

¿Tiene usted sueño?

El (La) doctor(a) le examinará ahora.

Usted debe guardar cama hoy.

Queremos que se levante ahora.

Puede bañarse.

Puede tomar una ducha.

Le voy a dar un baño de esponja ahora.

¿Ha notado hemorragia . . .
 del recto?
 de la vagina?
 de la boca?

Debo revisar si está sangrando.

¿Todavía siente adormecimiento?

This shot will make you sleep.	Esta inyección le hará dormir.
Do you have an earache?	¿Tiene dolor de oído?
Do you have a sore throat?	¿Tiene dolor de garganta?
Do you have a cough?	¿Tiene tos?
Do you have chest pain?	¿Tiene dolor de pecho?
Do you have a headache?	¿Tiene dolor de cabeza?
Do you have a backache?	¿Tiene dolor de espalda?
Do you have any drug allergies?	¿Es usted alérgico(a) a alguna medicina?
Do you urinate too frequently?	¿Orina con demasiada frecuencia?
Do you have burning when you urinate?	¿Siente ardor al orinar?
Your infection is clearing nicely.	Se está aliviando muy bien su infección.
I want to see your dressing.	Quiero ver su vendaje.
I need to change your dressing.	Necesito cambiar su vendaje.
What medications are you taking now?	¿Qué medicinas está tomando ahora?
Your cholesterol level is high.	El nivel de su colesterol es alto.
Your triglyceride level is high.	El nivel de su triglicérido es alto.
You must follow a diet to lose weight.	Debe seguir una dieta para perder peso.
Do you need the bedpan?	¿Necesita el bacín (la chata)?
I'm going to put the bedpan on the bed.	Voy a poner el bacín sobre la cama.
Do you need toilet paper?	¿Necesita papel de baño (papel higiénico)?
Are you constipated?	¿Está usted estreñido(a)/constipado(a)?
Do you need a sleeping pill?	¿Necesita una pastilla para dormir?
Do you need a laxative?	¿Necesita un laxante/purgante?

Talking to the Patient's Family

He (She) is recuperating.

He (She) is unconscious.

There is nothing else we can do.

He (She) feels sore all over.

The patient is getting worse.

The patient is getting better.

The patient is in a lot of pain.

The patient is out of danger.

The operation went well.

The patient is not expected to live.

The patient has been taken to intensive care.

Obtaining Information

You are in the hospital. You had an accident.

Do you know where you are?

What day is it?

What time is it?

What is your problem (complaint)?

How long have you had this?

Do you have pain? Where?

Hablando con la Familia del (de la) Paciente

El (Ella) se está recuperando.

El (Ella) está inconsciente.

No podemos hacer más.

El (Ella) se siente adolorido(a) por todas partes.

El (La) paciente se pone más enfermo(a)/peor/más grave.

El (La) paciente está mejor.

El (La) paciente tiene mucho dolor.

El (La) paciente está fuera de peligro.

La operación salió bien.

No se cree que el (la) paciente vaya a vivir.

El (La) paciente ha sido llevado(a) a la sala de cuidado intensivo.

Obteniendo Información

Usted está en el hospital. Tuvo un accidente.

¿Sabe dónde está?

¿Qué día es hoy?

¿Qué hora es?

¿Cuál es el problema?
¿De qué se queja usted?

¿Desde cuándo tiene esto?
¿Cuánto tiempo hace que tiene esto?

¿Tiene usted dolor? ¿Dónde?

Where does it hurt?	¿Dónde le duele?
Point to where it hurts.	Señale dónde le duele. Enséñeme dónde le duele.
Tell me when you feel pain.	Dígame cuando sienta dolor. Avíseme cuando sienta dolor.
Are you in pain?	¿Tiene dolor?
Would you like some medication for the pain?	¿Quisiera usted medicina para el dolor?
Are you dizzy?	¿Tiene vértigo? ¿Está mareado(a)?
Are you having pain?	¿Siente dolor?
Are you nauseated?	¿Siente náuseas?
What does the pain feel like?	¿Cómo es el dolor?
Is it a sharp pain or a dull pain?	¿Es un dolor agudo o sordo?
Does the pain move or radiate?	¿Se extiende/Le corre el dolor?
Is it constant?	¿Es constante?
Does the medicine ease the pain?	¿Le alivia el dolor la medicina?
This is a call light. Press the button if you need anything.	Ésta es la luz para llamar al (a la) enfermero(a). Apriete el botón si necesita algo.
I have oxygen for you in this mask. It will help you to breathe easier.	Tengo oxígeno para usted en esta mascarilla. Le ayudará a respirar más fácilmente.
I have to catheterize you.	Tengo que cateterizarle.
I have to give you an enema.	Tengo que ponerle un enema (una lavativa).
I have to shave you.	Tengo que rasurarlo(la)/afeitarlo(la).
Please put out your cigarette.	Por favor apague su cigarrillo.
There is no smoking here.	No se puede fumar aquí.

Open your mouth (very wide) (wider).	Abra la boca (muy abierta) (más abierta).
Continue.	Continúe/Siga.
Do you need to pass gas?	¿Necesita usted echar aire? (pasar gas?)
Please try to relax.	Por favor, trate de relajarse.
Are you comfortable?	¿Está usted a gusto/cómodo(a)?
Don't hold your breath.	No mantenga la respiración.
Breathe normally.	Respire normalmente.
Just a few more minutes.	Sólo unos minutos más.
Sniff.	Huela.
The technician must draw blood from your arm.	El (La) técnico(a) tiene que sacarle un poco de sangre de su brazo.
I am going to start an intravenous infusion.	Le voy a empezar un suero.
You will feel a little needle prick.	Sentirá un piquete (pinchazo).
This is medication to relieve your pain.	Ésta es medicina para aliviarle el dolor.
Put the pill under your tongue and let it dissolve.	Ponga la pastilla bajo la lengua y deje que se disuelva.
I must give you an injection in the hip.	Tengo que ponerle una inyección en la cadera.
Please roll onto your left side.	Favor de ponerse de costado izquierdo.
Has your pain gone away?	¿Se ha ido (ha desaparecido) su dolor?
I'm going to help you.	Le voy a ayudar.
These electrodes will monitor your heartbeat.	Estos electrodos analizarán los latidos de su corazón.
Take a deep breath, slowly and deeply.	Respire profundo, lenta y profundamente.
Turn to your side.	Póngase de costado.
Flex your knees and raise your buttocks.	Flexione las rodillas y levante las nalgas.

Call when you have to go to the toilet.	Llame cuando tenga que ir al baño.
Press the button when you want a nurse.	Apriete el botón cuando quiera a un(a) enfermero(a).
I must draw some blood for a test.	Debo sacarle un poco de sangre para un análisis.
I am going to give you an injection.	Voy a ponerle una inyección.
I am going to give you a tuberculin skin test.	Voy a hacerle una prueba de tuberculina.
I need to put this tube through your nose, down your throat, into your stomach.	Necesito insertar este tubo por su nariz, através de la garganta hasta el estómago.
This is to keep you from vomiting.	Esto es para impedir que vomite.

Fluid Intake/Outtake

Consumo de Líquidos/Pérdidas de Líquidos

You may not eat or drink anything yet, because you may vomit.	Usted no puede comer ni beber nada todavía porque puede vomitar.
You may take a small amount of chipped ice.	Usted puede tomar un poco de hielo triturado.
What did you drink today?	¿Qué bebió hoy?
We must measure how much you drink.	Debemos medir cuánto bebe.
The doctor wants you to drink more fluids.	El (La) doctor(a) quiere que beba más líquidos.
I want to take your temperature.	Quiero tomarle la temperatura.
The doctor wants you to stay in bed. You must not get up and walk around.	El (La) doctor(a) quiere que guarde cama. No debe levantarse ni caminar.
You must lie flat.	Debe extenderse completamente.
I must check your IV.	Debo examinar (revisar) su suero.
Your IV is not running. I must fix it.	Su suero no funciona. Debo arreglarlo.
Please save your urine for us to check.	Favor de conservar su orina para que la analicemos.

Have you moved your bowels?

¿Ha movido el vientre?

Have you taken a shit?

¿Ha hecho caca?

Please let us know when you have a bowel movement.

Favor de avisarnos cuando haya movido el vientre.

We need a specimen. Please save it.

Necesitamos una muestra. Guárdela por favor.

You have fluid in your lungs.

Usted tiene líquido en los pulmones.

Please take deep breaths and cough strongly to help prevent pneumonia.

Por favor, respire profundo y tosa fuerte para ayudar a prevenir la pulmonía.

Practice on this machine. Try to get all the balls to the top as you take a deep breath.

Practique en esta máquina. Trate de poner todas las bolas en la parte de arriba al respirar profundo.

Have you passed gas?

¿Ha pasado gas?

I want you to try to urinate.

Quiero que trate de orinar.

Useful Phrases for the Nursing Supervisor

Frases Útiles para el (la) Supervisor(a) de Enfermero(a)s

Please get the patient up.

Favor de despertar al (a la) paciente.

I want this patient turned every two (2) hours, and kept off his (her) back.

Quiero que usted voltee a este(a) paciente cada dos (2) horas y que no esté en la espalda.

Soak this patient's feet in warm water for twenty (20) minutes.

Remoje en agua tibia los pies de este(a) paciente por veinte (20) minutos.

Keep the patient's heels off the bed.

Alce los talones del (de la) paciente.

I want this patient to have more fluids today—offer water frequently.

Quiero que este(a) paciente tome más fluidos hoy. Ofrézcale agua con frecuencia.

Bathe this patient carefully. His (Her) skin is very fragile.

Bañe a este(a) paciente con cuidado. Su piel está muy frágil.

Pad this wheelchair well—otherwise the patient will hurt himself (herself).

Almohadille esta silla de ruedas bien. De otro modo él (ella) se dañará.

Clean the patient's teeth (dentures) after meals.

Limpie los dientes (la dentadura postiza) del (de la) paciente después de las comidas.

Walk this patient at least two (2) times today.

Camine con este(a) paciente por lo menos dos (2) veces hoy.

This patient is incontinent. Check him (her) frequently and keep him (her) dry.

Este(a) paciente tiene incontinencia. Revísele con frecuencia y manténgalo(la) seco(a).

Please use a small amount of shampoo and be sure to rinse his (her) hair very well.

Favor de usar una pequeña cantidad de champú y enjuáguele el pelo bien.

Keep the finger and toe nails short and clean.

Mantenga las uñas de las manos y de los pies cortas y limpias.

SECTION I
Language Necessities

THE ALPHABET
- Names of Letters
- Spelling
- Pronunciation

ACCENTUATION
DIPHTHONGS
SYLLABIFICATION
DAYS OF THE WEEK
MONTHS
COLORS
A BRIEF OVERVIEW OF SPANISH GRAMMAR
- Nouns
  - *Gender of Nouns*
  - *Plural of Nouns*
  - *Diminutives*
- Adjectives
  - *Forms of Adjectives*
  - *Position of Adjectives*
  - *Possessive Adjectives*
  - *Demonstrative Adjectives*
  - *Comparison of Adjectives*
- Possession
- Personal A
- Pronouns
  - *Subject*
  - *Vd. or Ud.*
  - *Object (Direct)*
  - *Object (Indirect)*
  - *Reflexive*
  - *Object of a Preposition*
- The Verbs *To Be*
  - *Estar*
  - *Ser*
  - *Changes in Meaning*
- Verb Tenses
  - *Simple Future*
  - *Negation of Verbs*
  - *Questions*
  - *Expressions of Obligation*
- Spanish Verbs and Some of Their Tenses
  - *Present Tense*
- Stem-changing Verbs
  - *Preterite Tense*
  - *Future Tense*
  - *Imperfect Tense*
  - *Present Perfect Tense*
- Commands
  - *Verbs Ending in* -ar
  - *Verbs Ending in* -er *and* -ir
  - *Qué* and *Cuál*
- Impersonal Verbs
  - *Hacer*
  - *Por* and *Para*

NUMBERS
- Cardinals
- Ordinals

INTERROGATIVES
TITLES
- Family Members (Relatives)
- Medical Personnel

GREETINGS AND SOCIAL AMENITIES
COMPLETIONS
WEIGHTS AND MEASURES
- Linear Measure
- Liquid Measure
- Weights

CENTIGRADE VS. FAHRENHEIT
EXPRESSIONS OF TIME
- Time on the Clock

USEFUL WORDS AND PHRASES
- Key Commands
- Familiar Commands (Irregular)

CLOTHING
JEWELRY AND OTHER PERSONAL ARTICLES
- Some Key Commands
  - Using Articles of Clothing and Jewelry

LOCATIONS
GLOSSARY OF TERMS
- Spanish to English
- English to Spanish

MALE AND FEMALE ANATOMY

THE ALPHABET EL ALFABETO

Names of Letters Nombres de las Letras

Name/Nombre		Pronunciation/Pronunciación	Name/Nombre		Pronunciation/Pronunciación
a	(ah)	ah	n	(ehnay)	ĕñĕ
b	(be)	bā	ñ	(eñe)	ĕn yĕ
c	(ce)	cā	o	(oh)	ō
ch	(che)	chā	p	(pe)	pā
d	(de)	dā	q	(coo)	cū
e	(e)	ā	r	(ehray)	ĕrĕ
f	(efe)	ĕfĕ	rr	(ehrray)	ĕrrĕ (roll r's)
g	(ge)	hāy	s	(ehsay)	ĕsĕ
h	(hache)	hăche	t	(te)	tā
i	(i)	ē	u	(oo)	ū (oo)
j	(jota)	hōtă	v	(ve, uve)	vā
k	(kah)	că	w	(doble ve)	dōbleh vā
l	(eh lay)	ĕlĕ	x	(equis)	ĕk ēs
ll	(elle)	ĕh yā	y	(i griega)	(ī griēgă) ē grē ā gă
m	(ehmay)	ĕmĕ	z	(zeta)	zātă

Note: K and W are not Spanish letters and are found only in foreign words in Spanish use such as kilogramo and Wáshington.

Spelling

1. How do you spell your name?
2. How do you spell your last name?
3. How do you spell your street?
4. How do you spell your doctor's name?
5. How do you spell the name of the city where you were born?
6. One letter at a time.

Deletreo*

1. ¿Cómo se deletrea su nombre?
2. ¿Cómo se deletrea su apellido?
3. ¿Cómo se deletrea su calle?
4. ¿Cómo se deletrea el apellido de su médico(a)?
5. ¿Cómo se deletrea el nombre de la ciudad donde usted nació?
6. Una letra a la vez.

*¿Cómo se escribe?

Pronunciation

A sounds like a in father and is pronounced like a clipped ah.

abortar (to abort) **el abdomen** (the abdomen) **la cama** (the bed)
ayudar (to help) **la amígdala** (the tonsil) **la bata** (the bathrobe)

B has the sound of b in book when it begins a breath group or sentence and when it follows m or n.

el bacín (the basin) **el brazo** (the arm) **el hombre** (the man) **la boca** (the mouth)
bañar (to bathe)

The sound of **B** becomes softened when it is located between vowels.

la cabeza (the head) **el rebozo** (the shawl) **el aborto** (the abortion)

The Spanish **B** and **V** have the same sound.

C has a hard sound, as in come when it occurs before a, o, or u or before a consonant.

la cama (the bed) **la cuna** (the cradle) **el cuello** (the neck) **la cara** (the face)

C before an e or i has an s sound.

la medicina (the medicine)
el cerebro (the brain)
ciego (blind)
la receta (the prescription)
la cintura (the waist)

CH has the sound of ch in child.

el muchacho (the boy)
la chica (the girl)
chupar (to suck)
chupón (pacifier)
la noche (the night)
la chaqueta (the jacket)

D is a hard dental sound at the beginning of a word.

la debilidad (the weakness)
el dolor (the pain)
los dientes (the teeth)
el doctor (the doctor)
mandar (to order)

D has a soft or th sound as in them between vowels.

el lado (the side)
el cuidado (the care)
el médico (the doctor)
el codo (the elbow)
el dedo (the finger)
mojado (wet)

E sounds like the English e in the word eight.

el pecho (the chest)
eructar (to belch)
equilibrio (equilibrium)
el pelo (the hair)
el bebé (the baby)
la mesa (the table)

E sounds like the e in pet.

la enfermedad (the illness)
la espalda (the back)
estornudar (to sneeze)
empujar (to push)
la emtara atrás (lower back)
el papel (the paper)
el estómago (the stomach)

F has the same sound as in English.

la fiebre (the fever)
fumar (to smoke)
frío (cold temperature)
flaco (skinny)
la fecha (the date on the calendar)

G before a, o, or u has a hard sound as in get.

gordo (fat)
el guante (the glove)
las gafas (the eyeglasses)
el gargajo (the phlegm)
el gato (the cat)

G before an e or i has a guttural h sound as in the German ach.

la gente (the people) **la vagina** (the vagina) **las alergias** (the allergies) **los gemelos** (the twins)

Occasionally a silent u will precede the e or i to indicate that the **G** is hard, as in go.

pagué (I paid) **el hormigueo** (tingling sensation or "pins and needles")

To keep the u sound in the -gue or -gui combination, a dieresis (¨) is placed over the u as in:

la vergüenza (the shame) **el ungüento** (ointment)

H is a silent letter.

humano (human) **hinchar** (to swell) **las hormonas** (the hormones)
el hueso (the bone) **el hígado** (the liver) **el huevo** (the egg)

I is a short sound as in machine.

irritable (irritable) **la incisión** (the incision) **el instrumento** (the instrument)
incómodo (uncomfortable) **mi** (my)

J sounds like a hard English h, a guttural h sound as in the German ach.

la jeringa (the syringe) **las orejas** (the ears) **el juanete** (the bunion)
los ojos (the eyes) **la aguja** (the needle) **trabajar** (to work)

K is not part of the Spanish alphabet. It is used only in words of foreign origin, and it has the same pronunciation as in English.

el kilo (the kilogram) **el kilómetro** (the kilometer)

L is the same as in English.

la lengua (the tongue) **la píldora** (the pill) **el líquido** (the liquid)
las lágrimas (the tears) **los labios** (the lips) **la luz** (the light)

LL sounds like y in the word yes.

los tobillos (the ankles) **llorar** (to cry) **la cuchillada** (the gash)
las costillas (the ribs) **la espaldilla** (the shoulder blade) **la mejilla** (the cheek)

M is the same as in English.

morir (to die) **las manos** (the hands) **la médula** (the marrow) **el muslo** (the thigh)

N is pronounced like m before b, f, p, m, and v.

enfermo (sick) **la enfermera** (the nurse) **un brazo** (an arm) **un viejo** (an old man) **un pulmón** (a lung)

N otherwise sounds the same as in English.

la náusea (the nausea) **nervioso** (nervous) **la nariz** (the nose) **nacer** (to be born)

Ñ has the English sound of ny or ni in canyon or onion.

los riñones (the kidneys) **el puño** (the fist) **estreñido** (constipated) **el sueño** (the dream, sleep) **el señor** (Mr., the gentleman, sir) **la muñeca** (wrist)

O sounds like the o in born.

la obesidad (the obesity) **la oreja** (the ear) **emocional** (emotional) **el muslo** (the thigh) **no** (no) **el pelo** (the hair)

O followed by a consonant sounds like the English o in or.

orinar (to urinate) **el ombligo** (the navel) **el órgano** (the organ)

P is the same as in English.

la parálisis (the paralysis) **el pañal** (the diaper) **poco** (little, referring to quantity) **el paciente** (the patient) **la pulmonía** (the pneumonia) **el papá** (the dad) **puje** (bear down)

There are several silent **P**s, as in:

la psicología (psychology) **la psiquiatra** (the psychiatrist) **la psicoterapia** (psychotherapy)

Q appears only before ue or ui. The u is always silent and the **Q** has a k sound.

quejar (to complain) **tranquilo** (tranquil) **la quijada** (the jaw) **la izquierda** (the left) **los bronquios** (the bronchia) **el queso** (the cheese)

R is trilled in the initial position.

la roncha (the rash) **el reumatismo** (rheumatism) **las rodillas** (the knees) **el resfriado, el resfrío** (cold in the nose)

R is slightly trilled in the middle of a word.

primo (cousin) **varicela** (chickenpox) **la hernia** (the hernia) **operar** (to operate) **la nariz** (nose)

RR is strongly trilled.

el carro (the car) **el catarro** (cold in the head) **la diarrea, la correncia** (diarrhea) **la gonorrea** (gonorrhea) **el perro** (the dog)

S has the ess sound in English.

la saliva (the saliva) **toser** (to cough) **el sarampión** (the measles) **la causa** (the cause) **el sudor** (the sweat) **la sangre** (the blood) **la vista** (the sight, vision)

S before b, d, g, l, m, n, and v has the z sound as in toys.

el asma (asthma) **los dientes** (the teeth) **la desgana** (the loss of appetite)

T is similar to English but is dental.

el té (the tea) **tragar** (to swallow) **las tijeras** (the scissors) **el teléfono** (the telephone) **tranquilo** (tranquil) **este** (this)

U sounds like the English u in rule.

último (last in a series) **usar** (to use) **la unión** (the union) **único** (only)

V has the same sound as b.

el vértigo (the dizziness) **vestirse** (to get dressed) **la verruga** (the wart) **el vientre** (the belly) **vaginal** (vaginal) **aliviarse** (to get well)

(W) is not part of the Spanish alphabet. It is used only in foreign words and is pronounced as it is in English.

Wáshington

X has the English x sound before a consonant.

explicar (to explain) **la extensión** (the extension) **excelente** (excellent) **el extranjero** (the foreigner)

When it stands between vowels, it has a gs sound as in eggs.

sexual (sexual) **examen** (exam) **oxígeno** (oxygen)

Y sounds like the English y in yes.

yo (I) **yodo** (iodine) **yeso** (cast) **yerno** (son-in-law)

When **Y** follows n, it has the sound as in the English judge.

inyección (injection) **inyectar** (to inject)

When it stands alone, it sounds like the Spanish i.

y (and)

Z always has the s sound.

el zumbido (buzzing) **embarazada** (pregnant) **el corazón** (the heart) **izquierdo** (left)
el brazo (the arm) **zurdo** (left-handed) **el zapato** (the shoe) **la matriz** (womb)

ACCENTUATION

To pronounce Spanish words properly requires accenting or stressing the correct syllable. The following rules apply and should be memorized:

1. If a word ends in a vowel (a, e, i, o, u), n, or s the stress will be on the next-to-last syllable.

me-sa (table) **ca-be-za** (head) **re-ga-lo** (gift) **a-rri-ba** (up, upstairs, upper)
si-lla (chair) **de-do** (finger) **cam-bian** (they change) **do-sis** (dose)
le-che (milk)

2. If a word ends in a consonant other than n or s the stress is on the last syllable.

us-ted (you) **re-loj** (clock) **a-li-viar** (to alleviate) **pa-red** (wall)
ca-mi-nar (to walk) **se-ñal** (sign) **pul-gar** (thumb) **ciu-dad** (city)
a-bor-tar (to abort)

3. If the word does not conform to either of the above rules it must have a written accent mark on the stressed syllable.

lá-piz (pencil)	**fá-cil** (easy)	**in-di-ges-tión** (indigestion)	**nú-me-ro** (number)
ár-bol (tree)	**sa-ram-pión** (measles)	**úl-ti-mo** (last)	**ca-fé** (coffee)
ma-má (Mom)			

4. The accent mark is also used to distinguish a few words that have the same spelling but different meanings. The pronunciation is the same.

te—you (object)	**de**—of	**si**—if	**el**—the
té—tea	**dé**—give (command)	**sí**—yes	**él**—he

5. The combination of a strong and weak vowel (a diphthong) forms one single syllable, unless a written accent mark is used over the weak vowel, in which case the weak vowel carries its own syllable.

co-ca-í-na (cocaine)	**die-ta** (diet)	**dia-rio** (daily)	**o-ír** (to hear)
pa-ís (country)	**ca-fe-te-rí-a** (cafeteria)	**cuar-to** (room)	**sue-ro** (IV)
bai-le (dance)	**mí-o** (mine)	**le-í-do** (read)	**pei-ne** (comb)

DIPHTHONGS

In Spanish there are weak and strong vowels: **U** and **I** are weak vowels, **A, E,** and **O** are strong vowels. A diphthong consists of a strong and a weak vowel, a weak and a strong vowel, or two weak vowels, pronounced together.

ue sounds like we in wet in English.	Examples: **bueno, sueño, fuerte.**
ia sounds like yah in English.	Examples: **Julia, malaria, arteria.**
io sounds like yo in yore in English.	Examples: **Julio, radiografías, idioma.**
ie sounds like ye in yet in English.	Examples: **piel, diente, quiere.**
iu sounds like ew in hew in English.	Examples: **ciudadano, diurético.**
ua sounds like wa in English.	Examples: **enjuagar, guante.**

ai and **ay** sound like ai in aisle in English. Examples: **caigo, hay, baile.**

ui sounds like the word we in English. Examples: **cuidado, suicidio, Luis.**

ei sounds like a in the word ate in English. Examples: **peine, seis, veinte.**

oi sounds like oy in toy in English. Examples: **oigo, hoy.**

uo sounds like uo in quota in English. Examples: **cuota, duodécimo.**

eu sounds like Spanish e then Spanish u. Examples: **terapéutico, neurólogo.**

au sounds like ou in our in English. Examples: **pausa, causa.**

SYLLABIFICATION

Dividing words into syllables makes it much easier to pronounce them. Following are rules for word division.

1. A word has as many syllables as it has diphthongs and vowels.
2. Every syllable ends in a vowel except when the vowel is followed by two different consonants.
3. A syllable usually starts with a consonant. However, every strong vowel carries its own syllable. The strong vowels are a, e, and o; the weak vowels are i and u.
4. A single consonant between two vowels goes with the following vowel. Ch, ll, and rr are considered single consonants.
5. When two consonants come together they are usually in separate syllables. The following cannot be separated: br, cr, dr, fr, gr, and tr; and bl, cl, fl, gl, and pl.
6. Examples:

   se-ño-ra (Mrs., Madam)
   ni-ño (boy)
   pe-rro (dog)
   sa-rro (plaque)
   mu-cha-cha (girl)
   ma-no (hand)
   can-tar (to sing)
   lec-ción (lesson)
   bar-bi-lla (chin)
   en-se-ñar (to show)
   An-to-nio (Anthony)
   es-ter-nón (sternum)
   a-pa-ra-to (apparatus)
   in-tra-mus-cu-lar (intramuscular)
   pa-dre (father)
   es-pe-cial (special)

e-jer-ci-cio (exercise)
ca-ma (bed)
en-fer-mo (sick)
ja-bón (soap)
dien-te (tooth)
to-bi-llo (ankle)
li-ni-men-to (liniment)
a-rri-ba (upstairs)
ac-ci-den-te (accident)
ra-dio-gra-fí-as (X-rays)
pro-fun-do (deeply)
de-fec-to (defect)
pe-dia-tra (pediatrician)
pre-o-cu-pa-do (worried)
ci-ru-gí-a (surgery)
ca-té-ter (catheter)
za-pa-ti-llas (slippers)
ma-re-a-do (dizzy)
cual-quier (any)

DAYS OF THE WEEK / LOS DÍAS DE LA SEMANA

DAYS OF THE WEEK	LOS DÍAS DE LA SEMANA
Monday	lunes
Tuesday	martes
Wednesday	miércoles
Thursday	jueves
Friday	viernes
Saturday	sábado
Sunday	domingo

MONTHS / LOS MESES

MONTHS	LOS MESES
January	enero
February	febrero
March	marzo
April	abril
May	mayo
June	junio
July	julio
August	agosto
September	septiembre
October	octubre
November	noviembre
December	diciembre

COLORS — LOS COLORES

COLORS	LOS COLORES		
black	negro(a)	orange	anaranjado(a)
blue	azul	pale	pálido(a)
bluish	azulado	pink	rosado(a)
brown	moreno(a), pardo(a), café	purple	púrpura, morado(a)
clear, light (in color tone)	claro(a)	red	rojo(a)
cranberry	arándano(a)	reddish	rojizo
dark	oscuro(a)	silver	plateado(a)
gold	dorado(a)	transparent	transparente
gray	gris	white	blanco(a)
green	verde	yellow	amarillo(a)
maroon	marrón	yellowish	amarillento

A BRIEF OVERVIEW OF SPANISH GRAMMAR

Nouns

Gender of Nouns

1. Nouns ending in a are generally feminine and require the definite article la meaning the or the indefinite article una meaning a or an.

   Examples: **la (una) mesa** the (a) table **la (una) cama** the (a) bed

2. Nouns ending in o are generally masculine and require the definite article el meaning the or the indefinite article un meaning a or an.

   Examples: **el (un) libro** the (a) book **el (un) niño** the (a) child

Plural of Nouns

1. To make a noun plural add s if the word ends in a vowel and es if the word ends in a consonant. The definite article el becomes los; la becomes las. The indefinite article un becomes unos; una becomes unas.
2. Examples:

a. **el médico, los médicos**	a. the doctor, the doctors	c. **la enfermera, las enfermeras**	c. the nurse, the nurses
b. **un señor, unos señores**	b. a gentleman, some gentlemen	d. **una infección, unas infecciones**	d. an infection, some infections

Diminutives

1. Diminutives are commonly used among native speakers as signs of endearment and to make nouns denote objects smaller in size. The most common diminutive endings are ito (a) and illo (a). To form the diminutive, drop the final vowel of the noun and add the ending.

a. **casa, casita**	a. house, little house	b. **hijo, hijito**	b. son, little son (endearment)

2. When a diminutive is formed, c becomes qu. Z becomes c, and g becomes gu before ito and illo. (When qu or gu comes before e or i, the u is silent.)

a. **Paco, Paquito**	a. Frank, Frankie	d. **la mano, la manito**	d. the hand, the tiny hand
b. **chica, chiquita**	b. girl, little girl	e. **el perro, el perrito**	e. the dog, the puppy
c. **un poco, un poquito**	c. a little bit, a tiny bit		

3. Nouns ending in a consonant add cito(a), or ecito(a), and cillo(a), or ecillo(a):

a. **joven, jovencito**	a. youth, youngster	c. **pueblo, pueblecito**	c. town, little town
b. **flor, florecita**	b. flower, little flower	d. **un momento, un momentillo**	d. a moment, a little moment

4. Some uses of the diminutive can have a favorable or an unfavorable meaning depending on what the speaker intends:

a. **Mamá, Mamacita**	a. Mom, Mommy	c. **pobre, pobrecito**	c. poor one, poor little thing
b. **Papá, Papacito**	b. Dad, Daddy		

Adjectives

Forms of Adjectives

1. Most adjectives end in o in Spanish. The adjective must agree with the noun it modifies in gender and number. The four forms are:

   o (masculine singular) os (masculine plural) a (feminine singular) as (feminine plural)

   Examples:

   a. **un dolor agudo** a. a sharp pain
   b. **una comida deliciosa** b. a delicious meal
   c. **el uniforme blanco** c. the white uniform
   d. **la tarjeta blanca** d. the white card

2. Some adjectives end in a consonant. These are made plural, by adding es, but they do not change in form to show gender.

   Examples:

   a. **una bata azul** a. a blue robe
   b. **un vestido azul** b. a blue dress
   c. **un muchacho joven** c. a young boy
   d. **una muchacha joven** d. a young girl
   e. **el dedo pulgar** e. the thumb
   f. **unas batas azules** f. some blue robes
   g. **unos vestidos azules** g. some blue dresses
   h. **unos muchachos jóvenes** h. some young boys
   i. **unas muchachas jóvenes** i. some young girls
   j. **los dedos pulgares** j. the thumbs

Position of Adjectives

1. Descriptive adjectives stand after the noun they modify.

   Examples:

   a. **un dolor sordo** a. a dull pain
   b. **una roncha rojiza** b. a reddish welt
   c. **un hombre inteligente** c. an intelligent man

2. Limiting adjectives (demonstratives, numerals, and possessives) stand before the noun they modify.

   Examples:

   a. **una píldora** a. a (one) pill
   b. **esta frazada** b. this blanket
   c. **mi hijo** c. my child
   d. **suficiente agua** d. sufficient water

Possessive Adjectives

1. my	1. mi(s)	4. our	4. nuestro(a) (os) (as)
2. your	2. tu(s)	5. their, your	5. su(s)
3. his, her, your	3. su(s)		

Demonstrative Adjectives

1. this	1. este, esta	4. these	4. estos, estas
2. that	2. ese, esa	5. those	5. esos, esas
3. that (far from the speaker)	3. aquel, aquella	6. those (far from the speaker)	6. aquellos, aquellas

Comparison of Adjectives

1. To compare adjectives use más before the adjective for the comparative more or -er. Use the article plus más before the noun for the superlative most or -est.
2. Examples:
   a. He is younger than she. — a. Él es más joven que ella.
   b. He is the youngest in the family. — b. Él es el más joven de la familia.

Possession

1. To indicate possession in Spanish the word de, meaning of, is used. There is no apostrophe in Spanish.
2. Examples:

a. Whose child is this?	a. ¿De quién es este(a) niño(a)?	c. the patient's cast	c. el yeso del (de la) paciente
b. Is it yours?	b. ¿Es de usted?	d. Mary's purse	d. la bolsa de María

3. Del is one of two contractions with el that exists in the Spanish language. When de (of) precedes el (the) it becomes del (of the). (De + el = del.)

Personal A

1. Al is the other contraction in Spanish. When a (to, for) precedes el (the) it becomes al. (A + el = al.)
2. There is a personal a in Spanish that does not occur in English. Use the a after a verb if the direct object of the verb is a person.
3. Examples:

a. I see John.	a. Veo a Juan.
b. Do you know the doctor in the emergency room?	b. ¿Conoce usted al médico en la sala de emergencia?
c. I know this doctor.	c. Conozco a este médico.

Pronouns

Subject

1. I	1. yo	5. you (formal)	5. usted
2. you (familiar)	2. tú	6. we	6. nosotros(as)
3. he	3. él	7. they	7. ellos, ellas
4. she	4. ella	8. you (plural)	8. ustedes

Vd. or Ud.

1. Vd. and Ud. are the abbreviations in Spanish for usted. Vds. and Uds. are the plural abbreviations for the ustedes form.
2. Usted means you when speaking to one person. Ustedes means you when speaking to two or more persons.

Object (Direct)

1. me	1. me	4. us	4. nos
2. you (familiar)	2. te	5. them, you (plural)	5. los, las
3. him, her, it, you (formal)	3. lo, la		

Object (Indirect)

1. me	1. me	4. us	4. nos
2. you (familiar)	2. te	5. them, you (plural)	5. les
3. him, her, you (formal)	3. le		

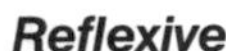

Reflexive

1. myself	1. me	4. ourselves	4. nos
2. yourself (familiar)	2. te	5. themselves, yourselves (plural)	5. se
3. himself, herself, yourself (formal)	3. se		

Object of a Preposition

1. me	1. mí	6. us	6. nosotros
2. you (familiar)	2. ti	7. them (masculine)	7. ellos
3. him	3. él	8. them (feminine)	8. ellas
4. her	4. ella	9. you (plural)	9. ustedes
5. you (formal)	5. usted		

Note: mí and ti are combined with the preposition con (with):

a. with me	a. conmigo	b. with you	b. contigo

The Verbs To Be (Ser and Estar)

Ser and Estar both mean to be.

Estar

1. Use estar for expressions of health.

a. How are you?	a. ¿Cómo está usted?	b. I am not well.	b. No estoy bien.

2. Use estar for expressions of location.

a. Where is the pain?	a. ¿Dónde está el dolor?	b. It's in the stomach.	b. Está en el estómago.

3. Use estar with adjectives of condition that change.

a. The therapist is busy.	a. El terapista está ocupado.	c. She is worried.	c. Ella está preocupada.
b. I am tired.	b. Estoy cansado.	d. I am constipated.	d. Estoy estreñido(a) (constipado(a)).

4. Use estar for the present progressive.

a. I am resting.	a. Estoy descansando.
b. They are eating.	b. Están comiendo.

5. Quedar is used with places only. You may also use estar.

a. Where is the clinic?	a. ¿Dónde queda la cliníca?
b. Where is the clinic?	b. ¿Dónde está la clinica?
c. It is two blocks from here.	c. Queda a dos cuadras de aquí.

Ser

1. Use ser for inherent characteristics—time, possession, origin, substance, and identification.

a. She is pretty.	a. Ella es bonita.
b. Blood is red.	b. La sangre es roja.
c. The room is large.	c. El cuarto es grande.
d. We are from Mexico.	d. Somos de México.
e. Whose prescription is it?	e. ¿De quién es la receta?
f. It is John's.	f. Es de Juan.
g. The syringe is plastic.	g. La jeringa es de plástico.
h. What is this? It is a glass.	h. ¿Qué es esto? Es un vaso.
i. He is a doctor.	i. Él es médico.
j. The patient is a carpenter.	j. El paciente es carpintero.
k. Are you Mexican?	k. ¿Es usted mexicano?
l. The patient is Catholic.	l. El (La) paciente es católi-co(a).
m. It is necessary to rest more.	m. Es necesario descansar más.
n. What time is it?	n. ¿Qué hora es?
o. It is one o'clock.	o. Es la una.
p. It is two o'clock.	p. Son las dos.
q. Today is Monday.	q. Hoy es lunes.

Changes in Meaning

Certain adjectives change their meaning depending on whether ser or estar is used.

Adjectives:	with ser	with estar
1. alto(a)	1. high (tall)	1. high (location)
2. bueno(a)	2. good (kind)	2. good (taste)
3. callado(a)	3. quiet (disposition)	3. silent (temporarily)
4. cansado(a)	4. boring, tiresome	4. tired (physically)
5. ciego(a)	5. blind (permanently)	5. blind (temporarily)
6. listo(a)	6. clever	6. ready
7. vivo(a)	7. lively	7. alive
8. malo(a)	8. bad (behavior)	8. ill, sick

Verb Tenses

Simple Future

1. To indicate simple future use a form of the verb to go (ir) + a + the infinitive of the verb:

a. I am going	a. Voy	d. We are going	d. Vamos
b. You are going (familiar)	b. Vas	e. They are going you (pl.) are going	e. Van
c. He, she, you (formal) are going	c. Va		

2. Examples:

a. I'm going to examine your stomach.	a. Le voy a examinar el estómago.
b. Are you going to return tomorrow?	b. ¿Va usted a regresar mañana?
c. Are you going to take the medicine every day?	c. ¿Va a tomar la medicina cada día?
d. I'm going to take your blood pressure.	d. Le voy a tomar su presión.

Negation of Verbs

1. To negate in Spanish, place no before the verb.

2. Examples:

a. I don't have my card.	a. No tengo mi tarjeta.
b. I don't go to the clinic every day.	b. No voy a la clínica cada día.
c. Aren't you my nurse?	c. ¿No es usted mi enfermera?

Questions

1. To ask a question in Spanish, place the subject of the sentence after the verb.

2. Examples:

a. Are you the patient?	a. ¿Es usted (el) la paciente?
b. Is your child sick?	b. ¿Está enfermo(a) su hijo(a)?
c. Is your medical card in your purse?	c. ¿Está su tarjeta médica en su bolsa?
d. Why did you come to the hospital?	d. ¿Por qué vino usted al hospital?

Expressions of Obligation

Hay que (Should) Tener que (To have to) Deber (de) (Must)

These three expressions can be used before an infinitive of the verb.

You should read the instructions carefully. — Hay que leer las instrucciones con cuidado.

You have to stay in bed. — Usted tiene que quedarse en cama.

You must take this pill with milk. — Debe (de) tomar esta pastilla con leche.

Spanish Verbs and Some of Their Tenses

There are three classes of verbs in Spanish. Their infinitives end in -ar, -er or -ir. The infinitive form of the verb in Spanish is equivalent to the "to" form of the verb in English. In order to conjugate a verb in Spanish one must drop the -ar, -er or -ir and add certain endings to indicate who is doing the action, and when it is done.

Present Tense

tomar (to take)

Singular
yo tomo (I take)
tú tomas (you take)
él toma (he takes)
ella toma (she takes)
usted toma (you take)

Plural
nosotros tomamos (we take)
vosotros* tomáis (you take)
ellos toman (they take)
ellas toman (they take)
ustedes toman (you take)

Note: This section will serve to introduce Spanish verbs in only five tenses. These tenses are those which will be of most frequent need in medical situations. The tenses presented here will be the Present, the Preterite, the Future, the Imperfect, and the Present Perfect. If a more thorough knowledge of verb tenses is desired, consult any acceptable text that explains Spanish language structure.

*Since the vosotros form of the verb, which is the plural of tú, is not used in most countries of Latin America, it will not be used after this page. Ustedes is used for the plural of you. Tú and vosotros are the familiar forms of you. The formal forms are the singular usted (abbreviation Ud. or Vd.), and the plural form ustedes (abbreviation Uds. or Vds.)

comer (to eat)

Singular	*Plural*
yo como (I eat)	nosotros comemos (we eat)
tú comes (you eat)	
él come (he eats)	ellos comen (they eat)
ella come (she eats)	ellas comen (they eat)
usted come (you eat)	ustedes comen (you eat)

sufrir (to suffer)

Singular	*Plural*
yo sufro (I suffer)	nosotros sufrimos (we suffer)
tú sufres (you suffer)	
él sufre (he suffers)	ellos sufren (they suffer)
ella sufre (she suffers)	ellas sufren (they suffer)
usted sufre (you suffer)	ustedes sufren (you suffer)

Examples of some -ar, -er, and -ir verbs which are commonly used in medicine:

analizar (to analyze)
contestar (to answer)
soplar (to blow)
molestar (to annoy, to bother)
fracturar (to fracture)
aumentar (to increase)
eliminar (to eliminate)
esperar (to wait, to hope)

levantar (to raise)
dejar (to permit, to let)
lavar (to wash)
prender (to fasten)
leer (to read)
beber (to drink)
doblar (to bend)

prometer (to promise)
comprender (to understand)
proceder (to proceed)
meter (to put in)
correr (to run)
cubrir (to cover)
repetir (to repeat)

sentir (to feel)
admitir (to admit)
subir (to raise, to go up)
recibir (to receive)
abrir (to open)
discutir (to discuss)
vivir (to live)

Some verbs are irregular in the present tense. The most common are:

dar (to give)

doy	damos
das	
da	dan

estar (to be)

estoy	estamos
estás	
está	están

caber (to fit, to have enough room)

quepo	cabemos
cabes	
cabe	caben

caer (to fall)

caigo	caemos
caes	
cae	caen

hacer (to make, to do)

hago	hacemos
haces	
hace	hacen

ir (to go)

voy	vamos
vas	
va	van

oír

oigo	oímos
oyes	
oye	oyen

decir (to say, to tell)

digo	decimos
dices	
dice	dicen

saber (to know)

sé	sabemos
sabes	
sabe	saben

salir (to leave, to go out)

salgo	salimos
sales	
sale	salen

ser (to be)

soy	somos
eres	
es	son

tener (to have)

tengo	tenemos
tienes	
tiene	tienen

traer (to bring)

traigo	traemos
traes	
trae	traen

poder (to be able)

puedo	podemos
puedes	
puede	pueden

poner (to put, to place)

pongo	ponemos
pones	
pone	ponen

querer

quiero	queremos
quieres	
quiere	quieren

venir (to come)

vengo	venimos
vienes	
viene	vienen

ver (to see)

veo	vemos
ves	
ve	ven

Stem-changing Verbs

Some verbs change the stem vowel of the infinitive from e to ie or o to ue to form the present tense. A few of the most common are:

e > ie

cerrar (to close)	pensar (to think)
comenzar (to begin)	querer (to want)
despertar (to awaken)	temblar (to tremble)
entender (to understand)	sentir (to feel)
empezar (to begin)	calentar (to heat)

o > ue

acordar (to remember)	mover (to move)
recordar (to remember)	contar (to count)
morder (to bite)	acostar (to put to bed)
poder (to be able)	morir (to die)
dormir (to sleep)	doler (to hurt, ache)

These changes occur only in the yo, tú, él and ellos forms. The nosotros form does not have the vowel change.

Examples:

cerrar

cierro	cerramos
cierras	
cierra	cierran

mover

muevo	movemos
mueves	
mueve	mueven

There is a group of verbs that change the e in the stem to i. The more common ones are:

medir (to measure)
gemir (to groan)
despedir (to dismiss)
pedir (to ask for, request)
repetir (to repeat)
servir (to serve)

Examples:

servir

yo sirvo	nosotros servimos
tú sirves	
él sirve	ellos sirven
ella sirve	ellas sirven
usted sirve	ustedes sirven

Preterite Tense

The preterite in Spanish is the past tense in English. The preterite indicates past, completed action. To form the preterite of an -ar verb, drop off the -ar and add the endings to indicate the past:

tomar

yo tomé (I took)	nosotros tomamos (we took)
tú tomaste (you took)	
él tomó (he took)	ellos tomaron (they took)
ella tomó (she took)	ellas tomaron (they took)
usted tomó (you took)	ustedes tomaron (you took)

To form the preterite of an -er verb drop off the -er and add the endings to indicate the past.

comer

yo comí (I ate)	nosotros comimos (we ate)
tú comiste (you ate)	
él comió (he ate)	ellos comieron (they ate)
ella comió (she ate)	ellas comieron (they ate)
usted comió (you ate)	ustedes comieron (you ate)

To form the preterite of an -ir verb drop off the -ir and add the endings that indicate the past.

sufrir

yo sufrí (I suffered)	nosotros sufrimos (we suffered)
tú sufriste (you suffered)	ellos sufrieron (they suffered)
él sufrió (he suffered)	ellas sufrieron (they suffered)
ella sufrió (she suffered)	ustedes sufrieron (you suffered)
usted sufrió (you suffered)	

Some verbs are irregular in the past tense. Examples of several of these are:

andar (to walk)	anduve, anduviste, anduvo, anduvimos, anduvieron
caber (to fit)	cupe, cupiste, cupo, cupimos, cupieron
caer (to fall)	cai, caiste, cayó, caimos, cayeron
dar (to give)	di, diste, dio, dimos, dieron
decir (to say, to tell)	dije, dijiste, dijo, dijimos, dijeron
estar (to be)	estuve, estuviste, estuvo, estuvimos, estuvieron
hacer (to make, to do)	hice, hiciste, hizo, hicimos, hicieron
ir (to go)	fui, fuiste, fue, fuimos, fueron
poder (to be able)	pude, pudiste, pudo, pudimos, pudieron
poner (to put, to place)	puse, pusiste, puso, pusimos, pusieron
querer (to want)	quise, quisiste, quiso, quisimos, quisieron
saber (to know)	supe, supiste, supo, supimos, supieron
ser (to be)	fui, fuiste, fue, fuimos, fueron
venir (to come)	vine, viniste, vino, vinimos, vinieron
tener (to have)	tuve, tuviste, tuvo, tuvimos, tuvieron
traer (to bring)	traje, trajiste, trajo, trajimos, trajeron

Future Tense

To form the future tense in Spanish add the following endings to the whole infinitive form: é, ás, á, -emos, án.

Examples:

tomar

yo tomaré (I will take)
tú tomarás (you will take)
él tomará (he will take)
ella tomará (she will take)
usted tomará (you will take)

nosotros tomaremos (we will take)

ellos tomarán (they will take)
ellas tomarán (they will take)
ustedes tomarán (you will take)

comer

yo comeré (I will eat)
tú comerás (you will eat)
él comerá (he will eat)
ella comerá (she will eat)
usted comerá (you will eat)

nosotros comeremos (we will eat)

ellos comerán (they will eat)
ellas comerán (they will eat)
ustedes comerán (you will eat)

vivir

yo viviré (I will live)
tú vivirás (you will live)
él vivirá (he will live)
ella vivirá (she will live)
usted vivirá (you will live)

nosotros viviremos (we will live)

ellos vivirán (they will live)
ellas vivirán (they will live)
ustedes vivirán (you will live)

Some verbs are irregular in the future tense. The endings are the same as those of the regular verbs but the stems differ. They are:

decir (to say, to tell)	diré, dirás, dirá, diremos, dirán
hacer (to make, to do)	haré, harás, hará, haremos, harán
querer (to want)	querré, querrás, querrá, querremos, querrán
caber (to fit)	cabré, cabrás, cabrá, cabremos, cabrán
poder (to be able)	podré, podrás, podrá, podremos, podrán
saber (to know)	sabré, sabrás, sabrá, sabremos, sabrán
poner (to put, to place)	pondré, pondrás, pondrá, pondremos, pondrán
salir (to leave, to go out)	saldré, saldrás, saldrá, saldremos, saldrán
tener (to have)	tendré, tendrás, tendrá, tendremos, tendrán
venir (to come)	vendré, vendrás, vendrá, vendremos, vendrán

Imperfect Tense

The imperfect tense is used to express continued or habitual past action. It is formed by dropping the -ar, -er, or -ir of the infinitive, and adding the imperfect tense endings. In this tense, the -er and -ir verbs have the same endings.

hablar (to speak)		mover (to move)		vivir (to live)	
yo hablaba	nosotros hablábamos	yo movía	nosotros movíamos	yo vivía	nosotros vivíamos
tú hablabas		tú movías		tú vivías	
él/ella hablaba	ustedes hablaban	él/ella movía	ustedes movían	él/ella vivía	ustedes vivían

There are only three irregularly formed verbs in the imperfect tense. They are:

ir (to go)		ser (to be)		ver (to see)	
yo iba	nosotros íbamos	yo era	nosotros éramos	yo veía	nosotros veíamos
tu ibas		tu eras		tu veías	
él/ella iba	ustedes iban	él/ella era	ustedes eran	él/ella veía	ustedes veían

Present Perfect Tense

The Spanish present perfect tense is used in the same way as the English perfect tense. It is composed of the present tense of the auxiliary verb haber (to have), and the past participle, as in English.

The forms of the present tense of the verb haber are irregular. They are:

he	hemos
has	
ha	han

The past participle of the verb is formed by dropping the -ar, -er, or -ir of the infinitive, and adding -ado to -ar verbs; -ido to -er and -ir verbs.

estar (to be)		tener (to have)		venir (to come)	
he estado	hemos estado	he tenido	hemos tenido	he venido	hemos venido
has estado		has tenido		has venido	
ha estado	han estado	ha tenido	han tenido	ha venido	han venido

Note: For commonly used irregular past participles, refer to a book on Spanish language structure.

Commands

Verbs Ending in -ar		*Verbs Ending in -er and -ir*	
Affirmative	*Negative*	*Affirmative*	*Negative*
1. Formal (Ud., Uds.) Hable Ud.	No hable Ud.	Beba Ud.	No beba Ud.
Hablen Uds.	No hablen Uds.	Beban Uds.	No beban Uds.
2. Familiar (Tú) Habla (tú)	No hables (tú)	Bebe (tú)	No bebas (tú)

The formal command is formed from the first person singular of the present tense. Change the "o" to the opposite vowel. For example: salir = salgo = salga (leave).

The verb form for the familiar command is the same as the third person singular of the present tense. For example: comer = come (tú). The subject pronoun tú is seldom used in familiar commands. It may be added for emphasis. The plural of the familiar command is seldom used. Use the Uds. form for the familiar plural.

Qué and *Cuál*

Qué (what) is used in asking definitions. Cuál (which, what) is used for choice.

¿Qué es esto?	What is this?
Es un termómetro.	It is a thermometer.
¿Cuál es su nombre?	What is your name?
Mi nombre es Juan.	My name is John.
¿Cuál es peor?	Which is worse?

Note: Some verbs are irregular in the commands. Some of the commands that are listed beginning on p. 365 are irregular.

Impersonal Verbs

There are several verbs that are impersonal in Spanish. They cannot be conjugated like the others. Use them with the indirect pronouns before the verb.

doler (to hurt)   gustar (to like)   faltar (to need)

¿Dónde le duele?	Where does it hurt?
Me duele la cabeza.	My head hurts.
¿Le gustan las comidas picantes?	Do you like spicy meals?
Sí, me gustan.	Yes, I like them.
¿Qué le falta?	What do you need?
Me falta mi cepillo de dientes.	I need my toothbrush.

Hacer

1. Hacer means to make or to do.

¿Qué hace usted?	What are you doing?
No hago nada.	I am not doing anything.
hacer gárgaras	to gargle
hacer ejercicios	to exercise
hacer una prueba	to do a test, or run a test
hacer un puño	to make a fist
hacer una pregunta	to ask a question
hacer una visita	to make a visit

2. When used before a time expression, hacer means ago.

¿Cuándo empezó el dolor?	When did the pain begin?
Empezó hace dos (2) días.	It started two (2) days ago.

3. The hace que construction shows duration in the following pattern: hace + time expression + que = has been.

¿Cuánto tiempo hace que tiene este salpullido?	How long have you had this rash?
Hace cuatro (4) días que lo tengo.	I've had it for four (4) days. (It has been four (4) days.)

Por and *Para*

Por and para both mean for.

POR

1. For the sake of
2. Because of
3. Expresses agent by which something is done
4. Means of communication or transportation
5. Exclamations
6. The object of an errand
7. In the sense that someone takes me for what I am not
8. In: the morning, afternoon, evening
9. In exchange for
10. Duration of time
11. Around (location)

PARA

1. To express purpose
2. Destination
3. Before an infinitive: in order to
4. Time limit
5. To imply a comparison
6. For what or for whom a thing is intended
7. Opinion
8. For: time in the future

12. Special expressions:

por cierto	certainly	por lo menos	at least
por ejemplo	for example	por fin	finally
por eso	therefore	por supuesto	of course
por favor	please	por poco	scarcely

NUMBERS / NÚMEROS

Cardinals / Cardinales

0 zero	cero	16 sixteen	dieciséis
1 one	uno(a)	17 seventeen	diecisiete
2 two	dos	18 eighteen	dieciocho
3 three	tres	19 nineteen	diecinueve
4 four	cuatro	20 twenty	veinte
5 five	cinco	21 twenty-one	veintiuno
6 six	seis	22 twenty-two	veintidós
7 seven	siete	23 twenty-three	veintitrés
8 eight	ocho	24 twenty-four	vienticuatro
9 nine	nueve	25 twenty-five	veinticinco
10 ten	diez	26 twenty-six	veintiséis
11 eleven	once	27 twenty-seven	veintisiete
12 twelve	doce	28 twenty-eight	veintiocho
13 thirteen	trece	29 twenty-nine	veintinueve
14 fourteen	catorce	30 thirty	treinta
15 fifteen	quince	40 forty	cuarenta

50	fifty	cincuenta
60	sixty	sesenta
70	seventy	setenta
80	eighty	ochenta
90	ninety	noventa
100	one hundred	cien (ciento)
101	one hundred one	ciento uno
102	one hundred two	ciento dos
103	one hundred three	ciento tres
104	one hundred four	ciento cuatro
105	one hundred five	ciento cinco
106	one hundred six	ciento seis
107	one hundred seven	ciento siete
108	one hundred eight	ciento ocho
109	one hundred nine	ciento nueve
110	one hundred ten	ciento diez
200	two hundred	doscientos
300	three hundred	trescientos
400	four hundred	cuatrocientos
500	five hundred	quinientos
600	six hundred	seiscientos
700	seven hundred	setecientos
800	eight hundred	ochocientos
900	nine hundred	novecientos
1000	one thousand	mil
1991	one thousand nine hundred ninety-one	mil novecientos noventa y uno

Ordinals	Ordinales
1. first	1. primero(a)
2. second	2. segundo(a)
3. third	3. tercero(a)
4. fourth	4. cuarto(a)
5. fifth	5. quinto(a)
6. sixth	6. sexto(a)
7. seventh	7. séptimo(a)
8. eighth	8. octavo(a)
9. ninth	9. noveno(a)
10. tenth	10. décimo(a)

INTERROGATIVES / PALABRAS INTERROGATIVAS

INTERROGATIVES	PALABRAS INTERROGATIVAS		
1. How?	1. ¿Cómo?	11. When?	11. ¿Cuándo?
2. How far?	2. ¿A qué distancia?	12. Where?	12. ¿Dónde?
3. How often?	3. ¿Con qué frecuencia?	13. From where?	13. ¿De dónde?
4. How much?	4. ¿Cuánto?	14. To where?	14. ¿Adónde?
5. How many?	5. ¿Cuántos?	15. Which?	15. ¿Cuál?
6. How long?	6. ¿Cuánto tiempo?	16. Which (ones)?	16. ¿Cuáles?
7. How many times?	7. ¿Cuántas veces?	17. Who?	17. ¿Quién?
8. What?	8. ¿Qué?	18. To whom?	18. ¿A quién?
9. What else?	9. ¿Qué más?	19. Whose?	19. ¿De quién?
10. What for?	10. ¿Para qué?	20. Why?	20. ¿Por qué?

TITLES / TÍTULOS

TITLES	TÍTULOS		
Mr.	Señor	Miss	Señorita
Mrs.	Señora		

Family Members (Relatives) / Miembros de la Familia (Parientes)

Family Members (Relatives)	Miembros de la Familia (Parientes)		
grandfather	abuelo	son	el hijo
grandmother	abuela	daughter	la hija
mother	la madre, la mamá	children	los hijos, los niños
father	el padre, el papá	sister	la hermana
parents	los padres	brother	el hermano

cousin	el (la) primo(a)	husband	el esposo, el marido "el viejo" (slang)
father-in-law	el suegro	wife	la esposa, la mujer "la vieja" (slang)
mother-in-law	la suegra	aunt	la tía
in-laws	los suegros	uncle	el tío
brother-in-law	el cuñado	daughter-in-law	la nuera
sister-in-law	la cuñada	son-in-law	el yerno
niece	la sobrina		
nephew	el sobrino		

Medical Personnel — Personal Médico

doctor	el doctor, el médico la doctora, la médica	paramedic	el paramédico, la paramédico
nurse	el enfermero, la enfermera	orderly	el ayudante, la ayudante
therapist	el terapista, la terapista	hospital volunteer	el voluntario, la voluntaria

GREETINGS AND SOCIAL AMENITIES — SALUDOS

Good morning.	Buenos días.	Pleased to meet you.	Mucho gusto.
Good afternoon.	Buenas tardes.	Likewise.	Igualmente.
Good evening.	Buenas tardes. Buenas noches.	How are you?	¿Cómo está usted?
Good night.	Buenas noches.	How do you feel?	¿Cómo se siente usted?
Goodbye.	Adiós.	So, so.	Así, así. (Regular.)
Hello.	Hola.	Better than yesterday.	Mejor que ayer.
Let me introduce myself.	Permítame presentarme.	Please.	Por favor.
My name is ______________.	Me llamo ______________.	Thank you.	Gracias.
I am ______________.	Soy ______________.	You're welcome.	De nada. (Por nada). (No hay de qué.)
What is your name?	¿Cómo se llama usted?	My deepest sympathy.	Mi sentido pésame.
		I am sorry.	Lo siento.

What a pity.	¡Qué lástima!	Do you want something?	¿Desea usted algo?
Congratulations.	¡Felicidades!	Come in.	Pase usted. (Entre usted.)
Do you speak English?	¿Habla usted inglés?	Sit down.	Tome asiento. (Siéntese.)
Please speak more slowly.	Hable más despacio, por favor.	What can I do for you?	¿En qué le puedo ayudar?
What's the matter?	¿Qué le pasa?		

COMPLETIONS

anything, something	algo	less	menos
bad, badly	mal, muy mal	a lot	mucho
before	antes	more	más
better	mejor	never, ever	nunca, jamás, alguna vez
earlier	más temprano	now	ahora
enough	bastante, suficiente	slow	despacio
everyday	todos los días, cada día	soon	pronto
fast	rápido	that	eso
fever	fiebre, calentura	sample, specimen	muestra
here	aquí, acá	there	allá
it (not expressed as a subject)	lo	this	esto
last night	anoche	this morning	esta mañana
late	tarde	this afternoon	esta tarde
later	más tarde	tonight	esta noche
a little	un poco, un poquito	today	hoy
		tonight	esta noche

WEIGHTS AND MEASURES—METRIC AND U.S. EQUIVALENTS (APPROXIMATE)

Linear Measure

0.04 inch equals . . . . 1 millimeter
0.4 inch equals . . . . 1 centimeter
1 inch equals . . . . 2.54 centimeters
1 foot equals . . . . 30.48 centimeters
1 yard equals . . . . 0.9144 meter
0.6 mile equals . . . . 1 kilometer
1 mile equals . . . . 1609 meters
1 caliber equals . . . . 254 millimeter

Liquid Measure

1 quart equals . . . . 1 liter
1 gallon equals . . . . 3.78 liters
1 tablespoon equals . . . . 15 milliliters
1 teaspoon equals . . . . 5 milliliters

Weights (Avoirdupois)

.035 ounce . . . . 1 gram
1 ounce equals . . . . 28.4 grams
1 pound equals . . . . 454 grams
2.2 pounds equals . . . . 1 kilogram
1 gram equals . . . . 1000 milligrams

PESOS Y MEDIDAS

Medida Linear

0.04 pulgada equivale . . . . 1 milímetro
0.4 pulgada equivale . . . . 1 centímetro
1 pulgada equivale . . . . 2.54 centímetros
1 pie equivale . . . . 30.48 centímetros
1 yarda equivale . . . . 0.9144 metro
0.6 milla equivale . . . . 1 kilómetro
1 milla equivale . . . . 1609 metros
1 calibre equivale . . . . 254 milímetros

Medida Líquida

1 cuarto equivale . . . . 1 litro
1 galón equivale . . . . 3.78 litros
1 cucharada equivale . . . . 15 mililitros
1 cucharadita equivale . . . . 5 mililitros

Pesos (Avoirdupois)

.035 onza equivale . . . . 1 gramo
1 onza equivale . . . . 28.4 gramos
1 libra equivale . . . . 454 gramos
2.2 libras equivale . . . . 1 kilogramo
1 gramo equivale . . . . 1000 miligramos

CENTIGRADE VS. FAHRENHEIT

To convert Centigrade temperature to Fahrenheit: multiply the Centigrade temperature by 9/5, then add 32.

To convert Fahrenheit temperature to Centigrade: subtract 32 from the Fahrenheit temperature, then multiply the remainder by 5/9.

CENTÍGRADO VS. FAHRENHEIT

Para convertir la temperatura Centígrado a Fahrenheit: multiplique la temperatura Centígrado por 9/5 y añada 32.

Para convertir la temperatura Fahrenheit a Centígrado: reste 32 de la temperatura Fahrenheit y multiplique el resto por 5/9.

EXPRESSIONS OF TIME

EXPRESIONES DE TIEMPO

year	el año
month	el mes
week	la semana
day	el día
hour	la hora
minute	el minuto
second	el segundo
today	hoy
tomorrow	mañana
day after tomorrow	pasado mañana
yesterday	ayer
day before yesterday	anteayer
tonight	esta noche
last night	anoche
tomorrow morning	mañana por la mañana
tomorrow afternoon	mañana por la tarde
tomorrow evening	mañana por la noche
every morning	cada mañana, todas las mañanas
every afternoon	cada tarde, todas las tardes
every evening	todas las noches
every night	cada noche
in the morning	por la mañana
in the afternoon	por la tarde
in the evening	por la noche
at night	en la noche
all morning	toda la mañana
all afternoon	toda la tarde
all night	toda la noche
two days ago	hace dos días
three weeks ago	hace tres semanas
six years ago	hace seis años

always	siempre	before	antes
never	nunca	after	después
sometimes	algunas veces	later	más tarde
from time to time	de vez en cuando	next week	la semana próxima
now	ahora	next year	el año próximo
right now	ahora mismo	until	hasta

Time on the Clock   La Hora

To tell time in Spanish use the verb ser + la(s) and the number.

What time is it?	¿Qué hora es?	It is seven o'clock.	Son las siete.
It is one o'clock.	Es la una.	It is eight o'clock.	Son las ocho.
It is two o'clock.	Son las dos.	It is nine o'clock.	Son las nueve.
It is three o'clock.	Son las tres.	It is ten o'clock.	Son las diez.
It is four o'clock.	Son las cuatro.	It is eleven o'clock.	Son las once.
It is five o'clock.	Son las cinco.	It is twelve o'clock.	Son las doce.
It is six o'clock.	Son las seis.		

Use media for "30" or half past the hour.

It is 3:30.	Son las tres y media.

A.M. = de la mañana
P.M. = de la tarde (till 6 o'clock)
P.M. = de la noche (from 6 till midnight)

On the right side of the clock use "y" when expressing minutes:

It is ten after one.	Es la una y diez.	It is three fifteen.	Son las tres y quince.
It is two fifteen.	Son las dos y cuarto.	It is three thirty.	Son las tres y media.

On the left side of the clock use "menos" or "falta(n)."

It is twenty to two.	Son las dos menos veinte.	It is five to eight.	Son las ocho menos cinco.
It is twenty to two.	Faltan veinte para las dos.	It is five to eight.	Faltan cinco para las ocho.

Time expressions:

At what time?	¿A qué hora?	early	temprano
At eight o'clock.	A las ocho.	late	tarde
At noon.	Al mediodía.	on time	a tiempo
At midnight.	A la medianoche.		

USEFUL WORDS AND PHRASES — PALABRAS Y FRASES ÚTILES

after	después	I understand.	Entiendo. (Comprendo.)
also	también	I'd like . . .	Quisiera . . .
and	y	in, on	en
at	a, en	inside	dentro, adentro
before	antes	Is (Are) there . . .?	¿Hay . . .?
Can I have . . .?	¿Puedo tener . . .?	Is it?	¿Es? (¿Está?)
Can you help me?	¿Puede ayudarme?	it is	es (está)
Can you show me?	¿Puede enseñarme?	it isn't	no es (no está)
Can you tell me?	¿Puede decirme?	I want . . .	Quiero . . .
down	abajo	Just a minute.	Espere un minuto.
during	durante	none	ninguno
from	desde, de	nor	ni
I don't understand.	No entiendo. (No comprendo.)	not	no
I need	Necesito	nothing	nada

on	sobre
or	o
outside	fuera, afuera
perhaps	tal vez, quizás
please bring me	tráigame, por favor
Please, give it to me.	Démelo, por favor.
please give me	favor de darme, por favor déme
soon	pronto
there is (there are)	hay
there isn't (there aren't)	no hay
through	a través de
to	a, para
too much	demasiado
toward	hacia
until	hasta
up	arriba
very	muy
well	bien
with	con
without	sin

Key Commands / Mandatos Importantes

Key Commands	Mandatos Importantes
Advise, inform	Avise
Be careful	Tenga cuidado
Be quiet	Cálmese, cállese
Bear down	Puje
Bend	Doble
Blow	Sople
Breathe	Respire
Bring	Traiga
Call	Llame
Calm down	Cálmese
Change	Cambie
Chew	Mastique
Clean	Limpie
Clear	Despeje
Close	Cierre
Come in	Adelante, pase, entre
Danger	Peligro
Dissolve	Disuelva
Drain	Desague
Drink	Tome, beba
Eat	Coma
Exhale	Exhale
Extend	Extienda
Flex	Flexione, doble
Follow (me)	Siga, sígame
Get up	Levántese, párese
Give me	Déme
Go	Vaya

Grab	Agarre
Help	Ayude
Hold (breath)	Mantenga, sostenga
Hold (onto something)	Agarre, tenga
Hop	Salte
Induce vomiting	Induzca vómitos
Inhale	Inhale
Keep	Mantenga
Leave me	Déjeme
Lie down	Acuéstese
Lift	Levante
Look for	Busque
Make	Haga
Mix	Mezcle
Move	Mueva
Move bowels	Obre, mueva el vientre, "haga caca" (coll.)
Open	Abra
Place	Ponga
Point	Señale
Press	Apriete, presione
Pull	Jale, tire
Push	Empuje
Put	Ponga
Relax	Relájese
Remove	Quite
Repeat	Repita, ¿Cómo? ¿Mande?
Rest	Descanse
Return, return something	Regrese, devuelva
Save	Guarde
Say	Diga
Sign here	Firme aquí
Sit down	Siéntese
Spit	Escupa
Stand up	Párese, levántese
Stay	Quédese, espere
Stay quiet	Esté tranquilo(a)
Step	Tome un paso
Stop	Pare, deje
Straighten	Enderece
Squeeze	Apriete
Swallow	Trague, pase saliva
Take	Tome
Take off	Quítese
Tell me	Dígame
Tense (make tense)	Apriete
Touch	Toque
Turn over	Voltéese
Urinate	Orine
Wait	Espere
Wash	Lave
Watch	Mire

Familiar Commands (Irregular)* / Mandatos Familiares

	Infinitive	*Command*	*Negative Command*
to be	ser	sé	no seas
to do or make	hacer	haz	no hagas
to come	venir	ven	no vengas
to go	ir	ve	no vayas
to have	tener	ten	no tengas
to leave	salir	sal	no salgas
to put or place	poner	pon	no pongas
to tell	decir	di	no digas

CLOTHING / LA ROPA

CLOTHING	LA ROPA		
bathing suit	el traje de baño	coat	el abrigo
bathrobe	la bata (de baño)	collar	el cuello
belt	el cinturón	corset	el corsé
blouse	la blusa	diaper	el pañal
blue jeans	los levis	dress	el vestido
boot	la bota	hat	el sombrero
brassiere	el sostén, el portabustos	heel	el tacón
button	el botón	low heels	los tacones bajos
cap	la gorra	high heels	los tacones altos

* Use only with children or adults that you know very well (familiar friends).

hose	las medias
jacket	la chaqueta
light weight (light clothes)	ligero (la ropa ligera)
nightgown	el camisón de dormir
hospital gown	el camisón
oxfords	los zapatos bajos
pajamas	las pijamas
panties	las pantaletas
pants	los pantalones
rubber pants	los pantalones de plástico
sandals	las sandalias
scarf	la bufanda
shirt	la camisa
undershirt	la camiseta
T-shirt	la camiseta
shoe	el zapato
shorts (men's)	los calzones, los calzoncillos
skirt	la falda, la pollera
sleeve	la manga
long	larga
short	corta
slipper	la zapatilla, la chancleta
sneakers	los zapatos de goma
sock(s)	el calcetín, los calcetines
stockings	las medias
suit	el traje
sweater	el suéter
tie	la corbata
trousers	los pantalones
underwear	la ropa interior
vest	el chaleco

JEWELRY AND OTHER PERSONAL ARTICLES — LAS JOYAS Y OTROS ARTÍCULOS PERSONALES

bobby pin, hair pin	la horquilla
bracelet	la pulsera
contact lenses	los lentes de contacto
curlers	los rizadores, los rollos
earring	el arete
glasses	los anteojos, las gafas, los lentes
hair brush	el cepillo para el pelo
lipstick	la pintura para labios, el lápiz labial
necklace	el collar
purse	la bolsa
razor	la máquina de afeitar
ring	el anillo
shampoo	el champú

tampon	el tampón, el tapón
toothbrush	el cepillo de dientes
toothpaste	la pasta dental
tweezers	las pinzas
wallet	la cartera
watch	el reloj de pulsera

Some Key Commands Using Articles of Clothing and Jewelry / Unos Mandatos Importantes Usando Ropa y Joyas

Some Key Commands Using Articles of Clothing and Jewelry	Unos Mandatos Importantes Usando Ropa y Joyas
1. Drop your pants.	1. Bájese los pantalones.
2. Strip to the waist.	2. Desvístase hasta la cintura.
3. Take off your shirt.	3. Quítese la camisa.
4. Take off your blouse.	4. Quítese la blusa.
5. Take off your shoes.	5. Quítese los zapatos.
6. Remove all your jewelry.	6. Quítese todas las alhajas.
7. Dress the child.	7. Vista al (a la) niño(a).
8. Take off the baby's shoes and socks.	8. Quítele al (a la) bebé los zapatos y los calcetines.
9. Get dressed now.	9. Póngase toda la ropa ahora.
10. Take off all your clothes.	10. Quítese toda la ropa.
11. Put on this gown.	11. Póngase este camisón.

LOCATIONS / SITIOS

LOCATIONS	SITIOS
Administration	La administración
Admissions	La sala de admisión
bathroom (restroom)	el baño, el cuarto de baño
cafeteria	la cafetería
Cardiology	El departamento de cardiología
Cashier	El cajero
Chapel	La capilla
corridor	el corredor
Contagious diseases	La sección de enfermedades contagiosas
east	el este
elevator	el ascensor, el elevador
Emergency room	La sala de emergencia
entrance	la entrada
exit	la salida
Gift and flower shop	La tienda de regalos y flores
hallway	el pasillo
hospital	el hospital
Information center (Receptionist)	El centro de información (El [la] recepcionista)

Intensive care	La sala de cuidado intensivo	Orthopedics	La sección de ortopedia
Laboratory	El laboratorio	Pediatrics	la sección de pediatría
north	el norte	Pharmacy	La farmacia
Nuclear medicine	La sección de medicina nuclear	psychology	la sección de psiquiatría
nurses station	la estación de los/las enfermero(a)s	public telephone	el teléfono público
OB-GYN	la sección de obstetricia y ginecología	south	el sur
Operating room	La sala de operaciones	stairway	las escaleras
Ophthalmology	La sección de oftalmología	telephone	el teléfono
		waiting room	la sala de espera
		ward	la sala de enfermos
		water fountain	el agua (el surtidor)
		west	el oeste

GLOSSARY OF TERMS GLOSARIO DE TÉRMINOS

Spanish to English

afta, thrush or monoliasis
agudo, sharp (pain), acute
ampolla, blister
asma, asthma
astilla, splinter
borracho(a), drunk
bulto, bump or lump
calambres, cramps
callo, callus
carbunclo, carbuncle
cardenal, bruise, bump
carga, commonly used slang for heroin
caspa, dandruff
catarata, cataract
cicatriz, scar
ciego(a), blind
circuncisión, circumcision
cirrosis, cirrhosis
cita, appointment
cojo(a), lame
cólico, colic
coma, coma
conjuntivitis (una infeccion del ojo), conjunctivitis
contagioso(a), contagious
costra, scab (of wound)
crónico(a), chronic
chancro, chancre
chichón, lump or bump
debilidad, weakness
deformidad, deformity
delirio, delirium
dermatitis, dermatitis
descongestivo, decongestant
desnutrición, malnutrition
diabetes, diabetes
dilatación, dilatation
disco, disc **(disco desplazado,** slipped disc)
dislocación, dislocation
disentería, dysentery

diurético, diuretic
drogas, drugs (generally referring to illegal drugs: **drogas alucinogénicas)**
eczema, eczema
edema, edema
empacho, digestive disturbance often linked to behavior or emotions (Mexican folk medicine term)
enema, enema
eructar, to burp
erupción, eruption
escalofríos, chills
escoliosis, scoliosis
espasmo, spasm
esputo, sputum, also spit, saliva
esquizofrenia, schizophrenia
estupefacientes, hallucinogenic drugs
esteroides, steroids
expectoración, expectoration
fibroma, fibroma
físico(a), physical
fisioterapia, physical therapy
fístula, fistula
fisura, fissure
fractura, fracture
frecuencia, frequency
gastritis, gastritis
gonorrea, gonorrhea
grave, serious, grave
gripe, flu, grippe
hemofilia, hemophilia
hemorragia, hemorrhage
hepatitis, hepatitis
hernia, hernia
herpes, herpes
hinchazón, swelling
hipertensión, hypertension
histeria, hysteria
hormona, hormone
infección, infection
infestado(a), infested
influenza, influenza, flu
inmunización, immunization
intermitente, intermittent
jarabe, syrup (cough)
laringitis, laryngitis
leucemia, leukemia
lumbago, lumbago
malaria, malaria
menopausia, menopause
menstruación, menstruation (more commonly referred to as **la regla**)
miedo, fear
migraña, migraine
mononucleosis, mononucleosis
mordedura, bite
mudo(a), mute
nasal, nasal
náusea, nausea
nervioso(a), nervous
neurosis, neurosis
neurótico(a), neurotic
obeso(a), obese
palpitación, palpitation
prueba de PAP, pap smear
parálisis, paralysis
PCP, PCP
pedo, fart (slang)
pelagra, pelagra
placenta, placenta
polio, polio
prematuro(a), premature
prolapso, prolapse
proteína, protein
psicosis, psychosis
pulmonía, pneumonia
pulsación, pulsation
pulso, pulse
purga, purge
pus, pus
quemadura, burn
rabia, rabies
rasguño, scratch
recto, rectum
regla, menstrual period
retorcijones, cramps, muscle cramps
factor Rh, Rh factor
roncha, hives, or welt-like rash or swelling
roséola, roseola
rubéola, rubella
sacar aire, to burp
sacar leche del pecho, to express breast milk
salpullido, rash
sensación, sensation
severo(a), severe
sífilis, syphilis
síntoma, symptom
sofocación, suffocation
sordo(a), deaf
suero, serum, IV
suicidio, suicide
supositorio, suppository
susto, extreme fear and depression sometimes accompanied by vague ill health (a Mexican folk health term, very commonly used to describe emotional illness)
temblor, tremor, trembling

temperatura, temperature
tendón, tendon
tensión, tension
termómetro, thermometer
tétanos, tetanus
tetraciclina, tetracycline
tifus, typhus
tonsilitis, tonsilitis
torcedura, sprain
torcido, sprained
tos, cough
tranquilizante, tranquilizer
tumor, tumor
úlcera, ulcer
ungüento, ointment
uñero, ingrown toenail
vacuna, vaccine
vacunación, vaccination
vagina, vagina
varicela, chickenpox
vasectomía, vasectomy
vejiga, bladder
venas varicosas, varicose veins
venda, bandage
veneno, poison
vergüenza, shame or embarrassment
verdugón, welt (large)
vesícula biliar, gallbladder
víctima, victim
viento, air, wind as in passing gas, flatulate

virus, virus
vista, vision
vista doble, double vision
vista nublada, cloudy vision
vitaminas, vitamins
vómitos, vomit
hiedra venenosa, poison ivy (oak)
yerba, herb
yerba buena, mint (often given as a tea for many things from nausea to colic and other digestive troubles)
yeso, plaster cast
zumbidos, tinnitus, buzzing noises in the ear

English to Spanish

acute, **agudo(a)**
appointment, **cita**
asthma, **asma**
bandage, **venda**
bite, **mordedura, mordida** (animal or human), **piquete** (of insect)
bladder, **vejiga**
blind, **ciego(a)**
blister, **ampolla**
blurred, **nublado(a)**
bruise, **cardenal (moretón) (magulladura)**
bump, **bulto, chichón**
burn, **quemadura**
burp, **eructar, sacar aire**
buzzing sound in ears, **zumbidos**
callus, **callo;** carbuncle, **carbunclo**
cast, **yeso**
cataract, **catarato**
chancre, **chancro**
chills, **escalofríos**
chronic, **crónico(a)**
circumcision, **circuncisión**
cirrhosis, **cirrosis**
colic, **cólico**
colitis, **colitis**

coma, **coma**
conjunctivitis, **conjuntivitis** (una infección **del ojo**, pink eye)
cough, **tos**
cramps, **calambres** (menstrual or stomach), **retorcijones** (muscle cramps)
crippled, **cojo(a)**
dandruff, **caspa**
deaf, **sordo(a)**
decongestant, **descongestivo**
deformity, **deformidad**
delirious, **delirio**
dermatitis, **dermatitis**
diabetes, **diabetes**
digestive disturbances, **dolor de estómago, empacho**
dilatation, **dilatación**
disc, **disco**

dislocation, **deslocación**
diuretic, **diurético**
double vision, **vista doble**
drugs, **drogas**
drunk, **borracho(a)**
dysentery, **disentería**
eczema, **eczema**
edema, **edema**
embarrassment, **vergüenza**
enema, **enema**
eruption, **erupción**
expectoration, **expectoración**
express (as in breast milk), **sacar (leche del pecho)**
fart, **pedo** (slang, and somewhat improper although commonly used)
fat, **gordo(a), obeso(a)**
fear, **miedo, susto**
fibroma, **fibroma**
fissure, **fisura**
fistula, **fístula**
flatulence, **viento, pasar gas**
flu, **influenza, gripe**
gallbladder, **vesícula biliar**
gas, **gas, pedo** (slang)
gastritis, **gastritis**
gonorrhea, **gonorrea**
hallucinogenic drugs, **estupefacientes, drogas alucinogénicas**
hemophilia, **hemofilia**
hemorrhage, **hemorragia**
hepatitis, **hepatitis**
heroin, **heroína, carga**
herpes, **herpes**
hives, **ronchas**
hormones, **hormonas**
hypertension, **hipertensión**
hysteria, **histeria**
immunization, **inmunización**
infection, **infección**
infested, **infestado(a)**
influenza, **influenza, gripe**
ingrown toenail, **uñero**
intermittent, **intermitente**
lame, **cojo(a)**
laryngitis, **laringitis**
leukemia, **leucemia**
lumbago, **lumbago**
lump, **bulto, chichón**
malaria, **malaria**
malnutrition, **desnutrición, malnutrición**
menopause, **menopausia**
menstruation, **menstruación, regla**
migraine, **migraña, jaqueca**
mint (herb), **yerba buena**
monoliasis (thrush), **afta**
mononucleosis, **mono-nucleosis**
mute, **mudo(a)**
nasal, **nasal**
nausea, **náusea**
nervous, **nervioso(a)**
neurosis, **neurosis**
neurotic, **neurótico(a)**
obese, **obeso(a)**
ointment, **ungüento**
pain, **el dolor**
palpitation, **palpitación**
Pap smear, **PAP, prueba de PAP**
paralysis, **parálisis**
PCP, **PCP**
pelagra, **pelagra**
period, **regla**
phlegm, **gargajo, flema**
physical, **físico(a)**
physical therapy, **fisioterapia**
placenta, **placenta**
pneumonia, **pulmonía, neumonia**
poison, **veneno**
poison ivy, **hiedra venenosa**
poisonous, **venenoso(a)**
premature, **prematuro(a)**
prolapse, **prolapso**
protein, **proteína**
psychosis, **psicosis**
pulsation **pulsación**
pulse **pulso** (rapid pulse, **pulso rápido;** slow pulse, **pulso lento**)
purge, **purga**
pus, **pus**
rabies, **rabia**
rash, **salpullido**
rectum, **recto**
Rh factor, **factor Rh**, **(negativo/positivo)**
roseola, **roséola**
rubella, **rubéola**
saliva, **esputo, saliva**
scar, **cicatriz**
schizophrenia, **esquizofrenia**
scratch, **rasguño**
sensation, **sensación**
serum, **suero**
severe, **severo(a), grave, fuerte**
shame, **vergüenza**
sharp, **agudo(a)**
sharp-pointed, **puntiagudo(a)**

sore, **llaga**
spasm, **espasmo**
splinter, **astilla**
sprain, **torcedura**
sprained, **torcido(a)**
sputum, **esputo**
steroids, **esteroides**
suffocation, **sofocación**
suicide, **suicidio**
suppository, **supositorio**
swelling, **hinchazón**
symptoms, **síntomas**
syphilis, **sífilis**
syrup, **jarabe**
temperature, **temperatura**
tendon, **tendón**
tension, **tensión**
tetanus, **tétano(s)**
tetracycline, **tetraciclina**
thermometer, **termómetro**
thrush, **afta**
tinnitus, **zumbidos**
tonsilitis, **tonsilitis**
tranquilizer, **tranquilizante**
trembling, tremor, **temblor**
tumor, **tumor**
typhus, **tifus**
ulcer, **úlcera**
vaccination, **vacunación, vacuna**
vagina, **vagina**
varicose veins, **venas varicosas**
vasectomy, **vasectomía**
victim, **víctima**
virus, **virus**
vision, **vista**
  double vision, **vista doble**
  blurred vision, **vista nublada**
vitamins, **vitaminas**
vomit, **vómitos**
wart, **verruga**
weakness, **debilidad**
welt, **roncha, verdugón**
wound, **la herida, la lesión**

Index

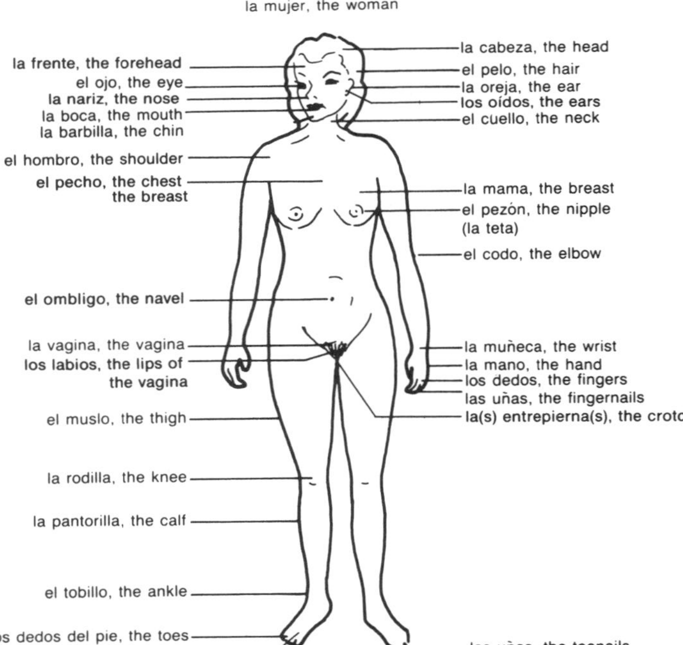
la mujer, the woman
la frente, the forehead
el ojo, the eye
la nariz, the nose
la boca, the mouth
la barbilla, the chin
el hombro, the shoulder
el pecho, the chest
the breast
el ombligo, the navel
la vagina, the vagina
los labios, the lips of the vagina
el muslo, the thigh
la rodilla, the knee
la pantorilla, the calf
el tobillo, the ankle
los dedos del pie, the toes
los pies, the feet
la cabeza, the head
el pelo, the hair
la oreja, the ear
los oídos, the ears
el cuello, the neck
la mama, the breast
el pezón, the nipple
(la teta)
el codo, the elbow
la muñeca, the wrist
la mano, the hand
los dedos, the fingers
las uñas, the fingernails
la(s) entrepierna(s), the crotch
las uñas, the toenails

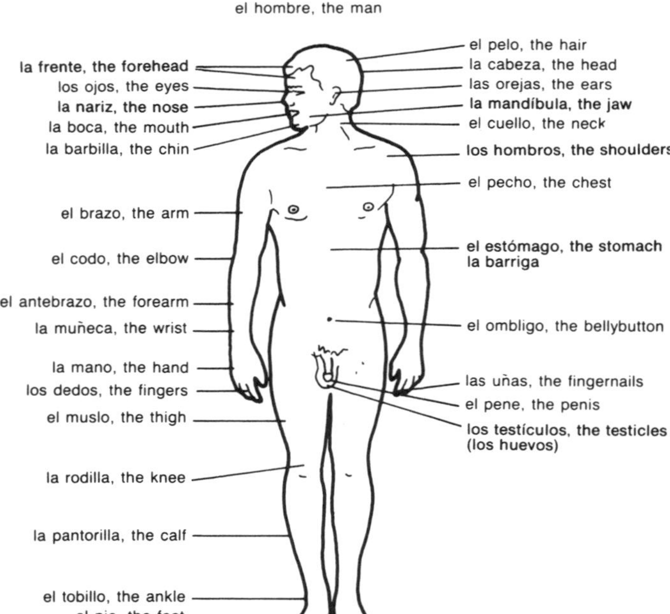
el hombre, the man
la frente, the forehead
los ojos, the eyes
la nariz, the nose
la boca, the mouth
la barbilla, the chin
el brazo, the arm
el codo, the elbow
el antebrazo, the forearm
la muñeca, the wrist
la mano, the hand
los dedos, the fingers
el muslo, the thigh
la rodilla, the knee
la pantorilla, the calf
el tobillo, the ankle
el pie, the foot
los dedos del pie, the toes
el pelo, the hair
la cabeza, the head
las orejas, the ears
la mandíbula, the jaw
el cuello, the neck
los hombros, the shoulders
el pecho, the chest
el estómago, the stomach
la barriga
el ombligo, the bellybutton
las uñas, the fingernails
el pene, the penis
los testículos, the testicles
(los huevos)
las uñas, the toenails

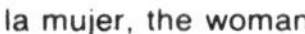
la mujer, the woman

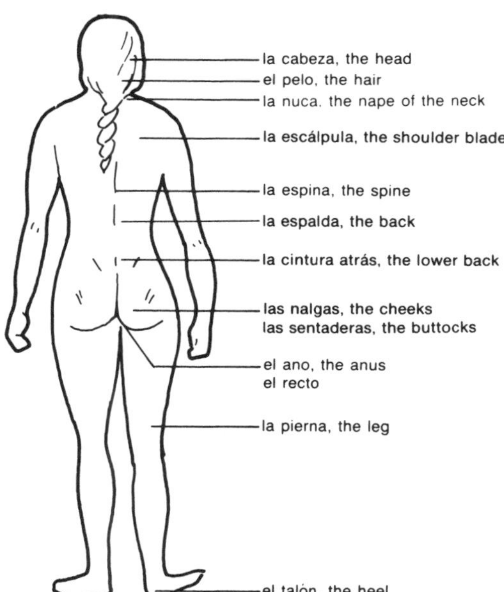
la cabeza, the head
el pelo, the hair
la nuca, the nape of the neck
la escálpula, the shoulder blade
la espina, the spine
la espalda, the back
la cintura atrás, the lower back
las nalgas, the cheeks
las sentaderas, the buttocks
el ano, the anus
el recto
la pierna, the leg
el talón, the heel

el hombre, the man

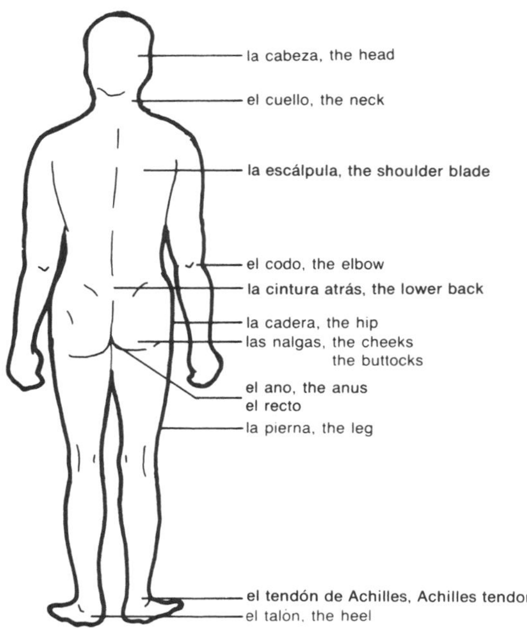
la cabeza, the head
el cuello, the neck
la escálpula, the shoulder blade
el codo, the elbow
la cintura atrás, the lower back
la cadera, the hip
las nalgas, the cheeks
the buttocks
el ano, the anus
el recto
la pierna, the leg
el tendón de Achilles, Achilles tendon
el talón, the heel